Hexenkraut und Zaubertrank

Hartwig Abraham Inge Thinnes

Hexenkraut und Zaubertrank

Unsere Heilpflanzen in Sagen, Aberglauben und Legenden

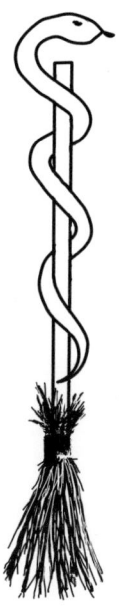

Urs Freund Verlag

© 1995 Alle Rechte bei Verlag Urs Freund GmbH, 86926 Greifenberg
2. Auflage 1996
Fotos: Hans Reinhard, 6901 Heiligkreuzsteinach-Eiterbach
Satz und Gestaltung: Urs Freund
Druck: Druckerei Hans Obermayer Buchloe
Printed in Germany
ISBN 3-924733-02-3

Inhaltsverzeichnis

	Seite
Vorwort	7
Ursprünge	9
Alant, das Donnerkraut gegen Dämonen	11
Allermannsharnisch: Amulett der Ritter	14
Liebes-, Zank- und Reichsapfel	16
Arnika, das Bett des Johannes	22
Milchdieb oder Augentrost	25
Baldrian gegen Hexen, Pest und Teufelszauber	28
Beifuß: Fieber, Kohlen, müde Beine	33
Eßt Bibernell und ihr sterbt nicht schnell	37
Birke: Maibaum und Orakel	39
Liebe, die wie Nesseln brennt	44
Vor Dill fliehen Nixen und Wichtlein	50
Eiche, der heilige Baum Donars	54
Ehrenpreis und Eisenkraut	61
Rote Beeren: Vögel, Blitz und Kindersegen	67
Zauberkraft der Farnsamen	72
Gundermann und die verhexte Milch	77
Hasel, Gerte des Lebens	81
Hauswurz schützt vor Blitzschlag	89
Hexen und Hexenkräuter	92
Holunder, der heilige Baum des Hauses	127
Johanniskraut, Pflanze der Sommersonnwende	133
Der Johannistag und seine Kräuter	138
Die Königskerze verjagt Mäuse	141
Kräuterweihe – ein uraltes Ritual	146
Liebstöckel – kein Liebeszauber	149
Schicksalsbaum Linde	152
Geheimnisvolle und immergrüne Mistel	157
Das Frauenkraut Quendel oder wilder Feld-Thymian	163
Rose – Königin der Blumen	167
Ein Brautkranz aus Rosmarin	177
Zauberhafter Salbei	182
Heilkräftige Schafgarbe	186

Schadenzauber mit Schlehdorn	190
Ein Schlüssel fürs Himmelreich	194
↝ Schöllkraut – Warzenkraut	197
Wunderkräftiges Tausendgüldenkraut	201
Höllische Wut: Teufelsabbiß	204
Wacholder vertreibt böse Geister und zaubert Raben	208
Weib und Walnußbaum muß man schlagen	214
↝ Wegwarte, die Sonnenbraut	219
↝ Weide: Hexen- und Todesbaum	224
Wermut ist für alles gut	229
Glossar	234
Stichwortverzeichnis	242
Literaturverzeichnis	250

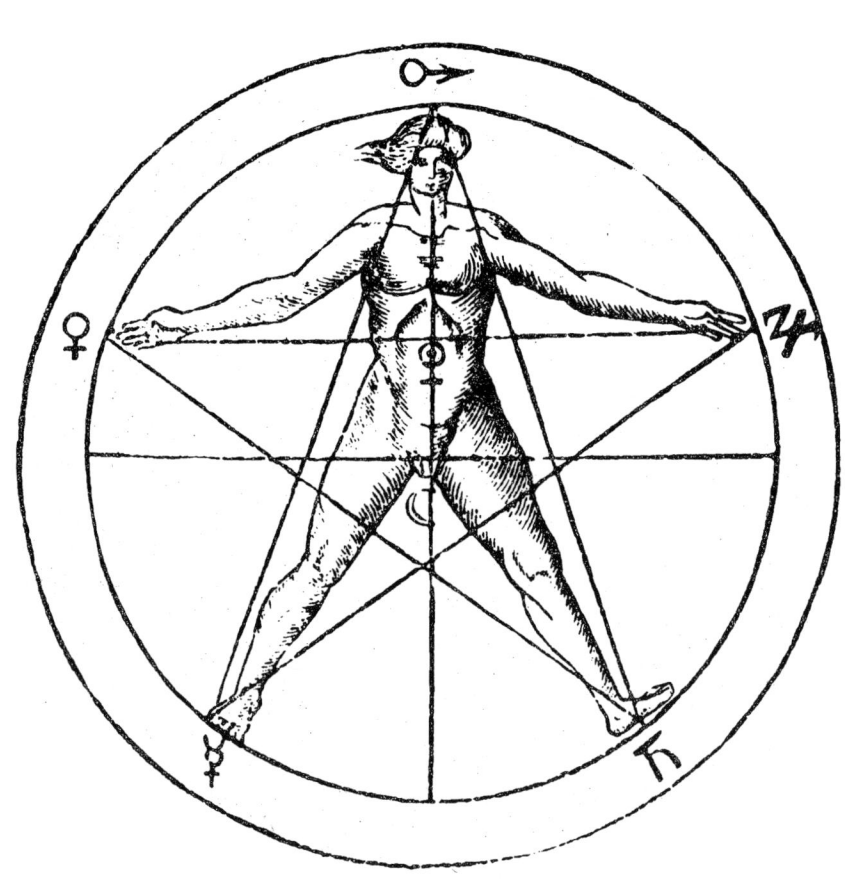

Vorwort

Zweck dieses Buches soll es sein, den Leser mit einigen Pflanzen vertraut zu machen, die in der Volksmedizin und im Aberglauben eine besondere Rolle spielten. Aus dem breiten Spektrum der verwendeten Pflanzen haben wir 49 ausgewählt, die häufig eingesetzt wurden und weithin bekannt sind.

Heilpflanzen stellten in früheren Zeiten die wichtigsten Arzneimittel dar. Um etwas über die Anwendung der Kräuter in der Heilkunde vergangener Jahrhunderte zu erfahren, befaßten wir uns mit den klassischen Werken berühmter Ärzte und Pflanzenkenner. Ihr breites Wissen setzte uns immer wieder in Erstaunen. Die Erfahrungen, die sie im Umgang mit den Heilpflanzen sammelten, fanden ihren Niederschlag in zahlreichen Kräuterbüchern, die man von Generation zu Generation weitergab. Dieser Erfahrungsschatz wird häufig durch die moderne Pharmakologie bestätigt. Wir weisen daher jeweils auf die Inhaltsstoffe, ihre Wirkungen und die heutige Verwendung hin.

Ein besonderes Kapitel ist den Hexensalben gewidmet, obwohl man nahezu allen behandelten Pflanzen früher dämonische oder antidämonische Fähigkeiten zusprach.

Die Zitate wurden zum Teil dem modernen Sprachgebrauch angeglichen. Im Glossar am Ende des Buches findet der interessierte Leser die Erklärung von Fachausdrücken sowie häufig erwähnte Pflanzenkundige und Ärzte. Im Literaturverzeichnis sind Schriften aufgeführt, die sich besonders zur weiteren Vertiefung eignen.

Die angegebenen Rezepte dürfen auf keinen Fall unkritisch angewendet werden. Wir möchten keine Anleitung zur Selbstmedikation geben, sondern empfehlen, bei ernsthaften Erkrankungen einen Arzt aufzusuchen.

Wir hoffen, daß das alte Wissen von den Heil- und Zauberkräften der Pflanzen, das lange verschüttet war, wieder ins Bewußtsein des modernen Menschen gelangt. Kann dieses Buch ein wenig dazu beitragen, ist sein Zweck mehr als erfüllt.

Danken möchten wir der Verlegerin Edith Ronneburg, die durch ihr Interesse an dem Thema dieses Buch ermöglichte. Besonders erfreulich gestaltete sich die harmonische Zusammenarbeit mit dem Urs-Freund-Verlag in Greifenberg/Ammersee.

Ebenso danken wir Bernd-Michael Köhler (Neu-Ulm), Christine Voss und Wolfgang Fischer (Biberach), Hans-Jürgen Schiewer (Buxtehude), sowie Elisabeth und Ulrich Meurer (Schammelsdorf bei Bamberg), die uns bei der Beschaffung der Literatur behilflich waren.

Renate und Christian Storm (Darmstadt) danken wir für ihre hilfreichen Vorschläge zum Manuskript. Sonja und Uli Schnell (Ehingen) danken wir für ihre vielfältige Unterstützung.

Ein besonderer Dank gilt unseren Ehepartnern Uta und vor allem Josef, der uns nicht nur am Computer mit Rat und Tat zur Seite stand.

Ummendorf, Mai 1995

Ursprünge

Der Mensch früherer Epochen und Kulturen dachte und fühlte in mancherlei Hinsicht anders als der Mensch der Neuzeit. Er empfand sich eingebettet in eine umfassende, harmonische Ordnung, die alle Bereiche des Lebens auf unserer Erde einschloß. Diese Welt war voller Kräfte des Guten und des Bösen, die alle auf ihn einwirken und sein persönliches Schicksal bestimmen konnten. Die frühe Medizin war weitgehend von solchen magisch-religiösen Vorstellungen beeinflußt. Krankheiten wurden als Ergebnis dämonischer, dem Menschen feindlicher Kräfte empfunden, gegen die man nur mit Hilfe ebenbürtiger, übernatürlicher Kräfte ankämpfen konnte. Mittel dieses Kampfes waren Amulette, Zaubersprüche, Beschwörungsformeln und magische Medikamente, die zum großen Teil aus Pflanzen gewonnen wurden. Teile dieser uralten Vorstellungen haben sich, wenn auch in veränderter Form und in ihrer ursprünglichen Bedeutung kaum mehr erkennbar, bis auf den heutigen Tag in einigen Regionen Mitteleuropas erhalten. Darüberhinaus spielen eine Reihe von Pflanzen in Sagen, Märchen und Legenden unseres abendländischen Kulturkreises eine besondere Rolle.

Die Germanen benutzten vielfach die Pflanzen als Heilmittel, die in unmittelbarer Nähe der Siedlungen wuchsen. Das waren vor allem Beifuß, Brennessel, Schafgarbe und Schöllkraut. Eine große Anzahl neuer Heilpflanzen wurde bei uns durch die Gartenpläne Karls des Großen (Capitulare de villis) und die Mönchsmedizin eingeführt, die auf den Schriften der Ärzte und Naturforscher der Antike beruhte. Diese Heilkräuter stammten zum großen Teil aus den Mittelmeerländern: sie wurden in Klostergärten angebaut und gelangten von dort in die Bauerngärten. Als Beispiele seien Alant, Liebstöckel, Petersilie und Salbei genannt.

Die Beobachtung, daß wildlebende Tiere bei Erkrankungen bestimmte Pflanzen begierig fressen, führte sicher dazu, daß diese Kräuter in die Volksmedizin Eingang fanden. Der Mensch registrierte an gewissen Pflanzen aber auch Eigentümlichkeiten. So vermehren sich manche (wie der Farn), ohne daß sie Blüten bilden. Diese Beobachtungen dürften ebenfalls eine Ursache dafür gewesen sein, daß die abergläubischen Menschen anfingen, den Pflanzen geheime, magische Fähigkeiten zuzuschreiben und die Kräuter selbst als Zaubermittel anzuwenden.

Die halluzinogenen Wirkungen bestimmter Pflanzen machen es verständlich, daß sie im Brauchtum ebenfalls eine bedeutende Rolle spielten. Sie sind auch regelmäßig Bestandteil der sogenannten Hexensalben. In der Zeit der Hexenverfolgungen und noch später trieb die abergläubische Verwendung und Gewinnung dieser Kräuter oft belustigende Blüten: die minutiöse Beschreibung genau einzuhaltender Rituale, die bei der Ernte einer Zauberpflanze beachtet werden mußten, damit die magischen Kräfte erhalten blieben, mögen den heutigen Leser zum Schmunzeln verleiten.

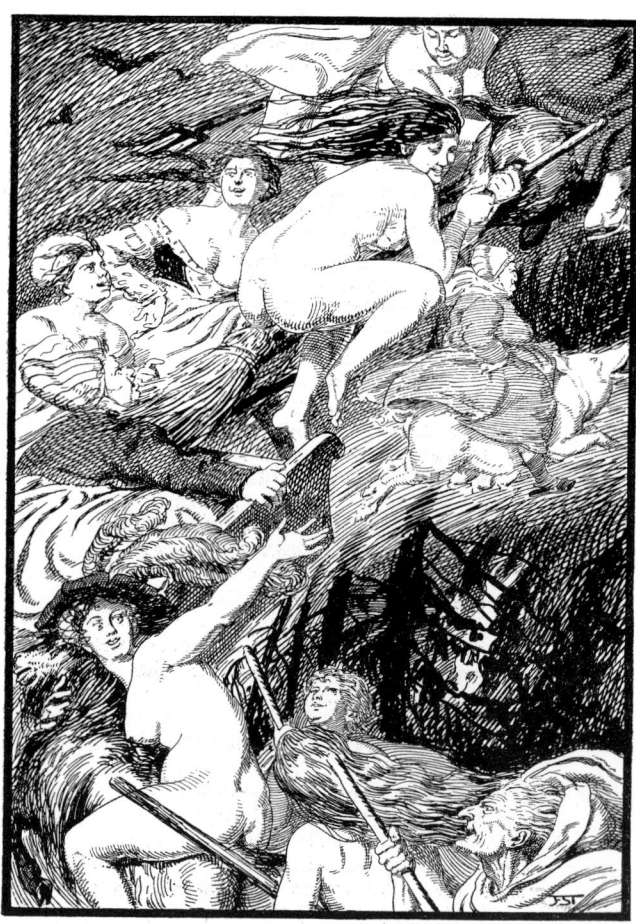

HEXENRITT
Federzeichnung von
Franz Stassen

Alant, das Donnerkraut gegen Dämonen

Die Tränen der schönen Helena

Vom goldstrahlenden Blütenkranz der Pflanze angeregt, sahen die Griechen im ALANT (Inula helenium) herabgefallene Tränen der schönen Helena. Der lateinische Name könnte aber auch von helios = Sonne abgeleitet sein. Bei den nordischen Völkern war er als „Odinskopf" oder „Odinsauge" bekannt, nach Odin, dem höchsten Gott der Germanen. Die Römer nannten die Pflanze „britannisches Kraut", weil sie auf den zwischen Germanien und Britannien gelegenen Inseln (West- und Ostfriesische Inseln) gefunden wurde, wo sie bei Gewittern vor dem ersten Donner gesammelt werden mußte, um heilsam zu sein; daher auch der Name „Donnerkraut".

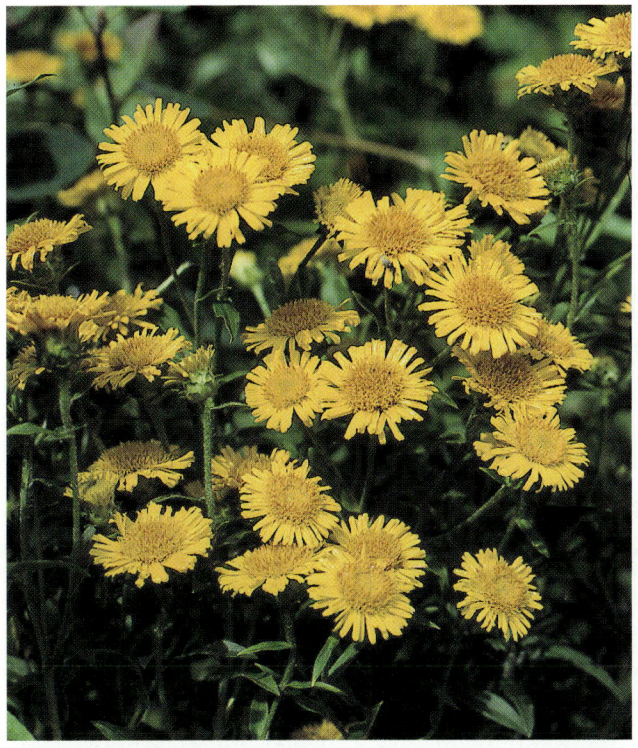

Inula germanica,
DEUTSCHER ALANT

Vorkommen:
feuchten Böden, Wiesen, Weiden,
Waldränder, Hecken

Julius Cäsar traf in Germanien, jenseits des Rheins in der Nähe der Nordsee, auf eine Quelle, deren Wasser bei seinen Legionären Mundfäule und Entzündungen hervorrief. Heilung von diesen Leiden brachte den Soldaten der Alant, den sie auf Rat der einheimischen Friesen als Heilmittel einsetzten.

Weihbuschen

Die Pflanze galt im Altertum und Mittelalter als ein dämonenabwehrendes Kraut und wird heute noch wegen dieser Eigenschaft bisweilen über Ställen und Hoftoren befestigt. In katholischen Gegenden trägt man den Alant zusammen mit anderen Pflanzen im sogenannten Weihbuschen am Mariä Himmelfahrtstag (15. August) zur Kräuterweihe in die Kirche. Der Weihbuschen hat soviele Alantblüten zu enthalten, als Menschen und Großvieh am Hofe leben. In der Regel binden die Frauen noch acht weitere Heilkräuter dazu: Arnika, Kamille, Königskerze, Ringelblume, Salbei, Schafgarbe, Wermut und Wacholderzweige. Diesen sogenannten „Neunerleibuschen" bewahrt die Bäuerin nach der Weihe sorgfältig auf. Nach alter Überlieferung soll ein Tee daraus besonders heilsam sein. (Zum Weihbuschen siehe auch „Königskerze", Seite 141)

Als Heilpflanze gegen all jene Gebrechen, die von bösen Geistern stammen konnten, wie Alpträume, Besessenheit und Hexenschuß, sollte der Alant Linderung und Abhilfe bringen.

Sing das Benedicte...

Wer die Wirkung gegen angezauberte Krankheiten nun gleich ausprobieren möchte, muß sich allerdings einer ausgefeilten Aufbereitungstechnik bedienen, um die volle Wirksamkeit des Krautes zu erlangen:

„Gehe am Donnerstagabend, wenn die Sonne untergegangen ist, dahin, wo du Alant stehen weißt, singe dann das Benedicte und Paternoster und die Litanei, und stecke dein Messer an das Kraut; laß es daran stecken; gehe hinweg. Gehe wieder hin, wenn Tag und Nacht sich scheiden, in derselben Morgendämmerung gehe zuerst zur Kirche, segne dich und befiehl dich Gott. Gehe dann schweigend weg, und wenn dir ein Mensch oder irgendetwas Schreckliches entgegenkommt, sag kein Wort zu ihm, bevor du zu der Pflanze kommst, die du dir am Abend vorher gemerkt hast. Sing dann das Benedicte und Paternoster und die Litanei, grabe das Kraut aus, laß das Messer daran stecken, gehe wieder, so schnell du kannst, zur Kirche und lege es unter den Altar. Laß es liegen, bis die Sonne auf ist, wasche es dann, gib es zu einem Trank, und (füge) Bischofskraut und Flechten von einem Kruzifix (hinzu). Wasche es dreimal in Milch, gieße dreimal Weihwasser darüber, sing ein Paternoster und Credo und Gloria darüber, und umschreibe das Gefäß mit einem Schwert auf vier Seiten im Kreuz und trinke den Trank."

Wer auch immer dieses Gebräu einnahm, würde bald genesen; zumindest verspricht dies der zitierte altenglische „Kräutersegen" aus dem 11. Jahrhundert mit seiner Beschwörung des Alants.

Heutige Verwendung:

Name: Alant, Helenenkraut, Brustalant, Galantwurzel, Glockenwurz; Inula helenium

verwendete Pflanzenteile:
Wurzel

Inhaltsstoffe:
Oleum helenii, ein ätherisches Öl, das u.a. Alantkampfer und etwas Azulen (das blaue Öl der Kamillenblüte) enthält

Wirkung und Verwendung:
- bei Husten (hustenreizstillend, schleimlösend)
- als Wurmmittel
- verdauungsanregend und harntreibend

Amulett der Ritter: Allermannsharnisch

Talismann der Ritter

Die Zwiebel wird wie ein Harnisch von Fasern kettenhemdartig umstrickt. Daher war im Mittelalter der ALLERMANNSHARNISCH bei Rittern und Knappen als Amulett sehr begehrt. Bei dem Botaniker Hieronymus Brunschwyg heißt es, daß „diese Wurtzel von den Kriegsleuten um den Hals getragen wurde, weil sie nicht wund werden und ihren Feind überwinden; darumb wird es Siegwurtz oder Aller Manns Harnescht genannt, weil ihre Wurtzel überzogen ist wie Härlein in Gestalt eines Panzers."

In einem Märchen aus den Harz wird erzählt, daß ein böser Geist ein Mädchen entführen wollte. Sie hielt ihm ein Büschel Allermannsharnisch entgegen, worauf sich der Unhold davon machte und wütend rief: „Allermannsharnisch, du böses Kraut, hast mir genommen meine junge Braut!"

Alraun-Ersatz

Die Zwiebel der Pflanze wurde einst, ebenso wie die Wurzel der Zaunrübe, als „Alraune der kleinen Leute" auf den Märkten angeboten. Der Erwerb des echten Alrauns, die Mandragora-Wurzel, war für viele unerschwinglich. Zwei solcher falschen Alräunchen befanden sich im „physikalischen Kabinett" Kaiser Rudolfs II, sie waren mit dem Messer stark zurecht geschnitzt, besaßen angeklebte Arme und waren mit Hemd, Lederkappe und Samtmantel bekleidet.

Schutz vor Hexen und Krankheiten

Als Schutz gegen Behexungen hängten die Bewohner die Zwiebel in Hütten und Häusern auf, oder, besser noch, sie vergruben sie unter der Türschwelle, „damit nichts Böses aus noch ein könne". Denn neben Labkraut, dem „Marienbettstroh", Bittersüß, Holunder, Wacholder, Mannstreu und Sonnentau war Allermannsharnisch wichtiger Bestandteil eines weit verbreiteten Mittels gegen angezauberte Krankheiten.

Plagten jemand schwere Träume, legte er einfach die Zwiebel aufs Bett! Litt man unter Krämpfen oder starkem Zahnweh, trug der Kranke die Zwiebel, in ein Tuch genäht, direkt am Leib.

Auch früher war Gicht schon bekannt: besonders unangenehm sind Anfälle im Großzehengelenk („Zipperlein"). Der Allermannsharnisch galt als wirksames Mittel gegen diese „podagrischen Schmerzen".

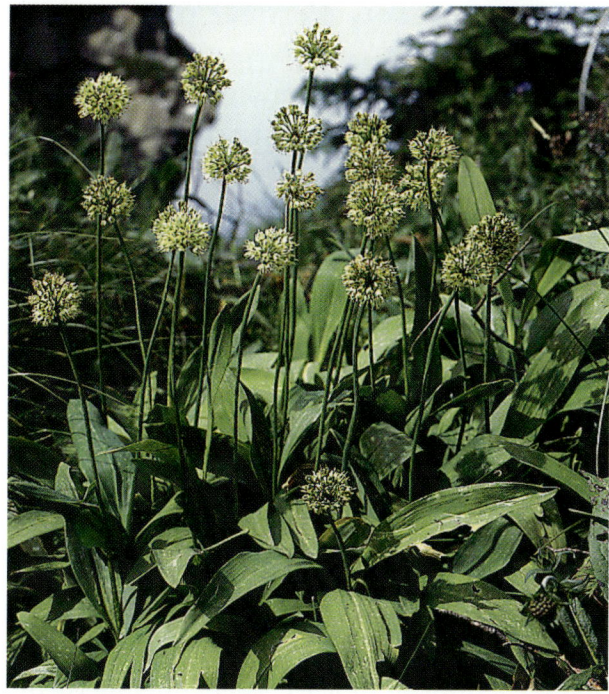

Allium victorialis, ALLERMANNSHARNISCH

Vorkommen:
Felsige Orte, steinige Matten,
Hochflächen bis 2300 m

Liebesorakel

Überglücklich war ein Mädchen, wenn es diese Pflanze am Tage Mariä Himmelfahrt fand, denn das war ein Zeichen, daß sie noch im selben Jahr heiraten würde. Ging sie leer aus, rief sie enttäuscht und gekränkt:

„Dat Allermannsherrn – dat böse Krut,
dat häw ick ersocht – und bin doch noch keen Brut."

Heute geschützt

Ob diese Bräuche dazu beitrugen, daß der Allermannsharnisch (Allium victorialis, eine Lauchart) auch „Neun Hemden" oder „Harnisch", „Wegbreit" und „wegbreitblättriger Lauch" im Volksmund genannt, heute sehr selten geworden und vollständig geschützt ist?

Heutige Verwendung:
keine bekannt

Liebes- Zank- und Reichsapfel

Der Liebling der Götter

Als der deutschen Hütte Schutz und Schirm mußte der Apfelbaum schon von alters her die Behausungen unserer Vorfahren mit seinen Ästen beschatten, weil er in der besonderen Huld der Götter stand und nicht vom Blitz getroffen wurde.

Der APFEL selbst aber war für die Germanen eine so herrliche Frucht, daß nach ihrem Glauben sogar die Götter davon aßen. Die im Kampf gefallenen Helden erhielten Äpfel bei ihrem Eintritt in die Totenhalle Walhall. Diese Speise verlieh ihnen ewige Jugend, Schönheit und Kraft.

Germanischer Name

Apfel, althochdeutsch „apful", bezeichnete ursprünglich wahrscheinlich nur den sehr sauer schmeckenden, drei bis fünf Zentimeter großen Holzapfel. Die Römer kannten bereits veredelte Apfelsorten und die Germanen übernahmen die Zuchtformen. Die Germanen übertrugen in diesem Fall den Namen der Wildform auf die Zuchtform. In der Regel benutzten sie die lateinischen Früchtenamen der Römer.

Die im Mittelalter gebräuchliche Bezeichnung „apfalter" für den Apfelbaum hat sich bis heute in Ortsnamen wie Affalterbach, Afholderbach und Affaltrach erhalten.

Symbol der Vollkommenheit

Uralt sind die mythologischen und magischen Geschichten, die sich um den Apfel ranken. In allen euro-asiatischen Kulturen ist er das Symbol des Lebens, der Liebe und der Fruchtbarkeit. Wegen seiner idealen geometrischen Form, der Kugel, war er Sinnbild für die Vollkommenheit der Erde und des Kosmos. In zahlreichen Märchen und Mythen wird vom Apfelbaum als Paradiesbaum erzählt, dessen Früchte ewiges Leben bringen sollen. In all diesen Geschichten zieht der jeweilige Held aus, um nach Überwindung etlicher Schwierigkeiten und Meisterung haarsträubender Gefahren die begehrte Frucht zu erlangen.

Germanen, Griechen, Kelten

In der nordischen Sage war es die Göttin Iduna, die im Besitz goldener Äpfel war. Einige davon schenkte sie dem Göttergeschlecht der Asen, die dadurch ewige Jugend erhielten. Von den Hesperiden, den Töchtern des Atlas und der Hesperis, erzählt die griechische Sage: Herakles mußte in deren Garten drei goldene Äpfel pflücken. Vorher mußte er jedoch eine Reihe schwieriger Aufgaben lösen. Auch ein keltisches Märchen berichtet von einem wunderschönen Baum, der, schwer bewacht, güldene Lebensäpfel trägt. Abenteuerliche Reisen des Helden führen ihn schließlich zum Ziel.

Apfelmärchen

In unserem Sprachraum sind ebenfalls eine ganze Reihe von Apfelmärchen erhalten geblieben. Das wohl bekannteste neben „Schneewittchen" ist das von den Gebrüdern Grimm aufgezeichnete Märchen „Frau Holle". Dabei trifft ein Mädchen auf der Suche nach der verlorenen Spule auf einen Apfelbaum, der ihm zuruft:

„Ach schüttel mich, ach rüttel mich,
wir Äpfel sind alle miteinander reif!"

Das hilfsbereite Mädchen erfüllt die Bitte .Dafür wird es reichlich belohnt!

Der Apfel des Paris

Und wer kennt nicht den griechischen Entstehungsmythos des „Zankapfels"? König Peleus feierte seine Hochzeit mit der Meergöttin Thetis. Alle waren zum Fest geladen, – nur ausgerechnet Eris, die Göttin der Zwietracht, hatte man vergessen. Erbittert sann sie auf Rache und warf einen goldenen Apfel mit der Aufschrift „Der Schönsten" in den Festsaal. Natürlich löste das unter den anwesenden Göttinnen Streit aus, denn jede wollte für sich den Titel in Anspruch nehmen. Um dem Zank ein Ende zu bereiten, baten sie den attraktiven Jüngling Paris zu entscheiden. Dieser aber war bestochen: seine Wahl fiel auf die Göttin Venus, da diese ihm Helena, die schönste Frau der Erde, versprochen hatte.

Die Folgen sind bekannt: Erbitterte Feindschaft zwischen den unterlegenen Göttinnen und der Siegerin Venus sowie die Zerstörung Trojas, denn Paris war der Sohn des trojanischen Königs Priamos.

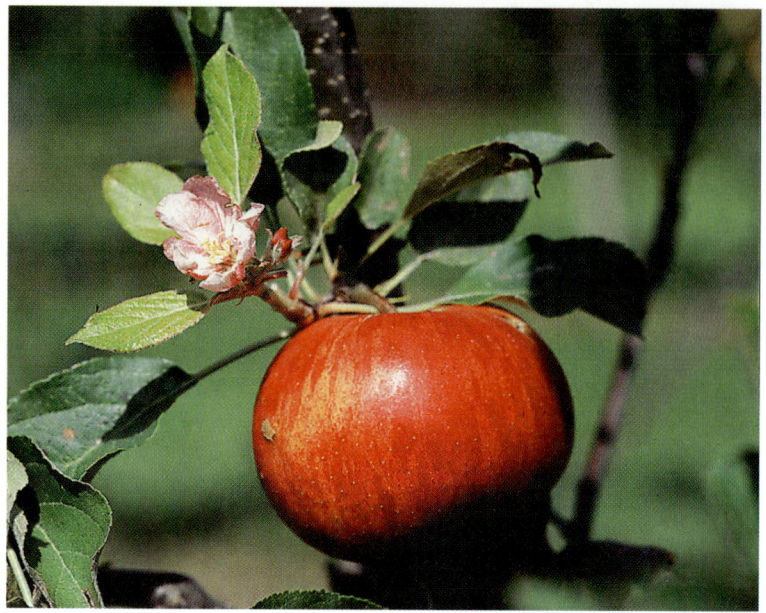

Malus domestica,
APFELBAUM „ELSTAR"

Der Reichsapfel

Eine andere Sage erzählt vom „Reichsapfel" Alexanders des Großen. Dieser hatte ihn als Sinnbild seiner Weltherrschaft aus dem Gold der eroberten Länder gießen lassen. Nach dessen Tod kam das Kleinod nach manchen Wirren in den Besitz der drei Könige, die nach Bethlehem zogen, um dem neugeborenen Kind zu huldigen. Als aber das Jesuskind den goldenen Apfel in die Hand nahm, zerfiel dieser zu Staub. Von nun an begann das christliche Reich, „das nicht von dieser Welt ist".

Der Apfel sollte in Form des Reichsapfels die Herrschaft des Hl. Geistes auch auf der Erde durch den von Gott gewollten Monarchen deutlich machen.

Christliche Symbole

Auch Maria als Himmelsfürstin hält den Apfel in der Hand. Die Bedeutung dieser Frucht in der christlichen Symbolik ist durchaus zwiespältig. In den ursprünglichen matriarchalischen Religionen stand der Apfel für Liebe und Fruchtbarkeit, später verband man ihn mit Sünde und Verderben.

Die patriarchalischen Kirchenväter deuteten den lebensspendenden Apfel in ein Objekt des Lasters und der Verführung um. Die früher verehrte Göttin war zur neugierigen, schwachen Eva geworden, die eine schwere

Sünde beging, als sie einen Apfel vom Baum der Erkenntnis kostete. Nicht mehr Leben und Erneuerung nach dem Tod, sondern Vergänglichkeit symbolisierte jetzt der Apfel. Deshalb zeigen viele mittelalterliche Darstellungen den Baum zusammen mit einem Totenschädel oder dem Tod selbst.

Nach germanischem Glauben ist der Apfel eine Totenspeise – die „Frucht des Lebens", aber auch die „Frucht der Sünde und des Todes". Stirbt jemand, so sollen die Trauernden das Tuch, mit dem der Verblichene gewaschen wurde, an einen Apfelbaum binden. Hier spielt wohl die uralte Überlieferung mit herein, daß alle Dinge, die mit dem Verstorbenen in Berührung gestanden haben, als „Totenfetische" über eine besondere Zauberkraft verfügen.

Liebesorakel

Reste der ursprünglichen Bedeutung des Apfelkultes haben sich aber in manchen Gegenden Deutschlands doch noch bis in unser Jahrhundert erhalten:

In den „Losnächten" (das Los werfen, wahrsagen, zaubern, von althochdeutsch „liozan") schälte das heiratsfähige Mädchen einen Apfel in einem Stück. Dann warf sie die zusammenhängende Schale über die Schulter. Dabei durfte sie sich auf keinen Fall umsehen! Aus der Figur der am Boden liegenden Schale konnten die Anfangsbuchstaben des Zukünftigen herausgelesen werden. Als geeignete Nächte galten die Andreasnacht am 30. November oder Silvester. Für ein weiteres Liebesorakel spielte der Apfel ebenfalls eine wichtige Rolle. Die wißbegierigen Mädchen kauften sich auf dem Christkindlmarkt einen Apfel, den sie verschwiegen in der Tasche trugen. Mittags zwischen 11 und 12 Uhr aßen sie ihn, dann ging der „Zukünftige" vorbei und fragte: „Schmeckt's?"

Auch im Hochzeitsbrauchtum fand der Apfel seinen Platz: Die Braut trug am Tag der Vermählung einen Apfel auf der Brust. Den mußte sie noch vor Mitternacht mit ihrem Gemahl teilen, damit sie später „die Kinder leicht bekommt".

Schicksalsbaum

Bis in die jüngste Zeit hat sich der Glaube in Mitteleuropa erhalten, daß das Schicksal des Menschen eng mit dem des Baumes verknüpft ist. So schütteten die Eltern das erste Badewasser eines Knaben unter einen Apfelbaum, das eines Mädchens unter einen Birnbaum. Der betreffende

Baum trug dann den Namen des Kindes. Verdorrte er, würde auch das Kind nicht mehr lang leben.

Rockenphilosophie

In der alten Rockenphilosophie, einer kuriosen Sammlung abergläubischer Spinnstubengespräche, heißt es einmal, statt eines Breies soll die Mutter ihrem Neugeborenen zuerst von einem roten gebratenen Apfel zu essen geben, „das gibt rothe Backen". Diese naive Vorstellung bestand bis in unsere Zeit noch in Teilen des Erzgebirges: wurde das Kind zur Taufe gebracht, legten die Paten rotbackige Äpfel in das Wickelkissen mit den Worten: „So rot die Äpfel prangen, so rot des Kindes Wangen."

Redewendungen

Aber auch so manche Redewendung rankt sich um den Apfel:

„Der Apfel fällt nicht weit vom Stamm"

„Etwas wie seinen Augapfel hüten"

„Ein fauler Apfel steckt hundert gute an"

„In den sauren Apfel beißen"

Aus alten Kräuterbüchern

Für Simon Sethi, einen Gelehrten des 17. Jahrhunderts, bedeutete der Biß in den sauren Apfel allerdings Heilung für denjenigen, „welchem der Magen von Feuchtigkeit und Wärme verderbt ist. Süße Äpfel bekommen denjenigen wohl, die kalten Magen haben."

Weiterhin heißt es in den alten Schriften: „Äpfel sind gut für die Ohnmacht und stärken das Herz. Machen wohl harnen und wehren dem Erbrechen. Apfelsaft stärket das Herz und den Magen und löschet den Durst in hitzigen Fiebern."

In einem Kräuterbuch findet sich die Empfehlung einer mehrtägigen Kur mit Apfelwein gegen praktisch alle Krankheiten! (Der Wein muß allerdings 2 Jahre gelagert sein, zusätzlich sind nur Milch und frisches Wasser erlaubt.)

Ob es nun gerade eine Kur mit Apfelwein sein muß – einer kurzen Apfeldiät kann man sich sicher auch heute noch anschließen. Aus dem Sprichwort „Iß täglich einen Apfel und du bleibst gesund" ist ersichtlich, daß der Apfel auch heute noch seinen Platz in der Volksheilkunde behauptet.

Heutige Verwendung:

Name: Apfel, Malus sylvestis (Holzapfel), Malus domestica (Kulturapfel)

verwendete Pflanzenteile:
Frucht mit Schale oder Schale allein

Inhaltsstoffe:
u.a. Pektine (Quellstoffe, können Wasser und Giftstoffe anlagern), organische Säuren, Vitamin C

Zubereitung und Verwendung:
- frische Frucht, ganz oder gerieben
- Tee aus Schalen gegen Durchfall, harntreibend

Arnika, das Bett des Johannes

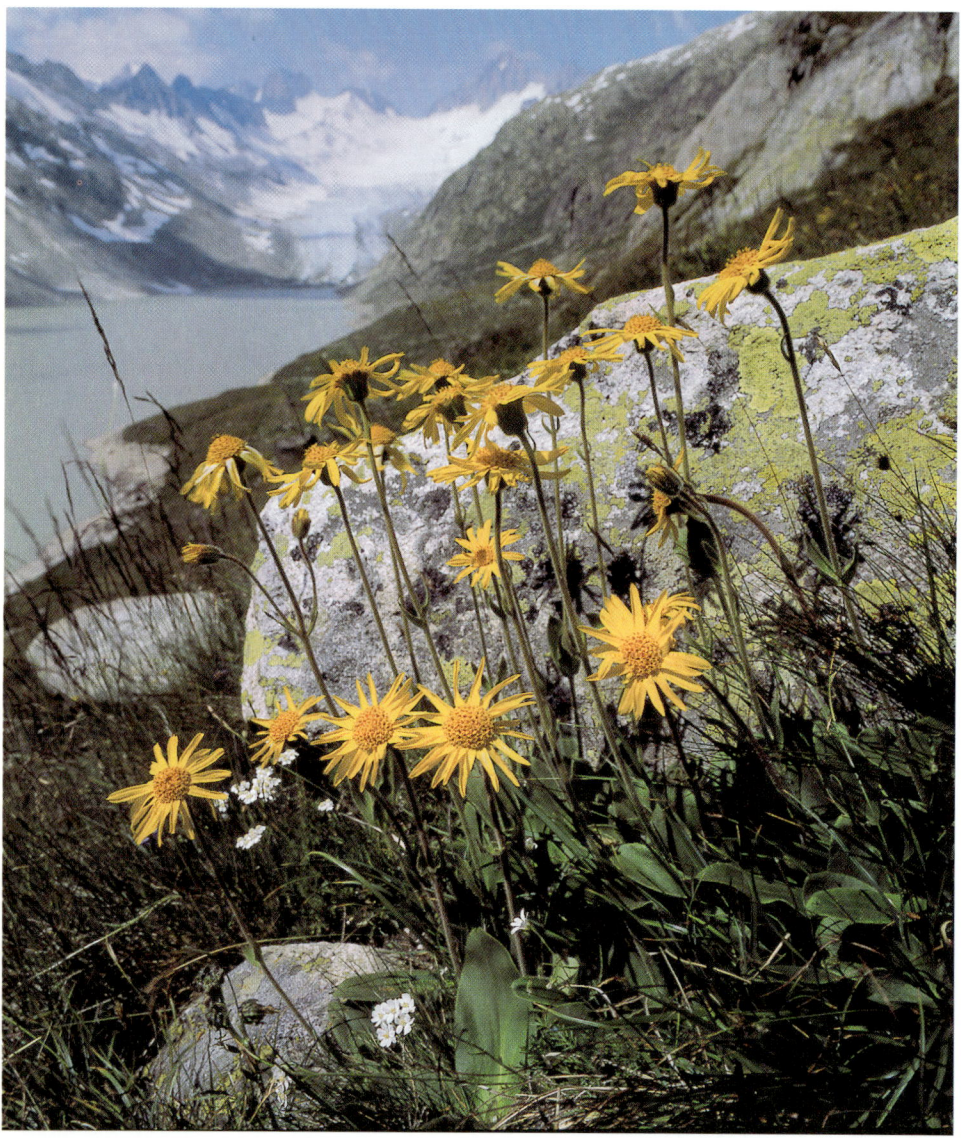

Arnica montana, ARNIKA – Vorkommen: Alpenmatten, Bergwiesen, besonders auf torfigem Boden

Geheimnisvoller Name

Die deutsche Bezeichnung „Bergwohlverleih" ist fast ebenso unbekannt geblieben wie alle anderen Namen und deren medizinische Bedeutung:

- Mutterwurz („wider den gebresten der mutter" = Gebärmutter)
- Bruchkraut („wenn man sich hart verbrochen hat")
- Blutblume (die „kräftig das geronnene Geblüte", d.h. Blutergüsse vertreibt)
- Stichkraut („wider dem Seitenstich")
- Verfangkraut („gegen das Verfangen" = Lahmgehen)
- Schreckkraut zur Belebung nach plötzlichem Erschrecken
- Ochsenblume als bewährte Vieharznei
- Kraftwurz, Johannisblume und Engelskraut.

Niemand kennt den Grund dafür, daß sich „Arnika" durchgesetzt hat. Es ist wohl anzunehmen, daß das Wort ARNIKA (von griechisch arnos = Lamm, Wollträger, wegen der weichen Behaarung des Blütenbodens) so vertrauensvoll und gesundheitsfreundlich klingt.

Im 11. Jahrhundert hieß die Pflanze Wolfsgele = Wolfsgelb, daraus wurde Wolferlei (Wolfsauge) und schließlich Wohlverleih. Was aber die Arnika mit dem Wolf bzw. der Wolf mit der Arnika zu tun haben sollte, dahinter ist man bis heute nicht gekommen!

Alte Heilpflanze

Schon im Mittelalter war die Blume eine wohlbekannte Heilpflanze, von der es heißt, daß sie „vom gemeinen Volk gebraucht, so jemand hoch hinunter gefallen oder sich sonst etwa mit Arbeit verletzt habe, nehme eine handvoll, siede's in Bier, trinke des morgens einen Trunk davon warm, decke sich zu und schwitze ..." Diese Verwendung trug der Pflanze einen weiteren Namen ein, nämlich „Fallkraut".

Geld im Johannisbett

Besonders in Mittel- und Süddeutschland spielte die Arnika eine wichtige Rolle im Kult der Sommersonnenwende. Der Grund ist wohl zum einen in der Blütezeit, Juli-August, zum anderen in den sonnenähnlichen Blütenköpfen (Sinnbild der Sonne) zu suchen.

Aus Wucherblumen, Glockenblumen und Arnika richteten die Kinder das „Johannisbett" her, legten Heiligenbilder darauf, unter denen sich dann am nächsten Morgen Geld finden sollte. Oder aber man sah im Johannisbett den Abdruck des Hauptes des Hl. Johannes, die Blumen galten dann als besonders heilkräftig.

Hält Korndämonen, Blitz, Hagel und Ungeziefer ab

An die Ecken der Felder steckten die Bauern am Vorabend des Johannistages (24. Juni) Arnikasträußchen: So sollte der „Bilmes- (auch Bilwis-) schnitter" davon abgehalten werden, das Getreide zu vernichten. Dieser Korndämon, der besonders um Johanni umging, ritt auf einem Bock und trug Hörner auf dem Kopf. Wo er mit seinen an den Füßen befestigten kleinen Sicheln nachts die Halme abmähte, wurden diese braun und die Ähren körnerleer.

Gegen Blitzschlag und Hagel schützen unters Dach gelegte, in der Stube aufgehängte oder am Fenster angebrachte Arnikabüschel.

Bei aufziehendem Gewitter brannte man die getrocknete Pflanze ab und rief dazu:

„Steckt Arnika an, steckt Arnika an,
daß sich das Wetter scheiden kann!"

Die in den verblühten Pflanzen befindlichen Puppen der Arnikafliege (Trypeta arnicae) schützten das Getreidefeld vor Mutterkorn, Pilzbrand und Ungeziefer.

Aus den Blüten (beim Sammeln keine schwarzen „Fliegeneier" mitpflücken!) läßt sich eine Tinktur herstellen, die 1:4 verdünnt äußerlich bei Quetschungen und Verstauchungen angewendet werden kann. Achtung, die Pflanze ist geschützt!

Heutige Verwendung

Name: Arnika, Bergwohlverleih, Mutter-, Kraftwurz, Johannis-, Blut-, Ochsenblume, Fall-, Engels-, Bruch-, Verfang-, Stich-, Schreckkraut; Arnica montana

verwendbare Pflanzenteile:
Blüte, Wurzeln

Inhaltsstoffe:
ätherische Öle, Gerbstoffe, Bitterstoffe (u. a. das giftige Helenalin, die Pflanze sollte nicht mehr innerlich verwendet werden!)

Zubereitung und Verwendung:
Öl und Tinktur, äußerlich gegen Prellungen und Blutergüsse (durchblutungsfördernd)

Milchdieb oder Augentrost

Signaturenlehre

In vorgeschichtlicher Zeit und der Antike herrschte in der Medizin die Meinung, daß aus den äußeren Eigenschaften der Pflanze, wie Form und Farbe, auf die Arzneiwirkung geschlossen werden kann. In vielen Fällen irrte die sogenannte „Signaturenlehre" (signum = Zeichen), aber beim AUGENTROST behielt sie recht. Die helle Blüte mit dem dunklen Fleck erinnert an das menschliche Auge und wird daher heute noch in der Volksmedizin als Mittel gegen Augenkrankheiten verwendet.

Der Name der Pflanze mag sich auch auf die herbstliche Blütezeit beziehen, wenn die Vorboten des Winters überall in der Natur zu spüren sind, und die zart violett gestreiften, dunkel gepunkteten Blüten uns eine Vorahnung auf den Frühling geben.

In einem Volkslied wird gesungen:

„Ich kenn ein Kraut, heißt Augentrost,
hat manches Herzensleid erlost (erlöst)".

Der „Wiesenwolf"

„Milchdieb" oder „Milchschelm" nennt die Bevölkerung die Pflanze in den Alpen auch, weil die Bauern glaubten, daß sie „dem Weidevieh die Milch entzieht". Tatsächlich gehört der Augentrost botanisch zu den Halbschmarotzern. Er ist mit Saugwurzeln ausgestattet, die sich an den Wiesengräsern festsetzen, den Nährstoffgehalt der Wirtspflanzen verringern und so das Futterangebot des Viehs herabsetzen. Verständlich ist daher die wütende Reaktion der Landbevölkerung, die sich in Namen wie „Öhmd-(Heu-)fresser", „Wiesenwolf", „Heuschelm" oder „Weidedieb" ausdrückt.

Orakel

Der Augentrost hatte Bedeutung als Orakel für die Zeit der Wintersaat: zeigten sich an der Pflanzenspitze besonders viele Blüten, so war mit einem frühen und strengen Winter zu rechnen, der Bauer mußte frühzeitig säen.

Euphrasia rostkoviana,
Wiesen-Augentrost

Vorkommen:
magere Wiesen, buschige Hänge, lichte Wälder, nicht im küstennahen Tiefland

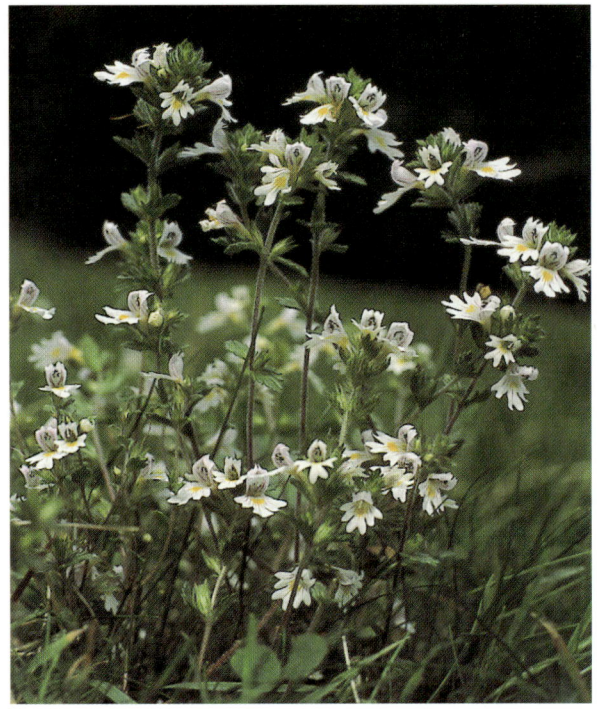

Vorsicht bei Gewittern

Volksnamen wie „Gewitterblüml" (Schlesien) oder „Donnerkräutchen" (Nassau) deuten daraufhin, daß man den Augentrost mit dem Einschlagen des Blitzes in Verbindung brachte. Denn wer das Kräutlein sammelte, tat gut daran, zuerst einmal nach oben zu schauen, bevor man sich bückte: Zog nämlich an einem warmen Sommertag ein Gewitter heran, so bewahre einen der Himmel davor, das Blümlein zu dieser Zeit zu sammeln: der Blitz würde gerade eben dort einschlagen, wo man die abgepflückte Pflanze aufbewahrte. Außerdem würde die Pflanze ganz blau werden.

Mein Schatz, mein Augentrost...

Letztlich überwog aber in der Volksmeinung doch der positive Eindruck, den die wohlgeratenen Blüten des Augentrostes (lateinische Bezeichnung Euphrasia = Frohsinn) bei den Menschen hinterließ:

„Wer allezeit ein wohlgefallen hat an seinem liebsten, und nichts an ihm sieht, als was ihm wohlgefällt, und dadurch mut und freude hat, der sol augenweide tragen, denn augenweide ist allezeit ein lustiges blümel."

In diesem Text aus dem Mittelalter ist „Augenweide" mit „Augentrost" gleichzusetzen und klingt heute noch an in dem Ausdruck „Mein Schatz, mein Augentrost (oder Augenweide)".

Wirkt bei „blöden Augen"

Daß die Pflanze den Namen „Trost der Augen" zu Recht trägt, ist in einem alten Kräuterbuch bei Matthiolus nachzulesen. Er empfiehlt sie nämlich als „ein Prinzipal zu den blöden und tunkeln Augen". Seine Anwendungsempfehlung: Das frische oder getrocknete, pulverisierte Kraut soll man unter das Essen mischen. Ferner läßt sich das grüne zerdrückte Kraut auf die Augen legen. „Besser noch", heißt es da, „daß man Wasser daraus brennt, die Augen damit wasche, das macht sie klar und stärkt das Gesicht". Oder: „Zur Zeit der Weinlese mache man Wein aus Augentrost. Dazu lege man das Kraut mit dem Most ein und lasse ihn darüber verjähren".

Ein anderer „fürnemer doctor der arzney namens Arnoldus de nova villa" weiß rühmliches von diesem Wein zu berichten: Viele, die nichts mehr sehen konnten und etwa ein Jahr diesen Wein getrunken haben, „sind wiederumb zu ihrem Gesicht gekommen". Wer nun glaubt, die kurmäßige Anwendung von Augentrosttee ersetze die Brille, irrt leider: denn wissenschaftliche Untersuchungen ergaben als Hauptinhaltsstoff das Glykosid Aucubin, das in größeren Mengen schädlich ist.

Heutige Verwendung in der Volksmedizin:

Name: Augentrost, Milchdieb, Milchschelm, Öhmdfresser, Wiesenwolf, Heuschelm, Weidedieb, Gewitterblume, Donnerkräutchen, Zahnwehkräutl, Spöttlich, Hirnkraut; Euphrasia rostkoviana

verwendbare Pflanzenteile:
blühendes Kraut

Inhaltsstoffe:
Aucubin (glykosidischer Bitterstoff), sowie harzartige, aromatische Substanzen

Zubereitung und Verwendung:
als Tee bei Hautunreinheiten und Magenbeschwerden, äußerlich zu Augenbädern und Umschlägen bei Entzündungen und Ermüdungserscheinungen des Auges

Baldrian gegen Hexen, Pest und Teufelszauber

Schutz gegen schwarze Magie

Offenbar wegen des starken Geruchs galt der BALDRIAN seit alters her als kräftiges Schutzkraut gegen Hexen und Teufelszauber. In den Stall gehängt oder gestreut schützt er das Vieh vor Dämonen. Milchrahm, der keine Butter geben wollte, goß die Magd durch einen Kranz von Baldrianranken, um ihn so zu enthexen. „Verzauberten" Pferden mußte an einem Freitag vor Sonnenaufgang gegrabener Baldrian ins Futter gemischt werden. Und wer einen Zweig bei sich trug, dem konnte von Unholden und bösen Geistern „nichts gethan werden":

„Baldrian, Dost und Dill,
kann die Hex' nicht wie sie will."

Eine Erklärung für diese dämonenabwehrende Wirkung mag sein, daß der getrocknete Wurzelstock keineswegs aromatisch, sondern unangenehm nach Katzendreck riecht, und sogar die Nasen der Hexen beleidigte und sie zur Umkehr zwang; vom Teufel Besessene (Geisteskranke) setzte man dem Rauch glimmender Baldrianstöcke aus.

Wer sicher sein wollte, daß sich bei ihm nicht unerkannt ein Dämon einschlich, hängte ein Bündel getrockneten Baldrians freischwebend mit einer Schnur an die Zimmerdecke. Das war die sogenannte „Unruhe", da sie sich sehr leicht bewegte. Trat nämlich eine böse Hexe ins Zimmer, die man natürlich auf den ersten Blick nicht erkannte, begann sich alsbald das Büschel zu drehen und Vorsicht war geboten!

Ähnlich lautende Sagen aus Westfalen und Mecklenburg erzählen, daß der Teufel vor einem am Sonntag Nüsse pflückenden Mädchen (Knaben), das in der Hand ein Baldrianblatt trägt, fluchtartig das Weite sucht und voller Zorn ausruft:

„Harrst du nich den Bellerjan,
 ik wull mit di in Nötplücken gahn,
 dat di de Oogen in'n Nacken sülln stahn!"

(Hättest du nicht den Baldrian, ich würde mit dir Nüsse pflücken gehen, daß dir die Augen im Nacken stehen! = den Kopf umdrehen)

Mittel gegen die Pest

Baldrian war in früheren Jahrhunderten ein sogenanntes Theriakkraut, Bestandteil einer teuer bezahlten Universalmedizin.

In der Volksheilkunde galt die Pflanze aber vor allem als Mittel gegen den „Schwarzen Tod". Zusammen mit der Bibernelle wird sie öfter in Pestsagen genannt, in denen geheimnisvolle Stimmen oder Wesen das rettende Mittel verkünden.

In einer Sage aus der Oberpfalz sind es die Holzfräulein, das sind kleine, höchstens 80 cm große Geister, die sich gegenüber den Menschen außerordentlich freundlich verhalten. Sie spinnen Garn und waschen sich mit dem Tau, den sie am Morgen in den Blütenkelchen des Frauenmantels finden. Gern helfen sie mit guten Ratschlägen:

„Eßt Bibernellen und Baldrian,
 so geht euch die Pest nicht an."

In Sachsen heißt es:

„Trinkt Baldrian -
 sonst seid ihr alle dran."

Bienen, Fische und Henker

Aber auch andere geheimnisvolle Kräfte traute das Volk dem Baldrian zu: in einen Bienenkorb gelegt, würde er die Immen im Stock festhalten, weitere anlocken und Raubbienen abschrecken.

Die Fischer taten gut daran, sich des Baldrians zu bedienen: berührte der Angler die Köderwürmer mit der Wurzel, bissen die Forellen gut an.

Die Pflanze soll Zorn erregen, wenn sie ein wenig gekaut wird. Ein Scharfrichter, der ein für seinen Beruf unübliches weiches Herz hatte, mußte deshalb vor jeder Hinrichtung auf dieser Wurzel kauen, um nicht vom Mitleid für den Delinquenten übermannt zu werden.

Schwarzes Kalb

Nach einem alten, sehr komplizierten Rezept diente Baldrian dazu, das Vieh trächtig zu machen. Dazu mußte der Pflanzensaft mit dem Pulver des in einem Wiedehopfnest gefundenen Steines gemischt werden. Bestrich der Bauer das auserwählte Muttertier mit dieser Paste, so gebar dieses immer ein Junges, das allerdings schwarz und so kräftig war, daß es jeden, dem es begegnete, zu Boden werfen konnte. (Kein Wunder nach der aufwendigen Vorbereitung!)

„macht holdselig ..."

Daß der Baldrian als Aphrodisiakum (Liebesmittel) galt („Wenn Mann und Weib Baldrian in Wein trinken, so macht das gut Freundschaft, holdselig, eyns und fridsam), hängt vielleicht damit zusammen, daß die Katzen, die ja in der Erotik eine besondere Rolle spielen, eine deutliche Vorliebe für diese Pflanze zeigen und beim Duft des Baldrians sogar in Verzückung geraten (Katzenkraut).

Baldrian und Baldur

Die nordischen Völker des Altertums bezeichneten den Baldrian als „Velandswurt", d.h. Wielandswurz, nach Wieland, dem göttlichen Schmied der germanischen Sage, oder auch als „Baldurs Kraut". Beide waren Söhne Wotans. Möglicherweise entstand aus „Baldur" durch Latinisierung der heutige Name „Baldrian".

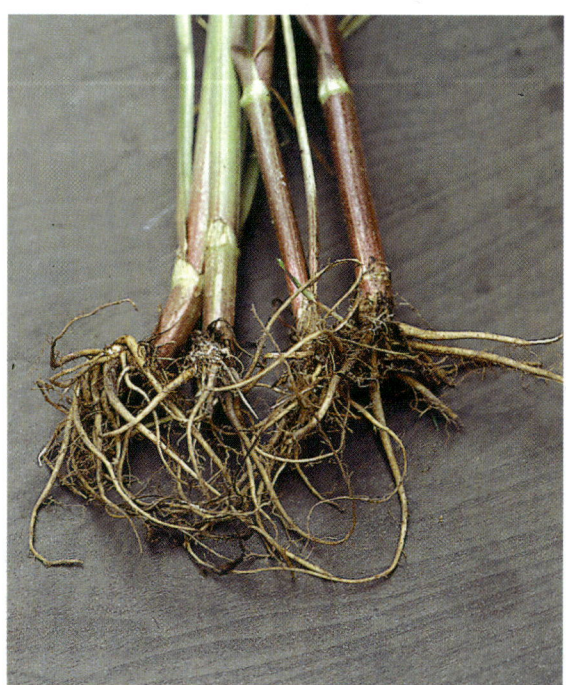

Valeriana officinalis, ECHTER BALDRIAN

Vorkommen:
in Gärten, feuchte Wälder, nasse Wiesen, Flachmoore und Gräben

Gegen den „kalten Seich"

Die Wurzel half nicht nur gegen Rückenschmerzen, Husten und den „kalten Seich" (Seich = Harn), sondern heilte auch Geschwülste und Wunden. Als besonders wirksam galt das „Baldrianwasser, am Ende des Mayen gebrannt. Das Wasser getrunken morgens und abends, jedesmal auf vier Lot, und Tücher darin genetzt, über Geschwer, Geschwulst und Feigwarze gelegt, vertreibt dieselbigen. Von Kindern morgens nüchtern ein Löffel voll getrunken, ist gut für die Würm im Bauch."

An anderer Stelle lautet ein Rezept: „Baldrianwurzel in Wein oder Wasser gesotten und in die Augen getropft, macht eyn klar gesicht."

Davon kann heute natürlich nur abgeraten werden!

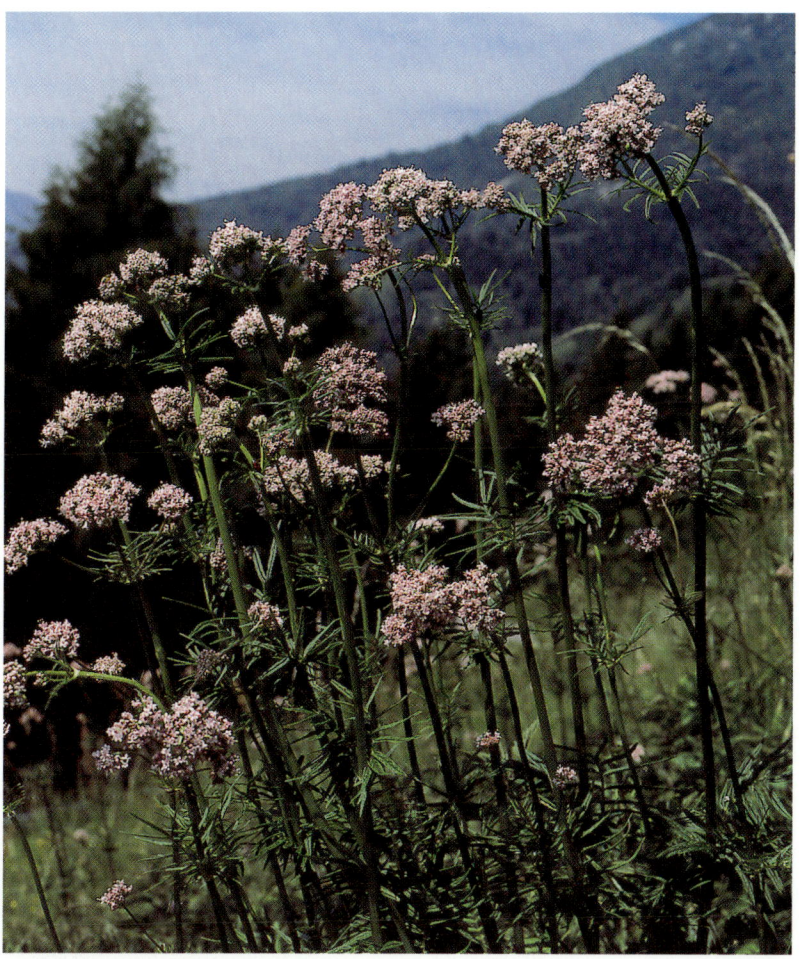

Valeriana officinalis, Echter Baldrian

Heutige Verwendung:

Name: Baldrian, Katzenkraut, Stinkwurz, Wendwurzel, St.Jürgenskraut, Theriakwurzel, Hexenkraut, Viehkraut, Augenwurzel, St.Georgenkraut, Zahnkraut, Spickwurz, Dreifuß, Mondwurz, Wandwurzel, Marienwurzel, Tollerjan, Katzenwargel, Phu verum (Apotheker im 16. Jahrhundert nannten die Pflanze „Fu"), welscher Baldrian, wilder Calmus, Speerkraut; Valeriana officinalis

verwendete Pflanzenteile:
Wurzel

Inhaltsstoffe:
u.a. Baldrianöl, Valepotriate (spezifische Inhaltsstoffe, die aber nicht in Tinktur und Tee enthalten sind), Alkaloide (stark wirkende Pflanzeninhaltsstoffe, erregen die Katzen), Isovaleriansäure (unangenehmer Geruch, entsteht beim Lagern)

Zubereitung und Verwendung:
Tee und Tinktur, Nervenberuhigungsmittel

Fieber, Kohlen, müde Beine

„Ein sonderlich frawenkraut"

Der BEIFUSS war bei den Griechen der Göttin Diana, der Beschützerin der Gebärenden, geweiht. Noch bis ins ausgehende Mittelalter herrschte der Glaube an die Heilkraft der Pflanze bei Frauenleiden. Alte Kräuterbücher bezeichnen sie als „ein sonderlich frawenkraut", das in Kindsnöten half und zum Hervorrufen der Menses diente. Allerdings

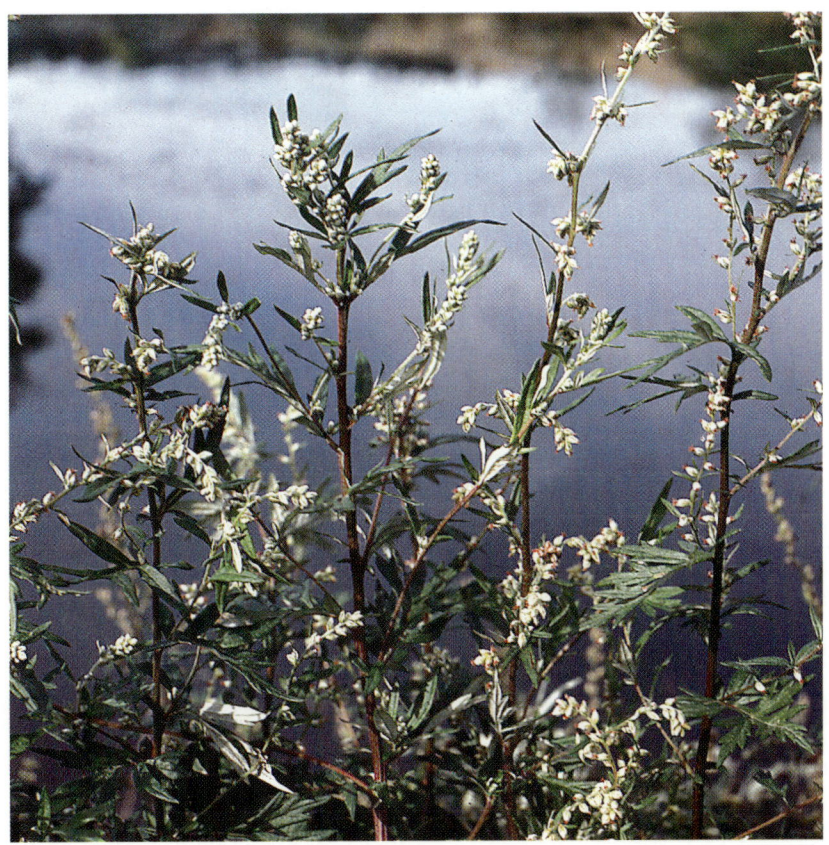

Artemisia vulgaris, GEMEINER BEIFUß – Vorkommen: Moränen, Felsschutt, Dämme, Schuttplätze, trockene Weg-, Gebüsch- und Waldränder

mußte dazu der Beifuß von oben erdwärts geschnitten werden, sonst trat der gegenteilige Effekt ein. Die gynäkologische Verwendung erklärte die Signaturenlehre damit, daß die Stengel oftmals rötlich überlaufen sind.

Aus „Klopfen" wird „Beifuß"

Der Name „Beifuß" könnte auf den römischen Gelehrten Plinius zurückgehen, der schrieb, daß keine Müdigkeit verspüre, wer sich einen Büschel des Krautes an den Fuß bindet. Das schützte gleichzeitig vor Hunde- und Schlangenbissen.

Der Name „Beifuß" ist aber auch auf das mittelhochdeutsche „biboz", bozen = stoßen, zurückzuführen: die Hausfrau zerstieß das Kraut als Gewürz zum Gänsebraten. „Biboz" wurde in „Beifuß" entstellt, da man es als wundertätiges Kraut am Johannistag (24. Juni) am Fuß trug oder als Kranz an die Taille gürtete. Zu beachten war allerdings, daß der Beifuß im Sternzeichen der Jungfrau gegraben wurde!

Sonnwendgürtel und Narrenkohlen

Die Pflanze galt als hervorragendes Mittel, alle Geister zu verjagen, die den Ehefrieden störten. Verhexte Milch und verschriene Eier ließen sich durch einen Schlag mit dem Beifußstengel entzaubern. Zur Sommersonnenwende (Johannistag) gürteten sich die Feiernden mit Beifußranken und warfen die Kränze anschließend ins Sonnwendfeuer, um sich aller Übel und Gebrechen zu entledigen. Von diesem Brauch rühren die alten Volksnamen „Johanniskraut, -gürtel" und „Sonnwendgürtel" her.

Fand man unter den Stauden der Pflanze Kohlestücke (Narrenkohlen oder Thorellensteine), so trug der Besitzer diese um den Hals zum Schutz gegen Fallsucht und Fieber. Der große Arzt und Botaniker Otto Brunfels, der sicher kein großer Verfechter des Aberglaubens war, schreibt in seinem Kräuterbuch von 1532, daß er selbst die „schwarz körnlein (gesehen hat, die) ufb S. Joannes abent, so die sonn undergadt," gegraben würden. Bestrich der Viehhändler mit diesen Kohlen ein Tier, das er zum Markt führen wollte, dann sollte dieses für 48 Stunden „ein feistes, stattliches Aussehen zeigen".

Auch in Litauen ist die Sage bekannt, daß die in der Johannisnacht zwischen 23 Uhr und Mitternacht gegrabenen Kohlen das Fieber senken. Ein schwarzer Hund bewacht allerdings das begehrte Heilmittel.

In Norddeutschland (Mecklenburg) war folgender Brauch geläufig: wird im Frühjahr die erste Schwalbe gesichtet, soll man umgehend auf eine alte Beifußstaude treten, sich einmal im Kreis darauf herumdrehen und die Worte sprechen:

„ Swoelken, Swoelken (Schwälbchen),
gif mi'n Koelken (Köhlchen)
unner minen linken Faut (Fuß),
de is mi fört Fewer (Fieber) gaut."

Beim Graben findet sich dann „an diesem Ort eine Kohle, die, pulverisiert genommen, gegen alle 99 Fieber hilft".

Da die Pflanze häufig auf Schuttstellen, verlassenen Kultstätten und an ähnlichen Orten wächst, wäre der Fund von Kohleresten erklärlich. Auch ist denkbar, daß es sich bei den „Beifußkohlen" einfach nur um abgestorbene Wurzelreste handelt.

Mugwurz gegen Schwindsucht

Dem Kräutlein sagte der Volksmund auch starke Heilkräfte nach. Bei Schußverletzungen sollte frischer Beifuß mit Wein angestoßen werden. „Drucke den Safft heraus. Davon gib dem Verwundeten des Tages zweymal ein paar Löffel voll zu trinken und geuß auch ein wenig in die Wunden." Auch bei Schwindsucht war die Mugwurz, ein anderer Name für die Pflanze, erprobt:

Eine Sage erzählt, daß einmal im schottischen Galloway ein Mädchen schwer erkrankt war. Da vernahmen die Anwohner eines abends den Gesang einer weisen Meerfrau:

„Ihr laßt sterben das Mädchen in eurer Hand,
und doch blüht die Mugwurz rings im Land!"

Die Nachbarn sammelten die wunderbare Pflanze, gaben der Kranken den Preßsaft, und sie genas!

In einem anderen tragischen Fall kam der Rat jedoch zu spät: als die Trauergemeinde mit dem toten Mädchen auf dem Weg zum Friedhof am Hafen von Glasgow vorüberkam, sang die Meerfee:

„Wenn sie Nesselsaft tränken im März,
und Mugwurz äßen im Mai,
so ginge noch manch fröhliche Maid
munter am Ufer des Clay."

Altes Rezept

Einem Kräuterbuch des 17. Jahrhunderts ist zu entnehmen, daß „Beifuß mit Wein, Wasser, Honig oder Zucker gesotten" den Husten mildert und Lunge und Blase reinigt.

Heutige Verwendung:

Name: Beifuß, Mugwurz, Wilder Wermut, Stabkraut, Gänskraut, Besenkraut, Himmelsuhr, St. Johannskraut, Buckel, Geißbart, Himmelskuh, Armosia, Teutsch Rotbuck, roter Beifuß; Artemisia vulgaris

verwendbare Pflanzenteile:
Kraut, Blütenknospen

Inhaltsstoffe:
ätherische Öle, Bitterstoffe

Zubereitung und Verwendung:
- getrocknete Blütenrispen als Gewürz, appetitanregendes Bittermittel bei Magenbeschwerden
- volkstümlich gegen Menstruationsbeschwerden

Eßt Bibernell und ihr sterbt nicht schnell

Von den antiken Schriftstellern wird die BIBERNELLE, Pimpinella major und Pimpinella saxifraga, ein Doldengewächs, nicht erwähnt. Der im 7. Jahrhundert lebende Arzt Benedictus rispus beschreibt erstmals die Pflanze unter dem Namen „pipinella".

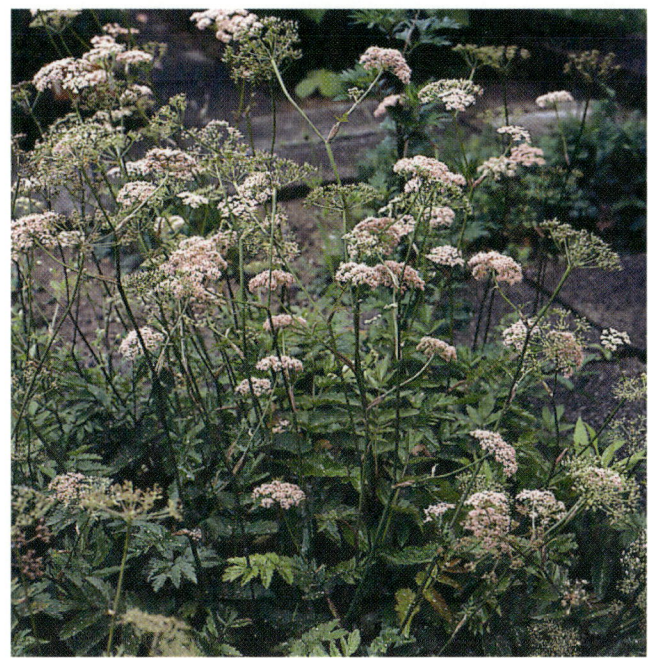

Pimpinella major, GROSSE BIBERNELLE

Vorkommen:
Wiesen, Waldränder, felsige Hänge;
liebt lehmigen, etwas feuchten
Boden

Das späte Mittelalter schätzte das Gewächs mit den Milchsaft führenden, würzig-bitteren Wurzeln als Heilmittel gegen die Pest. Brunfels schreibt in seinem Kräuterbuch (1532): „Bibernell treibt das pestilenzische gyfft von dem hertzen." L. Fuchs tituliert die Pflanze sogar als „teutsche Theriakwurzel" (Basel 1543). Ungewöhnlich oft wird die Bibernelle zusammen mit Wacholder (Kranwitt), Blutwurz, Baldrian oder Eberwurz als Pestmittel in süd- und ostdeutschen Volkssagen genannt. Meist war es eine geheimnisvolle Stimme vom Himmel, ein sprechender Vogel, Erdmännchen oder Zwerge, die in Versform die Bibernelle gegen Pest, Cholera oder Viehseuchen empfahlen, zum Beispiel:

„Esset Eberwurz und Bibernell, damit ihr sterbet nicht so schnell." (Graubünden)

„Kocht Bibernell und Baldrian, wird die Pest ein Ende han." (aus dem Riesengebirge)

„Ihr Leut´, ess Bibernell, so werd´t ihr bleiben mein Gesell." (Gesang eines Vogels in Bissingen)

„Bibernell is gut für äll." (Schwaben)

„Eßt Kranenbeer und Bibernell, so sterbts ned so schnell." (aus Wien, bei einer Cholera-Epidemie 1832)

„Bibernell und Stänz (= Meisterwurz) ist gut für die Pestilenz." (aus St. Gallen)

„Nehmt Bibernell und Armetill (= Tormentill, Blutwurz), wer sein Viehchen retten will." (aus Ostpreußen bei einem großen Viehsterben)

Volksmedizin

Die Bibernelle galt in der Volksmedizin als Mittel gegen Verdauungsbeschwerden, Katarrh und Heiserkeit. In einem Beutel auf der Brust getragen, sollte die Wurzel milchfördernd wirken, aber auch eine Schwangerschaft verhüten.

Steckte ein junger Mann einem Mädchen die Bibernellwurzel zu, mußte sie in Liebe zu ihm entbrennen.

Heutige Verwendung:

Name: Bockwurz (Geruch nach Ziegenbock), Pfefferwurzel, Deutsche Theriakwurzel, Steinbibernelle, Bockspetersilie; Pimpinella major

verwendete Pflanzenteile:
Wurzel

Inhaltsstoffe:
ätherische Öle, wahrscheinlich Saponine

Zubereitung und Verwendung:
- Tee: hustenlindernd
- Tinktur: als Gurgelmittel bei entzündlichen Erkrankungen des Mund- und Rachenraumes

Achtung! Nicht zu verwechseln mit dem kleinen Wiesenknopf (Sanguisorba minor, ein Rosengewächs), der als „Pimpernelle" als Salatgewürz verwendet wird.

Birke: Maibaum und Orakel

Grüß dich, du edles Reise,
Dein Frucht ist Goldes wert,
Der jungen Kinder Weise,
Du machst sie fromm und gelehrt,
Beugst ihren stolzen, wilden Mut,
Nicht besser Holz wird gefunden.

Züchtigen mit der Rute

Über Jahrhunderte galt dieses Lied aus dem späten Mittelalter als unwidersprochenes Ideal einer erfolgversprechenden Kindererziehung. Mit dem 'Reise' war die BIRKE gemeint, nur mit ihr sollte den Kindern Zucht und Ordnung beigebracht werden – galt die Birke doch schon seit grauen Urzeiten als Baum des Segens, Lebens, Wachsens. Ruten aus den Zweigen anderer Bäume oder Sträucher waren verpönt, da nur Schläge mit den Lebensgerten der Birke die Entwicklung des Kindes fördern könnten.

So war schließlich von dem ursprünglichen Brauch der Druiden, den Priestern der Kelten, ihre Schüler mit einem Birkenzweig zu weihen, doch nur die strafende Birkenrute übriggeblieben. Sie galt als „vortreffliches Heilmittel gegen Ungehorsam und Trotz".

Maibaum – Maibräuche

Der Brauch, Birkenzweige als Pfingstmaien vor Häusern aufzustellen, reicht bis in die Epoche unserer germanischen Vorfahren zurück. Das frühzeitige Schwellen und Knospen des Baumes, das überraschend schnell sichtbare Grünen der Zweige, wurden als Symbol für Fruchtbarkeit, Schönheit und Leben angesehen. Das Brauchtum kennt eine Fülle von Anlässen, bei denen Birkenzweige eine wichtige Rolle spielen.

Am Walpurgisabend (Nacht vor dem 1. Mai) stellte die Landbevölkerung Birkenäste an die Stalltüren, um die Hexen vom Vieh fernzuhalten. Diese mußten alle Blätter an den Zweigen zählen, darüber wurde es Tag und damit ihre Zauberkräfte unwirksam.

Im November schnitten die Hirten Birkenruten mit möglichst vielen Ästchen, denn soviele Zweige, soviel Vieh erhielt der Bauer im nächsten

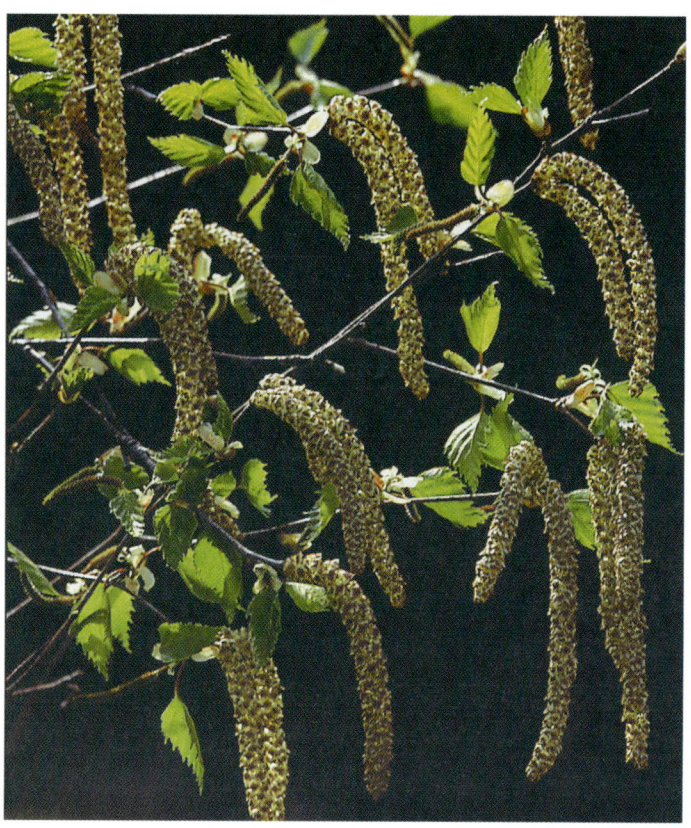

Betula pendula, HÄNGEBIRKE

Jahr. Diese Ruten dienten im Frühjahr dazu, die Kühe wieder auf die Weide zu treiben. Dadurch waren die Tiere das ganze Jahr vor tödlichen Verwundungen und Krankheiten geschützt.

Der bekannteste Birkenbrauch betrifft den Maibaum. Ende April holten die Dorfbewohner eine große Birke aus dem Wald, schmückten sie mit bunten Bändern, Brezeln, Eiern und Kuchen und stellten sie auf dem Marktplatz auf. Mit diesem Maibaum holten sich die Menschen etwas von der neu erwachten Natur in den Ort. Für die einzelnen Höfe schlugen die Knechte am ersten Mai ebenfalls kleine Bäumchen und banden sie vor Türen und Tore.

Das „Pfeffern" oder „Schmackostern", das noch bis ins letzte Jahrhundert weit verbreitet war, ja sich im sudetendeutschen Brauchtum bis in die 40er Jahre erhalten hat, geht auf heidnische Maifeiern zurück. Frische Maizweige wurden zur Lebensrute, mit der die Burschen durchs Dorf zogen und die Leute, besonders die jungen Mädchen, „pfefferten" = schlugen. Wen sie so trafen, der war das ganze Jahr über vor Krankheiten geschützt.

In der Nacht zum ersten Mai stellten die jungen Männer ihrer Auserkorenen ein Birkenbäumchen vors Haus als Zeichen ihrer Liebe, verbunden mit einem symbolischen Heiratsantrag. Daß gerade die Nacht zum ersten Mai bei den Liebenden in so hoher Gunst stand, hat seinen Ursprung in sehr alter Zeit. In allen Kulturen feierten die Völker das Erwachen der Natur. Im Mittelpunkt dieses Festes stand immer die Vereinigung von Himmel und Erde, die sich zusammenschließen mußten, damit ein neuer Anfang entstehen konnte. Später entwickelte sich daraus die wilde Hexenorgie der Walpurgisnacht.

Fronleichnam

Nach der Christianisierung haben immer wieder die weltlichen und geistlichen Herren versucht, die alten Maifeiern zu unterbinden. Die Erfolge waren aber unbefriedigend, so daß die Kirchenväter schließlich Kompromisse schließen mußten und der Maibrauch zum Fronleichnamsfest umgewandelt wurde.

Schlaglichter aus dem Birkenbrauchtum

Aus dem facettenreichen Birkenbrauchtum seien noch einige Schlaglichter genannt:
Vor dem Einschlagen des Blitzes sollten die Fronleichnams- und Pfingstbirken schützen. Wer aus einer Birke, die aus einem Ameisenhaufen gewachsen war, Faßbahnen oder Hähne drehte und damit Wein oder Bier zapfte, der würde „geschwind ausschenken", vielleicht eine Parallele zum Gewimmel im Ameisenhaufen und dem reichen Saftfluß im Birkenstamm. Wer am Aschermittwoch mit Zweigen des Baumes recht viele Hiebe erhielt, hatte das Jahr über keine Flöhe zu fürchten.

Auch als Orakelbaum mußte die Birke herhalten:

Drei vor dem Johannistag (24. Juni) geholte Zweige legten die Mädchen unter das Kopfkissen. Je nachdem, ob die Rinde an den Zweigen erhalten blieb, halb oder ganz abbröckelte, würden sie einen reichen, halbbegüterten oder einen armen Mann heiraten – und der Ehemann, wenn er dann älter und „brüchig" geworden war, trank Birkensaft als Stärkungsmittel.
Sollten Faschingskrapfen besonders schön werden, mußte sie der Bäcker auf Birkenfeuer backen. Daß bestimmte Bäume in der Lage sind, menschli-

che Krankheiten in sich aufzunehmen, ist ein bis in die Neuzeit verbreiteter Aberglaube. Die Birke steht seit alters her in dem Ruf, Gicht zu heilen. Wer nachts um zwölf Uhr hingeht und spricht:

„Ich stehe hier vor Gottes Gericht
und verknüpfe meine Gicht.
Alle Krankheit im Leibe
in dieser Birke bleibe!"

soll ohne Krücken geheilt heimkehren können.

Das in vielen Gegenden im Dezember übliche Rutenschlagen (6. oder 28. Dezember) sollte Geisterspuk vertreiben, neue Lebenskräfte anregen und gleichzeitig die Erneuerung der Natur einleiten: die Gewalt des Winters wurde verjagt!

Bisweilen wurden Obstbäume in der Weihnachts- und Neujahrsnacht mit Birkenruten „behandelt", mancherorts nahm man auch Haselgerten, um eine reiche Ernte zu sichern. Rutenschlagen bedeutete immer die Wiederkehr des Lichtes.

War der Kohl von Raupen befallen, mußte der Gärtner das Beet dreimal mit Birkenzweigen umgehen und dabei rufen: „Raupen, packt euch, der Mond geht weg, und die Sonne kommt!"

Name

Der Name der Birke ist übrigens auf die indogermanisch-keltischen Begriffe „betu" = Baum und „burga" = glänzen, umhüllen, nach der glänzenden, schützenden Borke des Baumes, zurückzuführen.

Die Weisheit der Kräuterväter

Der Arzt Antonius Mizaldi (18. Jahrhundert) empfiehlt die Birke gegen Steinerkrankungen: „Aus denen aufgeritzten Bircken fließet bey angehendem Frühling eine große Menge Wassers heraus, welches die Kraft hat, daß, wenn man es trincket, der Nieren-Stein zermalmet wird."

Ein Kräuterbuch aus der gleichen Zeit rät uns: „Dieser Saft für sich selbst gebraucht oder destilliert, heilet die Fäulnis des Mundes und Flecken der Haut. Der Saft ins Milchgerinsel getan, läßt keinen Wurm in Käsen wachsen."

Ein Hinweis auf die damals schon genutzte desinfizierende Wirkung!

Heutige Verwendung:

Name: Hänge-Birke, Maye, Pfingstmaye; Betula pendula

verwendete Pflanzenteile:

- Blattknospen, Blätter, Sekret aus Oberflächenwunden des Baumes („Birkenwasser")

Inhaltsstoffe:

u.a. desinfizierende Stoffe, Bitter- und Gerbstoffe, Saponine (seifenähnliche Stoffe), ätherische Öle, Harze

Zubereitung u. Verwendung:

- Birkenwasser nach Zusatz von Birkenknospenöl als Haarwasser
- Tinktur oder Tee aus Blättern: als Diuretikum (entwässernd) und Antirheumatikum

Liebe, die wie Nesseln brennt

Besser als ihr Ruf?

Wenn auch der 79 nach Christi gestorbene römische Naturforscher und Dichter Plinius der Ältere die BRENNESSEL als die „am meisten verhaßte aller Pflanzen" bezeichnete, stand sie dennoch schon zu dieser Zeit in hohen Ehren. Phanias, der griechische Naturphilosoph, schrieb ein ganzes Buch zu ihrem Lob, und der römische Dichter Ovid huldigte ihr 57 nach Christi mit einem Gedicht, nachdem ein Brennesselsud ihn von einer deftigen Erkältung befreit hatte.

Donnernessel

In der altgermanischen Mythologie war die Bennessel dem Gewittergott Donar zugeordnet, dessen Blitzstrahl ebenfalls sengte und brannte. In manchen Gegenden wird die Brennessel noch heute Donnernessel genannt, und in der Volksdeutung heißt es, der Blitz kenne die Nessel so gut wie der Mensch und hüte sich deshalb wie er, in einen Brennesselbusch zu fahren. In den Alpen legten die Bergbauern beim Herannahen eines Gewitters einige Blätter ins Herdfeuer, damit der Blitz nicht ins Haus einschlage.

Gegen teuflische Anfechtungen

Aus der alten Zauberliteratur stammt die Angabe, daß Nesseln in der Hand gehalten gegen alle „Forcht und Fantasey" (teuflische Anfechtungen) schütze. Die Pflanze diente als antidämonisches Mittel im Stall- und Milchzauber und schützte das Gemüse vor Raupen- und Vogelfraß: in eine Ecke des Feldes steckte der Landmann einen Brennesselstock an einem Besenstiel (= Wahrzeichen der Hexen) und sprach dazu die Worte:

„Da Krah (Krähe), das ist dein,
und was ich steck, das ist mein!"

Ein Amulett gegen das „Verschreien" enthielt neben einem Strohhalm und einer Hahnenfeder auch ein Brennesselblatt.

Die jungen Leute steckten Nesseln in der Walpurgisnacht auf den Düngerhaufen und schlugen mit einem Stock darauf; die Hexen spürten diese Hiebe und hatten dann keine Macht mehr über das Vieh.

Außerdem diente die Pflanze gegen die „Hexensperre" (= angehextes Seitenstechen).

Litt das Vieh an Fußfäule, pflückte der Landwirt vor Sonnenaufgang eine Nessel, faßte sie mit beiden Händen und sprach:

„Brennessel, laß dir sagen,
unsere Kuh hat im Fuß die Maden,
willst du sie ihr nicht vertreiben,
so will ich dir den Kragen umreiben."

Dann wurde die Pflanze abgedreht und über den Rücken geworfen. So mußte an drei Tagen verfahren werden.

Nesselbrand – Liebesglut

Oft brachte der Volksmund die Wirkung der Brennessel mit der Liebesleidenschaft in Verbindung, die ja auch mit verzehrender Glut im Herzen brennen soll. Im Altertum setzten die „Heilkundigen" den Liebestränken Brennesselsamen zu, und im altdeutschen Manuskript von der „Sprache der Blumen" ist zu lesen: „Wer heiß brennende Liebe im Herzen fühlt, soll die sengenden Nesseln tragen."

Schon die Antike kannte die Pflanze zur Kräftigung und Steigerung besonders der männlichen Liebesfähigkeit: Petronius, der Meister der Kunst feinsten Lebensgenusses am Hofe des römischen Kaisers Nero, berichtet von einer Priesterin des Priap- (Fruchtbarkeits-)Kultes, die mit Brennesselbüscheln den Männern ihre Kraft wiedergab: sie peitschte sie auf Rücken und Gesäß.

Desgleichen sollte folgendes hitzig-feurige Rezept die Liebeskraft steigern: „Pfeffer auch mischen sie mit dem Samen der Nessel."

Um im mittelalterlichen Deutschland die der Pflanze zugedachte Wirkung nicht zu verfehlen, nämlich Liebeslust auszulösen, mußten geheimnisvolle Vorkehrungen getroffen werden:

„Du solt an einem Freitag, früh, wenn die Sonn aufgeht, zu einer Nessel gehn, und besieh die Nessel im Namen derer, welcher du hold bist; bespreng die Nessel mit Salz und geh bei Sonnenaufgang wieder zu ihr, grabe sie mit der ganzen Wurzel aus, lege sie in die Glut (... so daß sie) brinnen in der Minnen (in Liebe entbrennen)."

Gegen kaltes Fieber

Als besonders durchschlagend galt die Nessel bei der Behandlung des „kalten Fiebers". Schuld an diesem Wechselfieber war angeblich ein Dämon, der den Kranken hin und her schüttelte. Auf der Insel Wollin (Pommern) ging der Leidende drei Tage hintereinander vor Aufgang oder nach Untergang der Sonne zu einer Brennesselstaude und redete sie erwartungsvoll an:

„Gun Awend, du Ull (Alte),
ik bring di det Hete (das Heiße) und det Kull (kalte Fieber),
mi sall dat vergan (mir solls vergehen),
un du sast (sollst) dat bekam."

Brennessel als Kultspeise

Als Frühlingspflanze war die Brennessel, bzw. das aus ihr hergestellte Gemüse, eine Kultspeise, die Gesundheit und Kraft verleihen sollte. Im Märchen von der Jungfrau Maleen wird erzählt, daß sie auf den Weg zum Traualtar folgende Worte an eine Brennesselstaude richtete:

„Brennesselbusch, Brennesselbusch so kleine,
was stehst du so alleine?
Ich hab nicht die Zeit vergessen,
da hab ich dich ungesalzen, ungebraten gegessen."

Ein Gemüse von Nesseln, am Gründonnerstag geschnitten, schützte vor Geldmangel. Unter den „Siebener- und Neunerlei- (Glückszahlen) Kücheln oder Krapfen", die die Süddeutschen und Österreicher am Johannistag buken, befanden sich oft auch Nesselkuchen. Am ersten Januar zubereitet und gegessen, galten sie als Garant für ein gutes neues Jahr.

Brennhaare hemmen Bakterien

Interessant ist die Tatsache, daß, „wenn man Bier braut, man einen guten Strauß Brennesseln auf den Rand des Bottichs legen soll, so schadet der Donner dem Biere nicht."

Hier liegt eine Erklärung nahe: die Wirkstoffe behindern die Entwicklung der Essigbakterien, die vor allem bei schwüler Witterung, also bei Gewittern, ihre Tätigkeit entfalten, nämlich die Oxidation von Ethanol zu Essigsäure.

Die Praxis einer Berliner Milchhändlerin, an heißen Sommertagen die Milch durch Einlegen von Brennesseln vor dem Sauerwerden zu schützen (die Vermehrung der Milchsäurebakterien wurde so gehemmt), führte 1902 zu einer Klage wegen „Lebensmittelfälschung". Die Angeklagte wurde jedoch freigesprochen, weil sie lediglich „ein allgemein geübtes Verfahren" anwendete.

Rätsel

Die Pflanze taucht in Redensarten auf, wie „Sich in die Nesseln setzen", oder in dem Ausdruck aus der Schweiz „ Er ist in die Nesseln gegangen" = er ist gestorben. (Dies ist ein Hinweis darauf, daß man die Nesselbüsche für die Aufenthaltsorte der toten Seelen hielt.)

Darüber hinaus hat die Brennessel auch Eingang in etliche Volksrätsel gefunden:

Achter usen Huse
do steht ne Krukukuse,
sei brennt ne ganze Dag
un sticket das Hus nich an (aus Westfalen).

(„Hinter unserem Hause, da steht eine 'Krukukuse', sie brennt den ganzen Tag, und zündet das Haus nicht an!")

Fette Pferde – Fische fangen

Doch mit all dem schon Gesagten ist die Palette der Anwendungsmöglichkeiten noch bei weitem nicht erschöpft: Clevere Pferdehändler bedienen sich gern der Brennesselfrüchte, um das Fell alter Pferde seidiger und glänzender aussehen zu lassen: „Füttert man Pferden nur acht Tage eine mäßige Quantität Nesselsamen, so werden sie sehr fett und schön."

Der Bogen läßt sich vom Schönheitsmittel (nicht nur für Pferde!) – denn die Brennessel war Bestandteil einer Hautpflegecreme – bis zum Fischfang schlagen: im „Grand Albert", dem Standardwerk der schwarzen Praktiken, wird versichert, daß sich der Angler nur die Hände mit einem Gemisch aus zerriebenen Brennesseln und Estragonsenf einreiben und den Rest des Suds ins Wasser schütten müsse, dann könne er die Fische mit bloßen Händen fangen. (Die Fische wissen eben auch, was gut ist!)

Märchen

Ein besonders schönes Volksmärchen, das von der wundersamen Brennessel erzählt, ist folgendes:

Ein böser Vormund verweigerte dem ihm anvertrauten Waisenmädchen die Heirat mit ihrem Liebsten, bis es ihr gelänge, aus einem am Wege stehenden Unkraut für ihn ein Totenhemd und für sich selbst das Brautkleid zu weben. Verzweifelt und ohne Hoffnung, die schwere Aufgabe je lösen zu können, erschienen ihr des nachts im Traum zwei Engel. Sie rieten ihr, morgens, wenn noch Tau liegt, Nesseln zu pflücken (dann stächen diese nämlich nicht), die Fasern zu spinnen und dann daraus die Kleider zu weben. Am Tag, als sie damit fertig wurde, starb ihr Vormund, und sie konnte Hochzeit halten.

Tatsächlich stellten die Frauen in früheren Jahrhunderten – und wieder im 2. Weltkrieg – aus den faserreichen Stengeln ein Nesselgewebe her.

Blick in die Geschichte

Der griechische Militärarzt in römischen Diensten, Dioscurides (60 n.Chr.), geht in seinem Werk „De materia medica" ausführlich auf die Brennessel ein. Er nutzte sie als Mittel bei Hundebissen, Krebs, Geschwüren, Nasenbluten, Menstruationsbeschwerden und Lungenkrankheiten sowie als Aphrodisiakum und Diuretikum. Die Kräuterbücher des Mittelalters übernahmen vielfach diese Indikationen.

Lob der Pflanze

Nicht nur deshalb stand die Pflanze in hohem Ansehen, wie der Kräuterweise Brunfels lobt: „Was ist holdseliger dann ein Hiacynthus, ein Narcissus, ein Gilgen (Lilie)? Noch dann übertrifft die Nessel diße allsammet."

Im Kräuterbuch von Lonicero (1679) finden sich folgende Rezepte: „Nesselsamen ist gut für den Stein. Gepulvert und mit Wein getrunken, vertreibt er den Stein in Lenden. In Wein gesotten und darüber getrunken, vertreibt den Husten. Haar damit gewaschen, heilt den bösen Grind."

Paracelsus hatte die Wirkung der Nessel auch erprobt. Er sagt: „Man pflegt sie bei Gelbsüchtigen zu gebrauchen. Der Saft von der Wurzel und dem Kraut soll mit Ziegenmolken gemischt werden. Jeden Morgen und jede Nacht soll man einen Trunk davon nehmen." Er empfiehlt die Nessel gegen Husten, Wassersucht und üble Geschwüre.

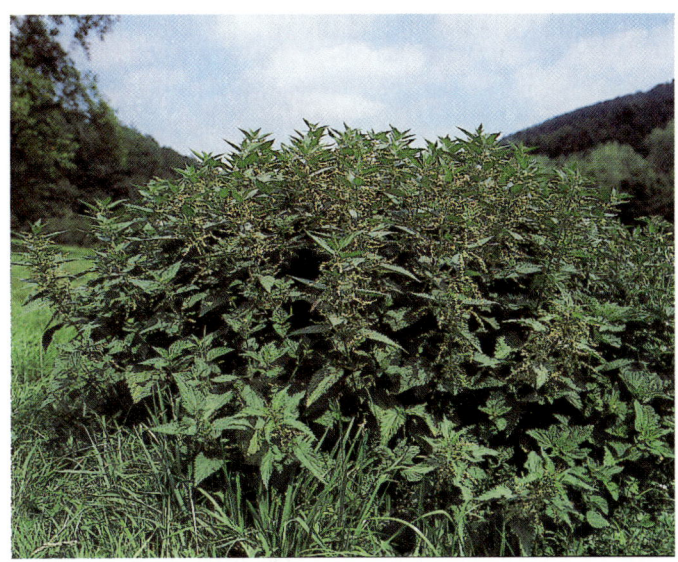

Urtica dioica, GROSSE BRENNESSEL

Vorkommen: oft in Massenwuchs an Ufern, Wegrändern, Schuttstellen und feuchten Plätzen in Wäldern

Heutige Verwendung:

Name: Große Brennessel, Dunnernettel (= Donnernessel), Eiternessel (von althochdeutsch eiter = Gift, Bezug zu den Brennhaaren), Sengnessel; Urtica dioica

Verwendete Pflanzenteile:
Kraut, Früchte, Wurzeln

Inhaltsstoffe:
u.a. Nesselgifte in Brennhaaren (Histamin, Serotonin, Acetylcholin, Ameisensäure)

Wirkung und Verwendung:
harntreibend, fördert Harnstoffausscheidung, gegen rheumatische Beschwerden, auf Haut und Kopfhaut durchblutungsfördernd

Noch ein Hinweis für Hobbygärtner:

Vor allem dem Beerenobst ist die Nachbarschaft von Brennesseln für das Gedeihen förderlich. Das weiß auch der vom Jäten erschöpfte Gärtner, der in breitem Dialekt vor sich hinmurmelt: „Nee, nee, lot de man stohn, de gifft Stickstoff, Silikat, Eisen, Protein, Phosphat, Ameisensäure und annere Mineralsalze – jawoll, dat deiht se!"

Vor Dill fliehen Nixen und Wichtlein

Geruch vertreibt böse Geister

Der stark aromatische Geruch des DILLs war, wie der verwandte Kümmel, seit alters her Grund für seine Verwendung als Mittel mit „hohem Wirkungsgrad" gegen alle Hexerei. Besonders in Verbindung mit dem Dost sollte die volle Wirksamkeit zur Geltung kommen:

Eine Schulmeisterstochter aus Gronau bei Hildesheim hatte schon lange eine alte Frau in Verdacht, sie „behexe" ihre Gemüsesaat. Als nun die Zauberin unter einem Vorwand wieder einmal den Garten betrat und an die Stelle kam, wo das Mädchen Dill und Dost in Form eines Kreuzes ausgesät hatte, fuhr sie zusammen und rief erbost:

„Dillen und Dust (Dost),
dat hew ick nich ewußt!"

Sie suchte schleunigst das Weite.

Gingen die Frauen zum Backofen, nahmen sie ein Büschel Dill mit, damit der Teig nicht behext werde. An Neujahr eingesät, bot der Dill, mit Salz und Lein vermengt und entlang der gesamten Hofstelle verteilt, einen ganzjährigen Schutzwall gegen Spuk und böse Geister; auch auf der bloßen Haut getragen, konnte er vor Verzauberung bewahren.

Dill in Brautschuhen und Kindsbett

Vor allem waren es aber Brautleute, Wöchnerinnen und Neugeborene, denen der Dill einen besonderen Schutz versprach. Im Norden Deutschlands war es Sitte, daß das Brautpaar die Pflanze zusammen mit Senfsamen, Brot, Kümmel und Salz in Taschen, Strümpfe oder Schuhe steckte, damit der Böse ihnen und ihrer Ehe nichts anhaben konnte.

Wollte die Braut allein das Zepter im Hause führen, nahm sie heimlich Dill und Senfkörner mit in die Kirche und murmelte, während der Priester die Trauung vornahm:

„Ich habe Senf und Dill,
Mann, wenn ich rede, schweig du still!"

oder:

„Dille, laß nicht Wille,
Salz, laß nicht nach!"

Gebärende hatten einen Silberdukaten und eine Portion Dillkraut im Bett, dazu mußten sie sprechen:

„Ich liege auf Silber und Dill,
mein Kind soll so sein wie ich will."

Das unter das Kissen gelegte Doldengewächs sollte die Geburt erleichtern. Kleinen Kindern hängten die Paten ein Beutelchen mit Dill, Salz und Kümmel um, das sollte das „Sicherheitsrisiko Hexe" bannen.

Dill und Salz für das liebe Vieh

Besonders als Mittel gegen die Verzauberung des Viehs spielte die aromatisch riechende Pflanze eine wichtige Rolle. Am Tag vor Walpurgis (1. Mai) gab man den Kühen in der Früh von dem Kraut zu fressen, es wurde im Stall aufgehängt, nach dem Kalben wurde es den Kühen zur Stärkung verabreicht und die neugeborenen Kälber damit bestreut. Anläßlich des Frühlingsauftriebs und beim Viehkauf trugen Bauern und Händler eine Mischung aus Salz und Dill in der Tasche und warfen es über die Tiere, um Unheil abzuwenden.

Auf dem Feld und vor Gericht

Auch in anderen Lebensbereichen versprach der Einsatz von Dill positive Wirkungen. So sollte er beim Säen, mit Hausbrot, Salz und Münzen in die Ecke des Saattuches gebunden, zu einer guten Ernte verhelfen. Bei Gewittern verbrannten die Hausleute Dillstauden zusammen mit Hartheublättern, wobei zu sprechen war:

„Hartnau und Dill
macht das Gewitter still"

Um vor Gericht bestehen zu können, steckten sich die Angeklagten Haferstroh und Dill in die Schuhe, denn:

Vor Haberstroh und Dille,
da schweigen die (Gerichts-) Herren stille

Skythenmumien

Wahrscheinlich wegen des Gehalts an ätherischen Ölen verwendeten die Skythen (= ostiranisches Reiternomadenvolk, das im 5./4. Jahrhundert v.Chr. seßhaft wurde) beim Einbalsamieren ihrer verstorbenen Könige die Pflanze: sie öffneten den Leib, entfernten die Eingeweide und füllten die Bauchhöhle mit Räucherwerk und Samen von Eppich (Sellerie) und Dill. Dann nähten die Bestatter den Leichnam zu und überzogen den ganzen Körper mit Wachs.

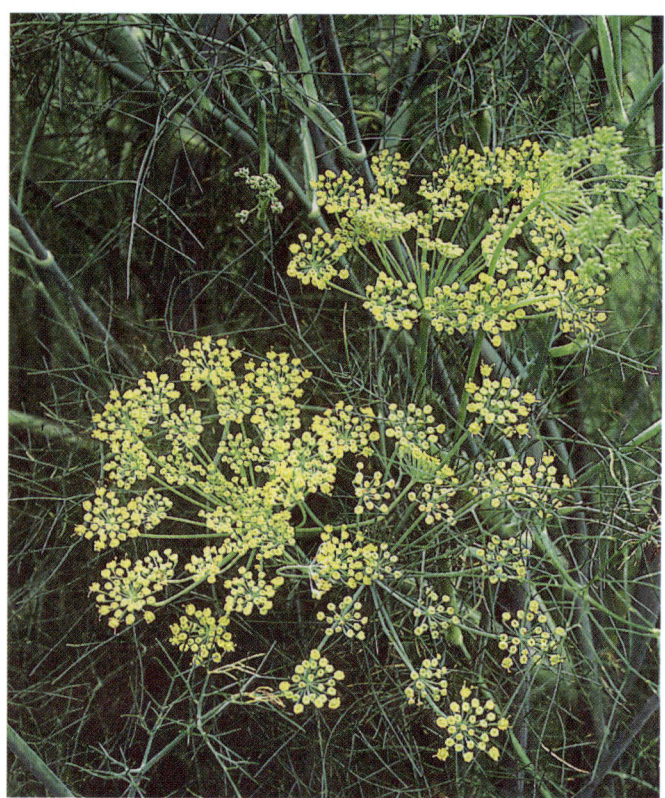

Anethum graveolens, DILL

Vorkommen:
Küchengewürz in Gärten

Aus alten Büchern

Letztendlich sollte es ein probates Mittel gegen Schlaflosigkeit sein, wenn man frisches Dillkraut, ohne Wissen des Betreffenden, unter seine Kopfrolle legte. Außerdem förderte Dill die Enthaltsamkeit: deshalb durfte Dill in keinem Klostergarten fehlen, denn es hieß, daß Dill „lediglich Gaumen und Zunge kitzelt, die Gefühle aber einschläfert".

Porta (ein Zeitgenosse Galileis aus Neapel) beschreibt in seinem Werk aus dem Jahr 1608 den Dill als eine Pflanze trockener Natur, die Urin, Periode und Geburt „treibt". Durch den „scharfen Geschmack werden Brust und Lungen gereinigt und Würmer getötet". Und hier die genauere Anweisung:

„Dillsamen und die obersten Schoße mit der Blüte in Wasser oder Wein gesotten und getrunken, bringt den Frauen die Milch, stillt das Grimmen, zerteilt die Winde im Bauch, stillt das Würgen und überflüssige Stuhlgänge, treibt den Harn, mildert das Glucksen und Aufstoßen des Magens, besonders in Wein mit Wermut und Rosen gesotten.

Ein Dampfbad aus Dillen gemacht, bekommt der schmerzenden (Gebär-) Mutter wohl. Dill in Baumöl gesotten und warm aufgelegt, lindert die Schmerzen, zeitigt und verzehrt die Geschwülste. Wann den Kindern der Nabel aufgelaufen ist und herausgeht, soll man Dillenöl mit Terpentin und Styrax (ein Balsamharz) drüber legen."

Vergleichsweise karg nimmt sich dagegen die heutige Verwendung aus:

Heutige Verwendung:

Name: Dill, Anethum graveolens

verwendete Pflanzenteile:
   Kraut und Samen

Inhaltsstoffe:
   u.a. ätherische Öle

Zubereitung und Verwendung:
   hilft bei Blähungen, Leibschmerzen, Koliken und Magenkrämpfen, harntreibend

Eiche, der heilige Baum Donars

Griechen, Kelten und Druiden

Die EICHE galt stets als Symbol des Mächtigen und gehörte im germanischen Altertum zu den am meisten verehrten Bäumen. Der Grund dafür dürfte, abgesehen von der imponierenden Baumgestalt, der gewesen sein, daß sie in der Urzeit wichtiger menschlicher Nahrungsbaum war.

Der keltische Name für die Eiche lautete „dair", davon leitet sich „Druide" (= geistiger Führer der Kelten) ab. Den Kelten war nicht nur der Baum selbst, sondern auch die Eichenmistel, die einmal im Jahr geschnitten wurde, heilig.

Auch die Griechen hielten den Baum in hohen Ehren: das Rauschen der Blätter im Eichenhain wurde für das Orakel herangezogen.

Marieneichen

Ein Nachklang dieser Eichenverehrung ist in zahlreichen Sagen zu sehen, die in allen Gegenden Deutschlands nachzuweisen sind. Bei der Christianisierung wurde der Eichenkult auf christliche Heilige, besonders Maria, übertragen. Sogenannte Marien-Eichen sind im ganzen deutschen Sprachraum anzutreffen. Von ihnen erzählt die Sage, daß ein Bauer oder Hirte einst ein Bild der Gottesmutter im Stamm gefunden hatte. Neben oder über dem Baum errichteten die Gläubigen eine Kapelle, die dann zum Wallfahrtsort wurde (Marienkirche zu den drei Eichen, Unsere liebe Frau zur Eiche). Die Germanen brachten die Eiche mit ihrem Gewittergott Donar in Verbindung: unter den einheimischen Bäumen wird sie besonders häufig vom Blitz getroffen (möglicherweise, weil sie oft auf Kreuzungspunkten von Wasseradern wächst).

Eichenholz, in das der Blitz eingeschlagen hatte, wurde Zauberkraft zugesprochen.

Eichen sollst du weichen

Bei einem Gewitter durfte sich der Schutzsuchende keinesfalls unter einer Eiche aufhalten, da traf einen das Wetter, weil Judas sich an einer Eiche erhängt hatte. Man scheute sich, Eichenzweige zu Bändern, Garben und Strohdächern zu verwenden, weil sie den Blitz anziehen würden (wahrscheinlich ein Grund dafür, warum Eichen kaum als „Hausbäume" – Schutz von Haus und Hof – gepflanzt wurden).

Zu Weihnachten verbrannten die Rheinländer und Westfalen im Herd Eichenklötze, deren Asche die Felder fruchtbar machte. Übel mitgespielt wurde jemandem, wenn man den Splitter einer vom Blitz getroffenen Eiche in den Pferdetritt (= Hufabdruck) steckte: das Roß sollte umgehend zu hinken beginnen.

Die Rinde eines solchen Baumes auf den Zaun gesteckt, verhinderte aber auch das Abwandern eines Bienenschwarms.

Bräutigamseiche

Daß Donar auch der Fruchtbarkeitsgott unserer Ahnen war, steigerte das Ansehen des Baumes noch mehr. Hier spielte die Kenntnis der Beziehung zwischen Gewittern und der mit ihnen zusammenhängenden Fruchtbarkeit des Bodens eine Rolle. Brautleute in Westfalen zogen zu ausgewählten großen Eichen, umtanzten sie einmal und schnitten ein Kreuz in die Rinde. Dieser Brauch hat sich in abgewandelter, der modernen Entwicklung angepaßter Form, in Schleswig-Holstein bis heute erhalten. In den zwanziger und dreißiger Jahren umkreisen heiratslustige Mädchen dreimal die „Bräutigamseiche" im Dodauer Forst bei Eutin (unter dem Baum hatte sich die Tochter eines Försters trauen lassen). Heute deponiert pflichtbewußt der Briefträger Post, die von ehewilligen Personen an die Eiche adressiert ist, in einem Baumloch. Die Postanschrift lautet: Bräutigamseiche, Dodauer Forst, 23701 Eutin.

Der Teufel zerfurcht das Blatt

In der heidnischen Zeit hochverehrt, dichtete der Volksmund in späteren Jahrhunderten der Eiche auch den Ruf eines bösen, teuflischen oder wenigstens unheimlichen Baumes an. Weit verbreitet ist die Sage, daß seine Blätter deswegen gebuchtet sind, weil der Teufel wutentbrannt mit seinen Krallen durch die damals noch runden Blätter fuhr, als ihm die Seele eines Bauern durch „die Lappen ging". Die Begebenheit fand in dem Schwank von Hans Sachs „Der Teufel und die Geiß" seinen literarischen Niederschlag.

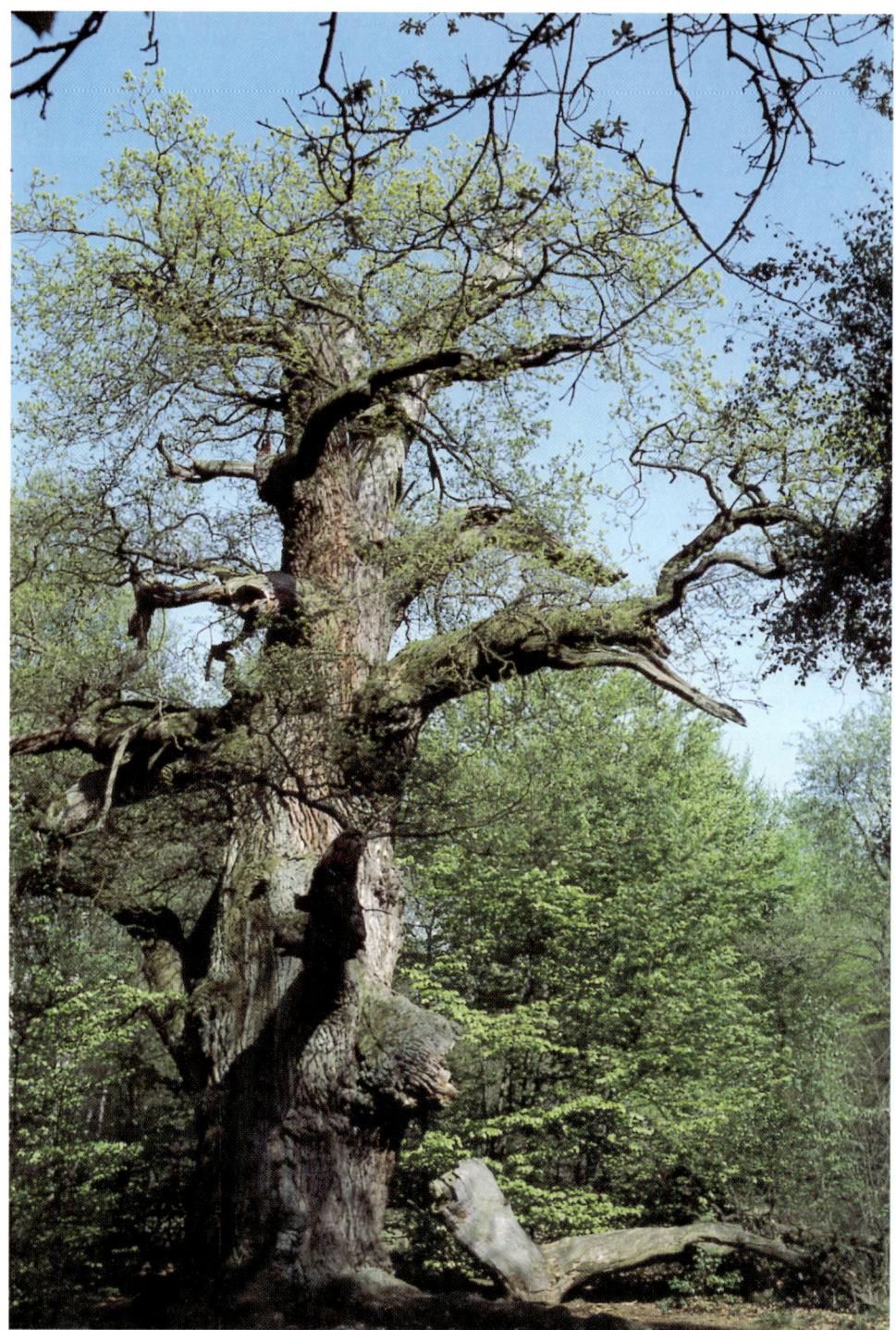

Quercus robur, EICHE

Gegen Dämonen

Lokal begrenzte Erzählungen über Teufels- und Hexeneichen sind aus dem mitteleuropäischen Raum bekannt: die Hexen sollen, wenn sie Sturm und Hagel erzeugen wollten, Eichenlaub in Töpfen zum Sieden gebracht haben.

Das Laub galt aber gleichzeitig auch als antidämonisch und zauberwidrig. Gegen Krankheit und Unfall reichte der Landmann dem Vieh eine Portion Salz mit zerschnittenen Blättern; der gleiche Effekt wurde von altem, vorjährigem, am Karfreitag vor Sonnenaufgang gesammeltem Eichenlaub erwartet. Ein ebenfalls am Karfreitag in der morgendlichen Dämmerung in Stube und Ställe gelegtes Stück Eichenholz versprach das ganze Jahr über Schutz vor der Zauberei des Teufels. Kleine Zweige und Kränze aus Eichenlaub – an Fenster und Türen angebracht – dienten einem ähnlichen Zweck. Um die Hühner vor dem Fuchs zu bewahren, mußten drei Pfähle in den Garten geschlagen werden: soweit der Schall der Schläge drang, war der Fuchs gebannt.

Als „kunst, alle zauberei und malefitz" aus dem Menschen zu treiben, empfiehlt eine Rezeptur aus dem 17. Jahrhundert, frisches Eichenlaub als Pflaster aufzulegen. Ein probates Mittel gegen Sommersprossen und Warzen sollte das Regenwasser sein, das sich in einem alten Eichenstumpf angesammelt hatte.

Eichenorakel

Viele Eicheln bedeuteten einen langen, strengen Winter mit viel Schnee. Fand man in der Eichengalle eine Made, so folgte ein gutes Jahr. Enthielt diese jedoch eine Spinne, gab es ein Hungerjahr. War sie leer, dann standen Seuchen, Krieg und Not ins Haus. Trug die Eiche viele Früchte, deutete das auf eine gute Ernte hin.

„Bannen" von Krankheiten

Im Volksaberglauben gehörte die Eiche zu den Bäumen, die sich besonders zum „Übertragen" (= Bannen) von Krankheiten eignen. Vor allem die Gicht stand im Mittelpunkt zahlreicher Sprüche, wie:

Eichbaum, ich klage dir,
Die Gicht, die plaget mir,

Ich wünsche, daß sie mir vergeht
Und in dir besteht.

Auf ähnliche Weise sollten sich Fieber und Zahnweh („St. Petrus stand unter einem Eichenbusch") vertreiben lassen. Das Kopfweh wurde wie folgt besprochen:

Eichbaum, ich hör dich rauschen,
G(e)schoß und Nachtg(e)schirr tut mir tauschen,
(Be)halt's bis zum jüngsten Tag,
Bis ich's wieder haben mag.

Alte Rezepte

Klagte jemand über Arm- oder Gliederschmerzen, konnte er sich folgender Prozedur unterziehen:

„Wer große Schmerzen am Arm oder andern Glied hat, der nehme rothe Corallen, zerstoße dieselbe mit Eichbäumen-Blättern, lege dieses auf den Schaden, wenn es auch ein Geschwär ist; hernach mache Morgens mit einem Bohrer ein Loch in die Wurzel eines Eichbaumes, gegen Sonnenaufgang, thue es hinein und schlage einen Spund von selbigen Baumes Ast hinein, so wird der Schmerzen aufhören, und wenn dieses wieder sollte ausgenommen werden, wird der Schmerzen sich abermals ereignen."

Wer an Mundfäule litt, stellte sich zwischen zwei oder drei Eichen, nahm einen Zweig und fuhr dreimal damit an den geschlossenen Zähnen hin und her, wobei zu sagen war:

Mundfäul geh hin und wieder,
Geh aus allen meinen Gliedern
Und kimm (komme) nie wieder

Realistischer klingt dagegen diese Eichenblattrezeptur aus einem alten Medizinbuch:

„Eichenlaub, in Wein oder Wasser gesotten und getrunken, stillt allerlei Bauchflüsse und das Blutspeien. Für den Sod nimm ein Eichenblatt, leg's auf die Zunge; die Feuchtigkeit, die davon entsteht, schluck; es hilft. Eichenblätter auf hitzige Blattern gelegt, nehmen die Hitze. Eichenlaub, mit Wasser und Essig gesotten, warm im Mund gehalten, stillt das Zahnweh. Die jungen Gipfel (Spitzen) davon destilliert, geben ein gutes Wasser für die Mundfäule der Kinder."

Gegen Rachitis und Knochenbrüche

Uralter, von vielen Völkern belegter Brauch war es, Kranke, besonders rachitische Kinder und solche mit Brüchen, durch einen natürlich oder künstlich gespaltenen Baum (am häufigsten Eiche), durch gegabelte Baumwurzeln oder dergleichen zu ziehen oder kriechen zu lassen, um auf diese Weise das Leiden zu lindern. So wie der dann umwickelte Baum zusammenwuchs, sollte auch die Fraktur heilen. Die sinnbildliche Bedeutung dieses Brauches ist wohl in einer Art von Wiedergeburt oder auch Abstreifung durch beziehungsweise an dem Baum zu suchen. Außerdem schrieb man der Eiche besondere Kraft für das Zusammenwachsenlassen zu, da auch der Sud aus Blättern und Rinde starke Wundheilungskraft besaß. Hier die genaue Anweisung für solch eine „Übertragung":

„Ein frisch gelegtes, noch warmes Ei oft am Bruch reiben, die Rinde an einer Eiche etwas entfernen, ein Loch bis zur Mitte des Baumes bohren, das Ei hineinlegen, einen toten Sperling hinzufügen. Von demselben Baum einen Ast zurechtschneiden und das Loch sorgfältig damit verschließen, den überstehenden Ast absägen und die Ritzen mit Kuhmist zuschmieren: so wie das Loch langsam zuwächst, heilt auch der Bruch." Blieb der Erfolg aus, wurde die Prozedur wiederholt, jedoch statt des Eies Fuß-, Fingernägel und Schamhaare des Patienten in dem Baumloch untergebracht: der Baum „zieht die balsamische Gall des Kranken an sich, macht die Geister der Glieder frisch, lebhaft und wachsend".

Mit Vorliebe verbohrten unsere abergläubischen Vorfahren Krankheiten in die Eiche, indem sie abgeschnittene Haare, Finger- und Zehennägel in den Baum trieben. Die günstigste Zeit für dieses komplizierte Verfahren war im zunehmenden Mond. Die ausgewählten Bäume durften nicht durch Brand gefährdet sein, sonst würden die Baumgeister den Menschen noch zusätzliches Ungemach bereiten! Ein im Mittelalter berühmter Arzt, der Medicus Rumelius, soll damit überraschende Erfolge bei der Behandlung der Podagra (Gicht) erzielt haben.

Diese zauberische Übertragung der Krankheiten auf Bäume erhielt sich bis in unser Jahrhundert: ein Würzburger Arzt berichtet von einem „Altvaterbaum" im Spessart, einer alten Eiche, deren Stamm dicht über dem Boden eine natürliche Öffnung hatte. Er konnte den Nachweis erbringen, daß noch nach dem ersten Weltkrieg Leute aus den umliegenden Dörfern insgeheim ihre kranken Kinder in hellen Mondnächten zu diesem Baum brachten und sie „unberufen" durch das Stammloch zogen. Das Volk versteht unter „Altvader" schwere Fälle der englischen Krankheit, bei denen die Kinder stark abmagern und ein greisenhaftes Aussehen bekommen.

Mörderjagd

Vergrub man den ersten ausgefallenen Zahn eines Kindes unter einer Eiche, erleichterte das den Durchbruch aller weiteren Zähne.

Haarsträubend war die Anweisung, unbekannte Mörder zu fangen:

Mache ein Feuer aus trockenem Eichenholz, gib darein etwas von dem Blute des Ermordeten und wechsle dann dessen Schuhe. Der Mörder ist dann mit Wahn und Blindheit geschlagen, glaubt bis an die Knie im Wasser zu reiten und kehrt zur Leiche, dem Ort des Verbrechens, zurück.

Ganz so obskur ist die heutige Anwendung nicht:

Heutige Verwendung

Name: Eiche, Eke, Ferkeleiche, Fraueneiche, Heister; Quercus robur, Quercus petraea

verwendete Pflanzenteile:
   Rinde

Inhaltsstoffe:
   Gerbstoffe

Wirkung und Verwendung:
   gegen Durchfall, Ausschlag, Fluor (Ausfluß), Ulcus cruris (Unterschenkelgeschwür) und Fußschweiß

Ehrenpreis und Eisenkraut

Pflücke keinen Ehrenpreis

Von dem Kräutlein heißt es: „EHRENPREIS ist zweyerley, das Männlein und das Weiblein. Das Männlein kreucht auff der Erden mit seinen dünnen rotlechten und rauhen Stengeln. Die Blätter sind langlecht, schwarzgrün, rauh und mit zarten reinen Kerffen zerschnitten. Das Weiblein fladert auch auf der Erden ... die Blätter sind grüner, linder und weicher als am Männlein. Die Blumen haben eine blaue Milchfarb." (Nach Lonicerus, 1675)

Der Ehrenpreis gehört zu den Frühlingspflanzen (ebenso wie Glockenblumen, Ackerskabiose, Bachnelkenwurz und Frühlingsenzian), die auf keinen Fall abgerissen und mit nach Hause genommen werden dürfen, da sonst der Blitz einschlägt: wer die „Verkünder des Sommers" pflückt, wird auch von einer Hauptgefahr des Sommers, nämlich dem Blitzschlag, bedroht. Da die oben genannten Pflanzen alle blau oder rot blühen, könnte die Farbe an einen Blitz erinnern.

So kam der Ehrenpreis zu seinem Namen

Aus einem Märchen ist zu erfahren, wie der Ehrenpreis zu seinem Namen kam: Ein König von Frankreich litt schon seit drei Jahren an einem bösen Aussatz, den kein Arzt heilen konnte. Darüber geriet das ganze Land in Trauer. Auch ein Hirte hörte von dem argen Schicksal des Herrschers. Er erinnerte sich an ein Schaf seiner Herde, das von einem Wolf angefallen worden war. Das Tier schleppte sich an eine bestimmte Stelle der Wiese, fraß dort von den Kräutern, wälzte sich mit seiner wunden Seite in ihnen und schon nach sieben Tagen waren die Verletzungen ausgeheilt. Der Schäfer braute nun einen Topf mit dem Saft des Krautes, ging zu seinem König, bestrich die vom Aussatz befallenen Körperteile und nach wenigen Tagen war der König völlig auskuriert.

Freudig ließ er den Schäfer reich belohnen und verfügte, daß die wundersame Pflanze fortan den Namen „Ehrenpreis" zu tragen habe.

„Die einzig wahre" gegen Hexen und Zahnweh, Pest und Fieber

Matthiolus erzählt in seinem Kräuterbuch (1563) von einer ähnlichen Heilung: Friedrich Günther, königlich dänischer Sekretarius, litt seit Jahren an einer offenen Wunde am Schienbein. Er hat „Tücher in Ehrenpreiswasser getunket und über die Schienbeine geschlagen. Darauff sich die Hitz gelegt und die Schmerzen gestillet."

Vielleicht nur auf den vielversprechenden Namen hin galt die Pflanze als ein hexenvertreibendes Mittel, daher der Volksspruch „Ehrenpreis micht (macht) dem Deiwel de Ohre heiß".

Die botanische Bezeichnung „Veronica" stammt von „vera unica" und bedeutet „die einzig Wahre (Heilpflanze)". Ehrenpreis heißt auch „Apolloniawurzel" und ist der Schutzpatronin der Zahnleiden, der Hl. Apollonia, zugeeignet: er erfreute sich als Zahnwehkraut verbreiteter Beliebtheit.

Die weiteren Namen „Grindheil", „Heil aller Schaden" und „Heil aller Welt" trug das Pflänzlein wohl zu Recht, denn es half gegen „ pestilenzisches Fieber, brachte ein gut Gedächtnis, trieb giftigen Unrat aus dem ganzen Leib, und sogar die Hirten gaben das Kraut ihren lungensüchtigen Schafen mit etwas Salz."

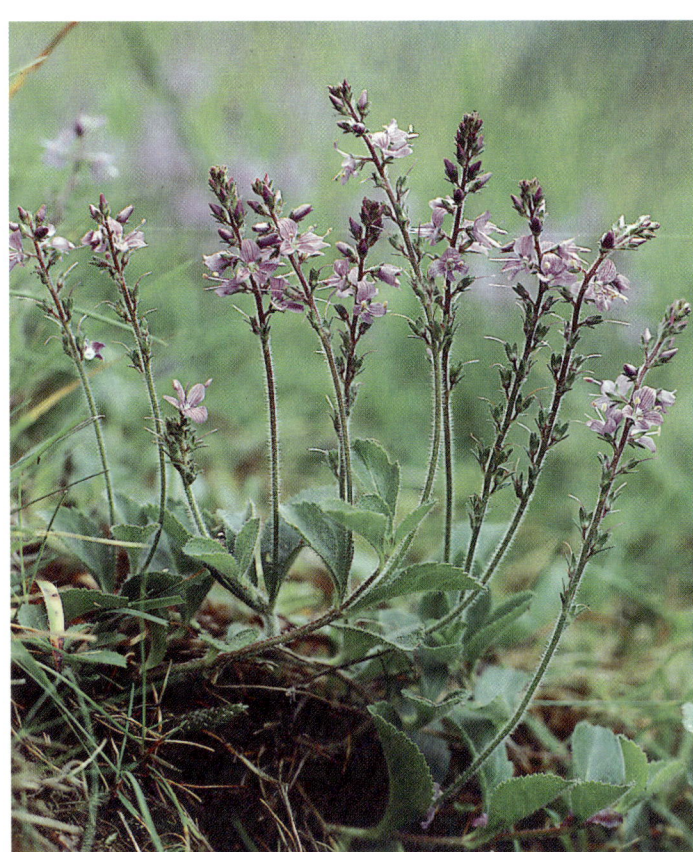

Veronica officinalis,
WALD-EHRENPREIS

Vorkommen:
in Wiesen, an Waldrändern, auf Äckern, in Gärten, grasige Plätze

Heutige Verwendung

Name: Wald-Ehrenpreis, Wundheil, Grundheil, Grindheil, Heil aller Schäden, Apolloniawurzel, Köhlerkraut, Kohlbrennerkraut, Schlangenkraut, Ehrenkranz, Viehkraut, Ehren-Männertreu; Veronica officinalis

verwendete Pflanzenteile:
Kraut

Inhaltsstoffe:
Gerb- und Bitterstoffe

Zubereitung und Verwendung:
Als Hustentee, bei Gicht und Rheuma

Staubwedel für Jupiters Altar

So mancher Zauberglaube ist jahrhunderte-, vielleicht gar jahrtausendealt und im Bewußtsein des Volkes immer noch lebendig wie eh und je. Dazu zählt das EISENKRAUT (Verbena officinalis), das bereits in der Antike

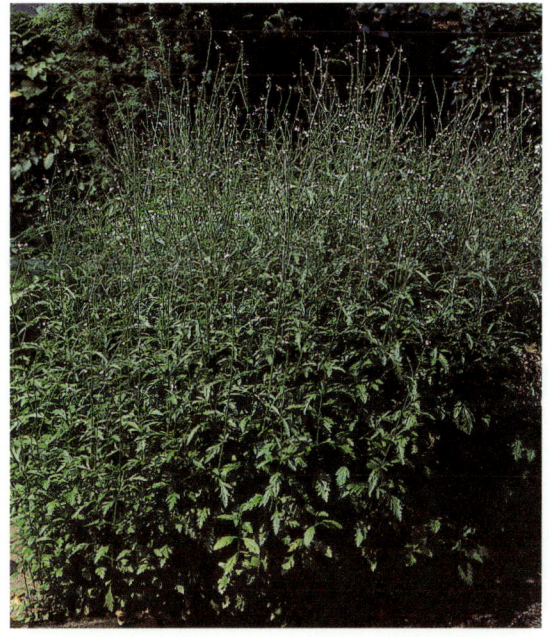

Verbena officinalis, ECHTES EISENKRAUT

Vorkommen:
Ackerränder, Dorfanger, Schuttplätze,
an Wegen und Hecken, Ufern

einen ungewöhnlichen Ruf genoß. Unter dem Namen Verbena pflegte man eine Anzahl von Kräutern zusammenzufassen, die als heilige Pflanzen bei Opferzeremonien gebraucht wurden.

Im Altertum, bei den Griechen und Römern, sowie in der „gelehrten" mittelalterlichen Zauberliteratur spielte das Eisenkraut eine hervorragende, besonders vielseitige Rolle. Die über alles verehrte heilige Opferpflanze diente sogar einst dazu, den Altar des Jupiter, des höchsten römischen Gottes, abzustauben. Die römischen Gesandten trugen stets einen Strauß Eisenkraut als Symbol ihrer Heimat an Helm oder Gewand, wenn sie mit den Botschaftern anderer Völker über Krieg oder Frieden verhandelten.

Liebeskraut

Welchen hohen Stellenwert das wichtige Heil- und Zauberkraut bei den Germanen besaß, verraten die volkstümlichen Namen: Druidenkraut, Sagenkraut, Eisenhart, Wundkraut.

Die keltischen Druiden benutzten es als Zauberpflanze und Aphrodisiakum. Es hieß, der Genuß des Krautes verleihe dem Penis „Eisenhärte".

Im Mittelalter wurde schon einmal ein Trank aus der aromatisch duftenden Wurzel verordnet, „wenn einer nit minnen mag". Im Liebeszauber „hilft es sehr, daß dir die Frauen werden hold, doch brauch kein Eisen, grab's mit Gold".

Vielfältige Vorsorge

Mit der Zeit entwickelte sich die Pflanze zum Sinnbild des Friedens und der Eintracht. Man sagte ihr alle nur erdenklichen wundersamen Eigenschaften nach. Eine kleine Auswahl soll das verdeutlichen:

Derjenige, der sich mit Eisenkrautsalbe bestrichen hatte, sollte alle seine Wünsche erfüllt sehen.

Der Krieger, der sie bei sich trug, war gegen Stiche, Hiebe und Schüsse geschützt. Sie besaß die Kraft, Schlösser zu öffnen und Fesseln zu sprengen.

Eisenkraut im ersten Bad, machte die Kinder „stark wie Eisen". Wollten die Eltern gescheite, lernbegierige Kinder heranwachsen sehen, so mischten sie ihnen etwas von der Pflanze unters Essen. Wer sie bei sich trug, erlangte Reichtum und jedermann war ihm wohlgesonnen.

Das Kraut, in den Acker gesteckt, bewirkte eine gute Ernte, ebenso schützte es vor Gicht, Schlangenbiß und Menschen mit dem „bösen Blick".

Schutz vor Blitzschlag sollte folgender Brauch gewähren: man zünde getrocknetes Kraut zusammen mit Johanniskraut bei heftigem Gewitter an und spreche dazu:

„Eisenhart und Hartenau,
brennt an, daß sich das Wetter stau!"

Unfriedliche Eheleute

Die Gallier benutzten die Pflanze zum Wahrsagen, und ein Zauberbuch erläutert:

„Wer sich mit Eisenkraut bestreicht oder eine mit einem goldenen Löffel ausgegrabene Pflanze bei sich hat, dem möge niemand abhold sein, man muß ihn lieb haben. So man ein Gasthaus damit bestreicht, sollen alle Gäst fröhlich davon werden, für den Wirt und die unfriedlichen Eheleut."

Eisenkraut härtet Eisen

Die deutschen Botaniker des 16. Jahrhunderts bezeichneten die Pflanze als Isenkraut (is = hart, zäh) nach der angeblichen Fähigkeit ihres Saftes, Eisen besonders gut zu härten.

Das Eisenkraut konnte seine wunderbaren Kräfte nur entfalten, wenn es unter bestimmten Vorsichtsmaßnahmen ausgegraben wurde (Segensformeln, Beschwörungen, ausschließlich silberne oder goldene Werkzeuge). Martin Luther eiferte sich über den Aberglauben, der mit dem Eisenkraut getrieben wurde, v.a. bei der Taufe von Kindern:

„Das Eisenkraut ist gar gebräuchlich zu solchem Aberglauben. Wenn sie es ausgraben, gebrauchen sie dazu einen Haufen Zeichen, darnach lassen sie es weihen und rufen darüber an freventlich den Namen Gottes und der Heiligen."

Nur Gold und Silber zum Graben

So eine Kräuterbeschwörung war nämlich wie folgt durchzuführen:

Mit Gold- oder Silberwerkzeug einen Kreis um die Pflanze ziehen, dazu ein Vater unser und das Glaubensbekenntnis sprechen. Anschließend waren bestimmte Heilige anzurufen, damit die Pflanze keine Zauberkraft in der Erde zurückläßt. Die Grabwerkzeuge mußten bis zum nächsten Morgen an der Stelle liegenbleiben, erst dann durfte vor Sonnenaufgang die Wurzel ausgegraben werden. Dabei war zu beachten, daß diese, solange sie noch in der Erde steckte, nicht mit der Hand berührt wurde!

Und noch ein Tip aus den „Harzbildern" von 1855:

„Wenn man sieben Stengel des Eisenkrautes pflückt, sieben Fäden aus dem Hemd des Mädchens zieht, damit die sieben Stengel zusammenbindet und unter das Kissen des Mädchens legt, so wird man von demselben geliebt werden."

Aus alten Kräuterbüchern

Das sagenumwobene Kraut half in der Volksmedizin gegen fast alle Leiden. So schreibt ein altes Kräuterbuch:

„Eisenkraut heilt allerlei innerliche Gebrechen. Es ist ein bewährtes Mittel bei Nervenleiden, Schwäche, Keuchhusten und Fieber. Siedet man eine handvoll in Weißwein, trinkt davon nüchtern morgens und abends, beseitigt man Verstopfung der Leber, der Milz, entfernt Gelbsucht, treibt den Stein aus und befördert das zurückgebliebene Harnen. Ein Kranz, um das Haupt gelegt, lindert Kopfweh."

Die heutige Verwendung ist dagegen stark eingeschränkt:

Heutige Verwendung

Name: Eisenkraut, Stahlkraut, Taubenkraut, bei Matthiolus: „Sacra Herba" = heiliges Kraut, Druidenkraut, Sagenkraut, Eisenhart, Wundkraut, Junoträne, Venusader, Träne der Isis, geweihtes Kraut, Wunschkraut, Isenrich; Verbena officinalis

verwendete Pflanzenteile:
Blätter, Kraut

Inhaltsstoffe:
ätherische Öle, Bitter-, Gerb- und Schleimstoffe Glykosid Verbenalin

Wirkung:
harntreibend, menstruationsauslösend

Rote Beeren: Vögel, Blitz und Kindersegen

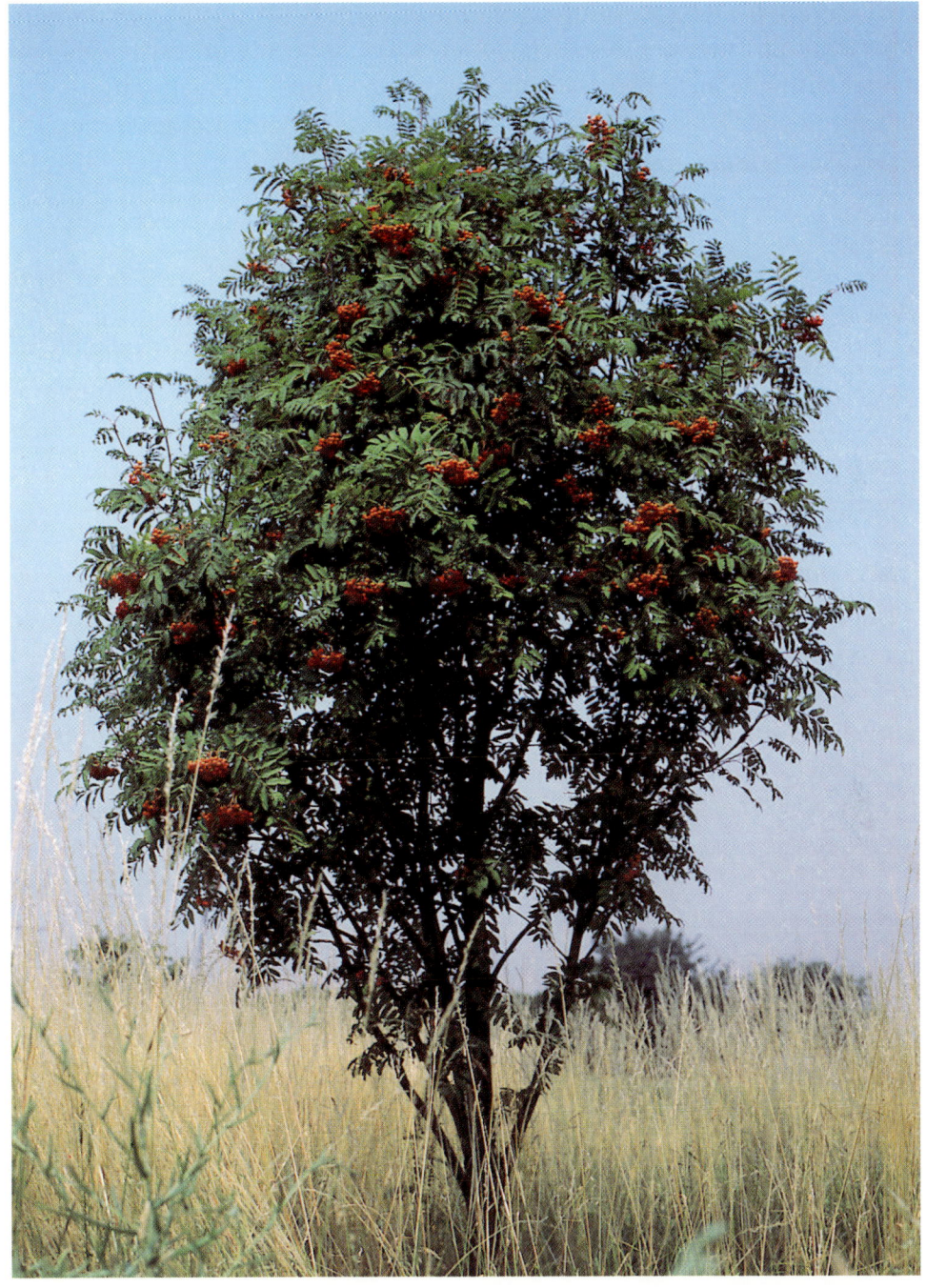

Sorbus aucuparia, Eberesche, VOGELBEERE

Name, falsche Esche, Yggdrasil

Da Amsel und Drossel die kirschroten Früchte des Strauches besonders gern verzehren, trägt er den Namen VOGELBEERE. Eberesche, eine weitere Bezeichnung, hieß ursprünglich „Aberesche", d.h. falsche Esche, da ihre Blätter ähnlich aussehen wie die der echten Esche. Im altisländischen Schrifttum, der Edda, ist Yggdrasil, der Weltenbaum, eine riesige Esche.

Der Name Esche geht auf das nordische ask = Mensch zurück. Aus ihr wurde der Sage nach der erste Mann geschaffen, die erste Frau ging aus einer Erle hervor.

Der Baum mit den roten Beeren war bei den Nordgermanen dem Gott Thor (= Donar) heilig. Er konnte sich nämlich aus einem reißenden Strom nur dadurch vor dem Ertrinken retten, indem er sich am Geäst einer Eberesche aus dem Wasser zog; deshalb heißt der Baum auch „Thorsbjörg" = Thors Schutz. Außerdem heilte Donar mit dem Laub sein Reittier, als sich dieses verletzt hatte. Ziegen, die dem Gott heilig waren, füttern die Hirten in manchen Gegenden bei Krankheit heute noch mit Blättern der Vogelbeere.

Blitz und rote Beeren

Die roten Beeren brachten unsere Vorfahren mit dem Blitz (Donar war der Gott der Blitze und des Donners) in Verbindung. Die gefiederten Blätter symbolisierten für sie die Wolken (Wolkenbaum). Noch bis vor wenigen Jahrzehnten war im südlichen Böhmen und in Sachsen-Anhalt folgender Brauch nachzuweisen: dort hängten die Bewohner bei Gewittern die Vogelbeerzweige, zu Kränzen geflochten, vor die Fenster und auf die Dächer der Wohnhäuser.

Schützt vor Unheil zu Lande und zu Wasser

Der Eberesche schrieb man dereinst apotropäische (unheilabwehrende) Kräfte zu. Ein Grab der älteren Bronzezeit auf der dänischen Insel Seeland enthielt neben verschiedenen anderen dem Abwehrzauber dienenden Gegenständen (wie Wieselknochen, Wirbelknochen einer Natter und Klauenglieder eines Luchses) auch den Rest eines Ebereschenzweiges.

In Holstein und Schlesien mußte der Stiel an der Butterscheibe aus dem Holz der Vogelbeere gefertigt sein, da sonst die bösen Geister ihr Unwesen trieben und die Milch sich nicht zu Butter rühren ließ. Um die Milch vor dem frühen Verderben zu schützen, genügte es allerdings, ein Stück Vogelbeerholz in der Milchkammer aufzubewahren.

Waren jemandem Arme oder Beine „durch Zauberei gebunden", so mußte er die betroffenen Gliedmaßen durch einen aus Ästen der Eberesche gebundenen Kranz stecken, um vom Zauberbann befreit zu werden. Um es dem Verursacher heimzuzahlen, konnte das Gebinde auf einen Pfahl gesteckt werden. Sobald dieses austrocknete, widerfuhr dem Verzauberer allerlei Übles.

Einen Absud aus Eberesche verabreichten die Viehzüchter ihren Schweinen, die in einen neuen Stall kamen, um sie vor Krankheiten zu schützen. „Verdorbene" (verhexte) Flinten funktionierten wieder, wenn sie der Waidmann mit einem Extrakt aus Blättern der Eberesche und Wasser, das aus drei verschiedenen Brunnen geschöpft war, bestrich.

Wer nachts unterwegs war und ein Stückchen Vogelbeerholz im Mund hatte, konnte sich angeblich nicht verirren.

Auch die Seeleute glaubten an die Kraft des Zaubermittels. Im Schiffsbau verwendete der Zimmermann vor allem für den Bug Eberesche, denn dieses Holz sollte die Macht haben, den Wellenzauber zu brechen und die Stürme zu mildern, die von den Meerhexen erregt werden.

Auch dämonisch?

Der Baum stand unter besonderem Schutz. Eine Eberesche zu versetzen, galt als Frevel. Wer es dennoch tat, riskierte sein Leben: das Unglück drohte ihn zu ereilen, sobald der Stamm Halsstärke erreicht hatte.

Hin und wieder erscheint die Vogelbeere aber auch als Symbol des Bösen. In der vorchristlichen Zeit hochverehrt, lag es auf der Hand, den Baum als „verderbt" zu brandmarken: nach einer märkischen Sage soll die Vogelbeere aus den Gebeinen des Judas herausgewachsen sein.

Auch mit Hexen wird der Baum in Verbindung gebracht, die in der Walpurgisnacht (1. Mai) junge Eschentriebe als Kohlgemüse verspeisen sollen.

„Kälberquicken"

Als „Lebensrute" trat der Baum in dem im niederdeutschen, besonders im nordwestlichen Deutschland, geübten Brauch des „Kalwerquickens" (Kälberquickens) auf. Er bestand darin, daß der Hirte am frühen Morgen des 1. Mai, noch ehe der Tag graute, in den Wald ging und Zweige der Eberesche (auch „Quitschenbom" oder „Quäkbom") mit jeweils einem Schnitt vom Baum abtrennte, sobald die ersten Sonnenstrahlen auf sie fielen. Mit diesen Ruten wurde das Vieh, besonders die Kälber, berührt und dabei in Mecklenburg der Spruch gesagt:

„ Ik quitsche di, ik queke di,
de leiwe Gott dei beter di,
(der liebe Gott tue dir gutes)
denn warst du dick un fett un rund,
un dennoch gesund."

Als Lohn erhielt der Hirte Eier. Mit deren Schalen verzierte er das „Quickreis", das er, mit bunten Bändern geschmückt, über die Stalltür hing.

Wünschelrute

Neben den Zweigen des Haselstrauchs benutzten Rutengänger vielfach auch die Äste der Eberesche als Wünschelrute zum Aufsuchen verborgener Wasseradern und Quellen.

Orakel

Manche Bauernregel befaßt sich mit dem bei Amseln so beliebten Baum: Im südlichen und mittleren Deutschland deuteten viele Vogelbeeren auf einen harten, schneereichen Winter, aber auch auf eine gute Getreideernte hin. Der schlanke Laubbaum, an dem im Herbst viele kleine Früchte reifen, galt in früheren Zeiten aufgrund der Fülle von leuchtend roten Beeren als Inbegriff der Fruchtbarkeit und als Orakel für menschlichen Kindersegen.

Wegen der Früchte fand die Pflanze Eingang in die Volksheilkunde.

Heutige Verwendung

Name: Eberesche, Vogelbeere, Vogelspeierling, Aschbaum, Gureschbaum, Maalbaum, Drosselbeere, Drachenbaum, Sperbeerbaum, Sporäpfel, Maltzennasen, Faulesche, Moosbeerbaum, Quickenbeere; Sorbus aucuparia (von „aves capere" = Vögel fangen)

verwendete Pflanzenteile:
Früchte

Inhaltsstoffe
: Vitamin C, Parasorbinsäure, Catechin-Gerbstoffe, Fruchtsäuren, Zucker, Pektin (Quellmittel), Sorbit (Zuckeraustauschstoff)

Wirkung:
- abführend, harntreibend (Parasorbinsäure)
- beim Kochen zu Mus tritt die stopfende Wirkung in den Vordergrund (Pektin, Gerbstoffe)
- bei Leber- und Gallenleiden (Sorbit)
- roh ungenießbar (Gerbstoffe)

Zauberkraft der Farnsamen

Zauberkraut

Das FARNKRAUT mit seinen zierlichen Wedeln, die sich aus wunderschönen Spiralen entrollen, zog die Aufmerksamkeit von Jägern und Bauern nicht nur wegen seiner auffälligen äußeren Form, sondern insbesondere auch dadurch auf sich, weil es weder Blüten noch Früchte trieb und sich dennoch vermehrte. Dieses unerklärliche Verhalten konnte nur durch eine besondere Zauberkraft der Farnsamen (Sporen) erklärt werden. So ist es schon in der „Naturgeschichte" der Hildegard von Bingen (gestorben 1179) nachzulesen. Die Macht des Farnsamens wurde als so stark empfunden, daß der Volksglaube meinte, „er habe so große Kraft, daß ihn der Teufel fliehe".

Gerade das Fehlen der Blüten, das Vorkommen der Farne im dämmrigen Waldschatten (der ja schon immer als der Aufenthaltsort von Kobolden und Wichtelmännern gilt), das scheinbar urplötzliche Auftreten der goldglänzenden Sporenhäufchen auf der Unterseite der Blattwedel, all das mag tatsächlich bewirkt haben, daß die Farnkräuter bis in die Neuzeit hinein immer wieder die Fantasie anregten.

Name:

Das Wort „Farn" stammt vom althochdeutschen „faran" und könnte mit dem indischen „parna", das „Feder" und „Blatt" bedeutet, verwandt sein (Hinweis auf das zart gefiederte Blatt). Das Volk nannte die Pflanze gern „Otternkraut" oder „Schlangenkraut", da die geschwungenen Wedel ein beliebtes Versteck für Nattern bilden. Die Namen „Hexenfittich" oder „Teufelsleiter" weisen auf die magischen Kräfte hin, die man den Farnarten zuschrieb.

Weitere Namen waren: Flohkraut, Waldfarn, Johanniswurz, Schnackenkraut, Wurmfarn, Hirschzehen, Teufelswische, Teufelsklaue, Zwickkraut, Wanzenwurz, Irrkraut.

Magische Gewinnung

Die Gewinnung der begehrten Sporen war auch nur mit komplizierten magischen Mitteln möglich. Günstig waren die Johannis- und Weihnachtsnächte, in denen ein Komet am Himmel erschien. Der Sammler mußte sich an einen Kreuzweg stellen, über den man schon manchen Toten zur letzten Ruhestätte getragen hatte. Dann sollten Geister erscheinen, mit denen aber kein Wort gewechselt werden durfte, weil sonst die Seele dem Teufel verfiel. Die von den Geistern empfangenen Zaubersamen mußten in einem geweihten Kelchtuch aufgefangen und transportiert werden. Die Weiterverarbeitung durfte anschließend nur in Eisenmörsern erfolgen, weil der Samen jedes andere Material durchschlagen würde.

Eine andere mittelalterliche Möglichkeit, an „Fahrsamen" zu gelangen, war folgende: schieße in der Mittagsstunde des Johannistages in die Sonne. Dann würden drei Blutstropfen herabfallen. Nach dem Glauben der damaligen Zeit stammten sie von der Enthauptung des Apostels Johannes. Diese Tropfen sollen sich dann in die magischen Samen verwandeln (Johannisblut).

Hexenprozeß

In einem Rottenburger Hexenprozeß im Jahr 1650 gestand ein Bürger, wie am Johannistag Farnsamen geholt werden kann: „Mit einem Haselstock müsse schweigend auf einem Kreuzweg ein Kreis gezogen und in die Mitte ein weißblühender Wegwartenstock gesteckt werden. Nachts zwischen 11 und 12 Uhr erschienen dann allerlei Gestalten: Mutter, Vater, unbekannte Personen, Tiere, usw. Genau um Mitternacht schlage man an den Stock, dann fiele der Farnsamen auf das darunterliegende Tierfell. Mit dem sorgfältig in einem Federrohr verschlossenen Farnsamen könne der Besitzer große Wunder vollbringen."

Trotz seiner Beteuerungen, er habe sich von solchen Hexenkünsten ferngehalten, wurde der Unglückliche deswegen Ende September 1650 enthauptet.

Macht unsichtbar

Dem so aufwendig gewonnenen Zaubermittel traute das Volk dann aber auch gewaltige Kräfte zu:

Wer es besaß, konnte in seinem Beruf so tüchtig sein wie 20 Männer. Es machte seinen Träger unsichtbar, man konnte mit ihm alle Schätze entdecken. Zum Geld gelegt bewirkte es, daß es nie ausging (ähnlich dem Heck- oder Wechselduktaten). Dem Jäger verhalf es zum nie fehlenden Schuß. Unedle Metalle ließen sich mit ihm zu Silber oder Gold umwandeln. An bestimmten Namenstagen von Heiligen war es mit seiner Hilfe

Dryopteris filix-mas,
GEMEINER WURMFARN

Vorkommen:
Feuchte, schattige Laubwälder,
Auwälder, Hecken, Raine

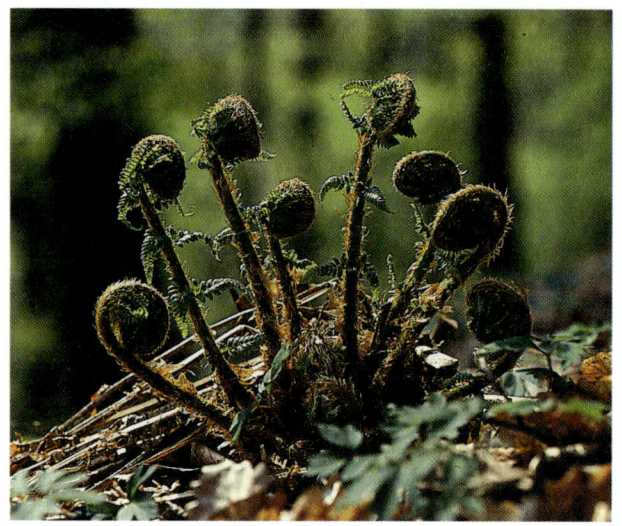

möglich, soviel Wein aus Brunnen oder Flüssen zu schöpfen, als es beliebte. Beim Kartenspiel bekam man alle Trümpfe in die Hand, und mit ihm konnte die Sprache der Tiere verstanden werden.

Dazu ereignete sich eine merkwürdige Geschichte, die einem jungen Burschen im Spreewald passierte, als er Gänse hütete. Der geheimnisvolle Farnsamen war ihm unbemerkt in die Schuhe geraten. Plötzlich konnte er das schnatternde Federvieh Wort für Wort verstehen! Er wollte das vermeintliche Kunststück seinem Brotherrn vorführen. Doch er war ein Prahlhans und eitel und zog neue Schuhe an. So war's aus mit dem Zauber und er stand wie ein begossener Pudel da!

Liebesorakel

Schließlich fand der Farnsame auch im Liebeszauber Anwendung. Heiratslustige Mädchen liefen in der Johannisnacht durch das Farnkraut, damit ihnen der „Johannissamen" in die Schuhe falle. War das geschehen, begaben sie sich nach Hause und siedeten den Samen in einem Topf, dann mußte ihnen der Liebste erscheinen.

Da nie eine Farnblume zu beobachten war, mußte es etwas besonderes mit diesen „Blüten" auf sich haben. Die Meinung kam auf, daß nur in der Hl. Johannisnacht und in der Christnacht die seltsame Pflanze aufgehe und dann auch gleich Samen hervorbringe. Nur eine Jungfrau, die schweigend und barfuß durch den Wald schritt, konnte die Blüten pflücken, die der Glücklichen dann alle Schätze der Welt eröffneten!

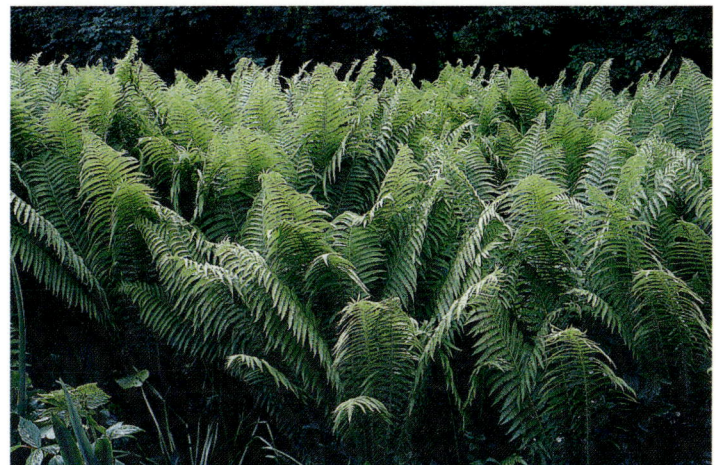

Matteuccia struthiopteris,
DEUTSCHER STRAUSSFARN

Vorkommen:
Wald- und Gebirgsbäche;
geschützt!

Herzogliches Verbot

Nicht selten taucht der zauberische Farnsamen in alten Hexenprozeß- und Kriminalakten auf. Im Jahre 1596 drohte in Aarau Personen eine Strafe von zwei Pfund Silber, die der Meinung waren, man könne mit Hilfe des Farnsamens den Teufel zwingen, einen Tisch zu decken und mit Edelleuten zu besetzen. 1661 erlitt ein Bürger in Erfurt die Todesstrafe mit dem Schwert, weil er sich mit unter den Achseln verborgenem Farnsamen vor Zauberei schützen wollte. Da der Farnaberglauben immer wildere Blüten trieb, sah sich der bayerische Herzog Maximilian 1611 sogar veranlaßt, ein „landtgebott wider den Aberglauben" zu erlassen, nach dem u.a. diejenigen zu bestrafen waren, „die den fahrsamen holen".

Farn und Lyrik

Doch nicht nur in Strafakten taucht der legendäre Samen auf. Häufig wird er in der lyrischen und prosaischen Literatur genannt. Das älteste bekannte Beispiel findet sich in einem Lied Konrads von Würzburg, gestorben 1287 in Basel, in dem es heißt, daß „ich eher selbst kostbaren Farnsamen den Scheiden (Donauwels, eine Fischart) geben, als daß ich von der Treue zur geliebten Frau lassen würde". Im Originaltext liest es sich wie folgt:

„het ich samen von dem varn,
den würfe ich dar den scheiden
daz sin verslünden, e min
dienest von ir solde scheiden".

Johannishändchen

Dem Farn wurden vielfach apotropäische Wirkungen zugeschrieben. Wie auch andere an Johanni (24. Juni) gesammelte Pflanzen sollte er vor Blitzschlag schützen. „Blühendes" Farnkraut mußte der Kutscher am Wagen befestigen, damit alles gut gehe und beschützt sei „soweit die Peitsche beim Fuhrwerk reicht".

Vor körperlichen Gebrechen, besonders vor Rheumatismus, bewahrte ein im Hausflur aufgehängtes Säckchen mit Farnkraut. Wenn man die Futterraufe des Viehs mit einem aus der Wurzel des Farns gefertigten „Johannishändchen" auswischte, waren die Tiere vor bösen Mächten geschützt. („Johannishändchen" = das einer Kinderfaust ähnliche Herzstück der Wurzel, das auch als Amulett diente.)

Irrwurz

Im Thüringer Wald sagte man dem Farnkraut auch eine Wirkung als Irrwurz nach. Wehe, wenn der Wanderer zu abendlicher Stunde darüberschritt! Unversehens verlor er Weg und Steg! Erst, wenn er nach stundenlangem Umherirren auf die Idee kam, die Schuhe abzulegen, konnte er sich wieder orientieren.

Eines war aber unbedingt zu unterlassen: wer sich auf grüne Farnblätter legte, der erblindete.

Wurmmittel und Kräuterkissen

Heute wissen wir, daß der Hauptbestandteil eines geheimen Bandwurmmittels zur Zeit Friedrichs des Großen gepulverte Wurmfarnwurzel war! Die innerliche Anwendung ist jedoch nicht ungefährlich, darf nur unter ärztlicher Aufsicht erfolgen und gilt heute als veraltet.

Als Kissenfüllung bei Gicht und Rheuma lindernd empfahl der Kräuterpfarrer Künzle: „Die Sattler täten besser daran, die Matratzen mit Farnkraut zu stopfen als mit Seegras!"

Auch seien Farnkrautfußbäder bei Krampfadern und krampfartigen Kopfschmerzen ein probates Mittel.

Heutige Verwendung

siehe oben

Gundermann und die verhexte Milch

Walküre Gumir

Der GUNDERMANN, auch Gundelrebe, hat seinen Namen von der altnordischen, wunderheilenden Walküre Gumir, althochdeutsch Gundja, die diese Pflanze als Heilmittel verwendet haben soll (Jakob Grimm).

Eine andere Deutung geht auf Gund = Eiter, Geschwür zurück und weist ebenfalls auf den Gebrauch als Wundkraut hin.

„Guck durch den Zaun", „Kriech durch den Zaun" oder Erd-Efeu wird die von März bis Mai blühende Pflanze mit ihren auf dem Boden hinkriechenden Stengeln auch liebevoll genannt.

Der Gundermann war eine alte germanische Heil- und Zauberpflanze. Die Bevölkerung hielt sie für einen guten Pflanzengeist, der bösen Zauber abhielt. Wegen der blauen Blüten, die man mit dem Gewitter in Zusammenhang brachte, war die Pflanze dem Donnergott Donar geweiht. Den Boten des Gottes, den Kobolden, diente sie als Nahrung.

Hexen erkennen und vertreiben

Ein alter Aberglaube besagte, daß mit einem Kranz aus Gundermann im Haar, an Walpurgi in der Kirche getragen, Hexen zu erkennen wären. Wer diesen Kopfschmuck trug, sah die Hexen nämlich einen Milcheimer oder Schemel auf dem Kopf tragen und auf einem Feuerhaken reiten.

Ein Dienstmädchen aus Sachsen, so erzählt eine Sage, probierte das Rezept aus. Doch als die Hexen den Gundermannkranz bei der jungen Frau bemerkten, fielen sie wütend über sie her und schlugen sie grün und blau, so daß sie am nächsten Tag starb.

Vertreiben ließen sich Hexen und Unholde, wenn in der Walpurgisnacht gepflückte Gundelreben über Haus- und Stalltür befestigt würden. Der Bauer mußte drei Kreuze mit weißer Kreide daneben setzen und dazu sprechen: „Das Blut Jesu Christi macht uns rein von allen Sünden. Amen".

Uralter Milchzauber

Uralt ist die Verwendung des Gundermanns im Milchzauber. „Wenn einem der Rahm genommen wird von der Milch, so brich Gundtreben vor Sonnenaufgang und sprich:

„Gundträben Ger (Schößling des Gundermanns)
ich brich dich in unser Frauwen Ehr
und in der Ehr unseres lieben Herrn Jesu Christ."

So lautet ein 1617 niedergeschriebener Segen. In einer Reichenauer Handschrift heißt es:

„Wo man die milich stelt (...) nimb weich-wasser
und sprengs in den stall, nimb gunreben, geweicht
salz und merlinsen (= Wasserlinsen):
Ich geb dir heut gunreben, merlinsen und salz,
Und gang uf durch die Wolken
Und bring mir Schmalz
und milich und molken."

Noch Ende des letzten Jahrhunderts war in einem „Albertus Magnus Büchlein" zu lesen: „Wann einer Kuh das Euter behext ist, so soll man drei Kränzlein von Gundelreben winden, dreimal hinten durch die Füße melken; danach der Kuh die drei Kränzlein zu essen geben und dazu folgende Worte sprechen:

Kuh, da geb ich dir die Gundelreben,
daß du mir die Milch wollst wiedergeben!"

Die weitverbreitete und tiefverwurzelte Verwendung des Gundermanns im Milchzauber könnte darauf beruhen, daß die Pflanze als erstes Grün im Frühjahr wertvolles, milchförderndes Viehfutter lieferte.

Gründonnerstagsgemüse

Auch die Menschen profitieren von der kraftspendenden Pflanze: die Blätter waren nämlich Bestandteil des Gründonnerstagsgemüses, dessen Genuß das ganze Jahr Gesundheit verleihen sollte. Die dazu verwendeten siebenerlei oder neunerlei Kräuter, die am Gründonnerstag als Kräutersuppe, Gemüse oder Salat gegessen wurden, wuchsen nahezu ausschließlich in der Nähe menschlicher Siedlungen. In manchen Gegenden Deutschlands bereitete die Hausfrau „Pflanzerln" oder Eierspeisen daraus. Dieser weit verbreitete Brauch deutet auf eine uralte Kultspeise hin, aus einer Zeit stammend, wo die Menschen sich durch den Genuß der geweihten Nahrung mit den Naturgeistern verbündeten und dadurch neue Lebenskraft nach dem harten Winter erhielten.

Gegen Mundfäule und „mancherley gebrechen"

Wie die Bibernelle galt der Gundermann als Mittel gegen die Pest. Wunden sollten heilen, wenn der Kranke 77 Blätter der Pflanze auflegte. Gegen den Brand im Mund halfen fünf oder sieben Blätter, die in einem ungebleichten Tuch um den Hals gehängt wurden. Marzell (1922) berichtet, daß sogar Jesus die Gundelrebe als Heilpflanze schätzte:

„Sankt Johannes ging über das Land,
Begegnet ihm Jesus Christus mit seinem Gesandt:
'Sankt Johannes, warum bist du so traurig?'
'Warum sollt ich nicht trauern?
Mein Mund muß mir verfaulen!'
'Sankt Johannes, hol drei Gundelreben
Und laß sie durch deinen Mund schweben,
So wird dein Mund gesund werden!"

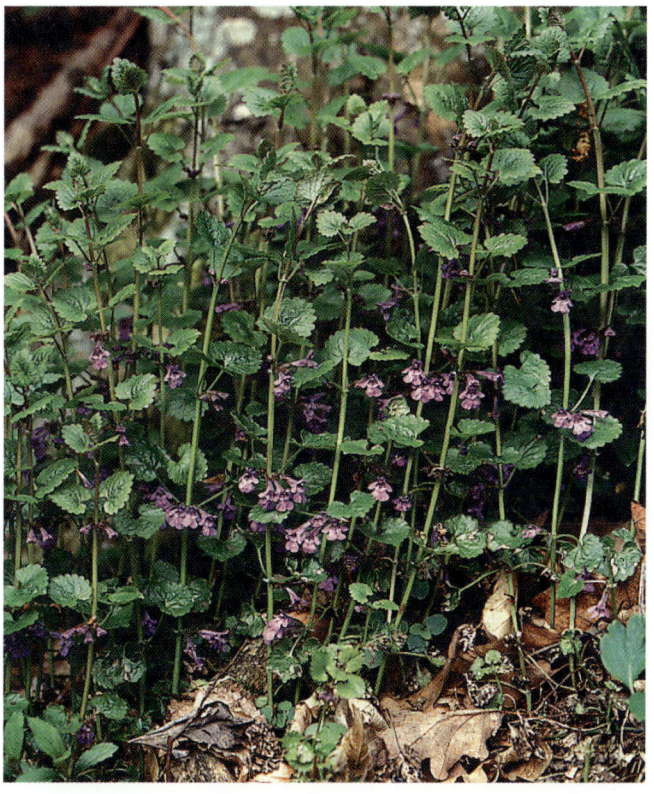

Glechoma hederacea,
GUNDELREBE, EFEU-GUNDERMANN

Vorkommen:
häufig feuchte Wiesen und Wälder, an Wegen und Hecken, Ackerränder

Lange Zeit hielten es Kritiker für Aberglauben, wenn die Äbtissin Hildegard von Bingen gegen eine Geschlechtskrankheit ein Bad aus Menstruationsblut (hormonhaltig) verschrieb, dem Odermennig (gegen Hautleiden), Ysop (bei eitrigen Wunden) und Gundermann (als Wundheilmittel) zugesetzt waren.

Tabernaemontanus empfiehlt Gundelrebensaft als Mittel zur „Schärffung des Gehörs". Das Kaltmazerat (Auszug), so rät ein altes Kräuterbuch, „morgens und abends / beidmal 2 Lot getrunken / ist gut für das Herzzittern und Geelsucht (Gelbsucht)/ wie gleichfalls auch für den bösen Magen / und Lungen / und macht den Menschen gesund / öffnet die Verstopfung der Leber und Milz / bringt den Frauen ihre Zeit / und macht wohl harnen."

Heute ist die Verwendung des Gundermanns stark zurückgegangen.

Heutige Verwendung

Name: Gundermann, Gundelrebe, Guck-durch-den-Zaun, Kriech-durch-den-Zaun, Erdefeu, Kunkelreb, Kummerradl, Soldatenpetersilie, Donnerrebe, Stinkender Absatz; Glechoma hederacea

verwendete Pflanzenteile:
Blätter, Kraut

Inhaltsstoffe:
Bitter -, Gerbstoffe, ätherisches Öl

Wirkung:
hustenstillend

Hasel, Gerte des Lebens

„Frau Hasel"

Während im Volksglauben des klassischen Altertums der Griechen und Römer der HASELSTRAUCH keine nennenswerte Rolle spielte, ist er auf mitteleuropäischem Boden eine uralte Zauberpflanze, die viele kultische Beziehungen aufweist. Dabei fällt auf, daß in der Literatur Hasel- und Walnuß nicht immer eindeutig auseinandergehalten werden.

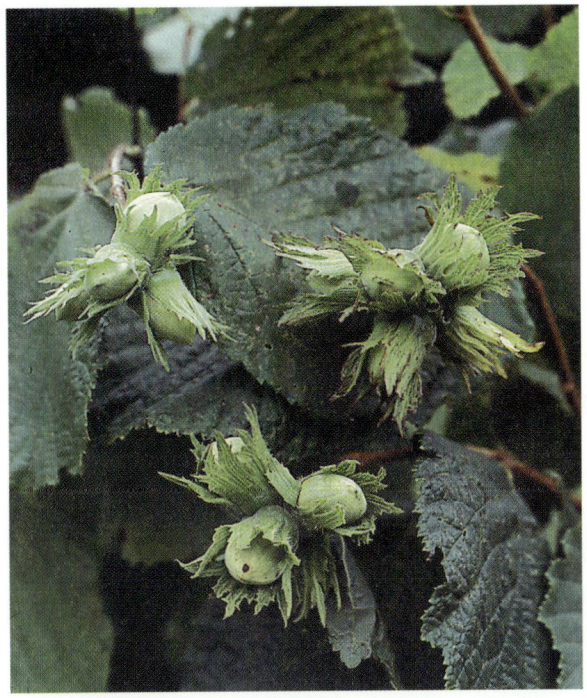

Corylus avellana, HASEL

In Märchen und Sagen, in Sitte und Brauch, in Liedern und Rätseln, überall treffen wir bis auf den heutigen Tag auf den uns so wohlvertrauten Busch. Alte Kultstätten (Wallfahrtsorte) sind nach ihm benannt und im Volkslied wird der Strauch ehrfurchtsvoll „Frau Hasel" genannt.

Er reizte aber auch zum trauten Zwiegespräch:

„Guten Tag, guten Tag, liebe Hasel mein,
Warum bist du so grüne? -
Hab Dank, hab Dank, wackeres Mägdelein,
Warum bist du so schöne?"

Nüsse herunterschlagen

Die hohe Verehrung, die die Hasel genoß, ist auf den Umstand zurückzuführen, daß die Haselnüsse für den Menschen seit der ältesten Nacheiszeit die einzige fettreiche und wohlschmeckende Baumfrucht (Brotbaum) darstellten. Die Früchte sollten übrigens nicht gepflückt, sondern herabgeschlagen werden (gebaßt, von bozzan = schlagen, daher auch „Amboß"). Das häufige Vorkommen und ihr frühes Blühen (oft schon im Februar) führten dazu, daß die Haselnuß als Sinnbild des Frühlings, des Lebens, der Unsterblichkeit und, weil sich die Nüsse oft gepaart fanden, als Zeichen ehelichen Glücks galt.

Schutz vor dem „Wuetenheer"

Mit Haselstäben umsteckten unsere Vorfahren die Saatfelder, die Gerichtsplätze und die Arenen für Zweikämpfe (Gottesurteile). Sie waren das Zeichen dafür, daß diese Orte kein Unbefugter betreten durfte. Die Hasel schützte vor bösen Geistern, dem „Wuetenheer", der „Teufelsjagd" und den „feurigen Männern".

Der Bauer, der sich weiter vom Haus entfernte oder einen gefährlichen Weg zu gehen hatte, nahm einen Haselstock mit, ebenso, wer zur Nachtzeit einen verrufenen Ort passieren mußte. Vor bösen Mächten geschützt war, wer in einer Haselnuß verborgen das Johannesevangelium an einem Band um den Hals trug.

Gegen die angehexte „schwere Not" (= Fallsucht, Epilepsie) sollte ein Extrakt helfen, der aus Haselholz, Spiritus und einem Öl gebraut war.

Mit dem „Haselzwicklein" (Haselrute) band oder schlug man vermeintliche Teufelsleute und Hexen: das sollte wirksamer sein als Stricke und Ketten.

Stallmagie

Besonders deutlich zeigte sich die Abwehrwirkung der Hasel im Stallzauber. Aus der kaum überschaubaren Fülle der Gebräuche, Riten und magischen Anweisungen sollen einige aufgezählt sein:

Verhextes Vieh war mit Haselgerten zu berühren, die der Bauer auch zum ersten Viehauftrieb im Frühjahr benutzte. Trächtige Kühe mußten über ausgelegte Haselruten steigen und Kälber bekamen sie klein geschnitten ins Futter gemischt.

Wider alle Zauberei

Doch auch für Menschen hält ein Zauberbuch aus dem 17. Jahrhundert ein Rezept bereit, das gegen alle angehexten Krankheiten helfen sollte:

„Pulver wider alle Zauberei. Man nehme
Angelikawurzel, anderthalb Loth,
Johanniskraut und Blüte,
die Blättlein vom Wintergrün,
die Blättlein vom Mausöhrlein,
die Blättlein vom Teufelsabbiß,
das Beifußkraut,
das Kraut vom goldenen Widertod,
den Mispel (Knospen) vom Haselnußbaum,
von jedem ein Quintl.

Dieses vermische zu einem Pulver, das man subtil gestoßen einnehmen, in eine Latwerge (Paste) vermengen oder gröblich zerschnittene Säcklein daraus machen und auflegen kann."

Recht eigentümlich mutet uns folgende „Salbe gegen alle Hexerei" an:

„Man nehme wohl ausgelassenes und geläutertes Hundsschmalz 8 Loth, Bärenschmalz 16 Loth, Kapaunenschmalz 48 Loth, drei noch ganz frische Reiser vom Haselbaummispel.

Diese letztere zerschneide man in kleine Stücklein, zerstoße Holz, Blätter und Reislein. Mische alles in einem Glas unter das Schmalz und stelle es wohl verbunden ganze 9 Wochen in die scheinende Sonne." Der entstehende grüne Balsam würde sicher „alle schmerzenden Glieder der Verhexten heilen."

Hund, Milch und Osterkerze

Immer wieder vermuteten die Bauern, daß Hexen ihre Milch stehlen. Folgendes Mittel sollte diesen Zauber aufheben: zwei Haselstäbe wurden zu einem Kreuz gebunden, drei magische Wörter eingeritzt, mit dem Wachs der Osterkerze beträufelt, ein weißes Tuch darübergelegt und die verhexte Milch durchgegossen: die Macht der Hexen war dahin!

Die Zweige des Strauches schreckten Schlangen und anderes Getier ab, denn „zwischen der Haselstaude und der Schlange sei eine große Antipathie, und wenn man die Schlange mit einer Haselrute rühre oder schlage, empfinde sie eine große Erstarrung".

Midgardschlange

Dem alten, besonders in Süddeutschland verbreiteten Glauben, eine Schlange nur durch Berühren mit einem Haselzweig unschädlich machen zu können, scheint eine uralte mythische Beziehung zugrunde zu liegen. Man kann darin eine dunkle Erinnerung an den Kampf und Sieg des nordischen Donar, des Gottes Thor, mit der Midgardschlange (im Meer lebendes Ungeheuer in Wurmgestalt) erblicken. Vielleicht läßt sich hier der Vergleich Schlange = Blitz ziehen, denn der Haselstrauch war dem Donnergott Donar zugeeignet. (Der Brauch, am Nikolaustag Nüsse zu schenken, ist ein Überbleibsel eines dem Donar geweihten Opferfestes.)

Keine Borke, kein Blitz

Im Volksglauben verhinderte die Hasel Blitzschlag. In der christlichen Legende wird die gewitterabweisende Kraft damit erklärt, daß Maria mit dem Jesuskind auf der Flucht nach Ägypten bei einem heftigen Gewitter Zuflucht unter dem Haselstrauch fand. Außerdem dienten die Ruten zum Auffinden verborgener unterirdischer Schätze.

Die Hasel gehört tatsächlich zu den Gehölzarten, bei denen Blitzeinschläge nicht vorzukommen scheinen. Der Grund ist möglicherweise darin zu sehen, daß die Hasel keine Borke bildet und daß die glatte Rinde sehr leicht benetzbar ist (guter Leiter für Elektrizität!)

Für den Palmbuschen muß die Rute allerdings geschält werden, da sich zwischen Rinde und Holz angeblich „Teufel und Hexen verstecken".

Orakel

Eine wichtige Rolle spielte der Haselstrauch als Orakelpflanze im landwirtschaftlichen Aberglauben. Viele Nüsse verkündeten einen strengen, schneereichen Winter. Dies galt auch für andere Bäume (Eiche, Buche, Eberesche). Zahlreiche Nüsse wiesen auf wenig Kartoffeln und eine dürftige Haferernte hin.

„Ging ein Weiblein Nüsse schütteln..."

Die Nüsse der Hasel dienten in der Volkserotik zu anzüglichem Wortspiel und mußten für manche derbe Bräuche zwischen Mann und Frau herhalten. Die nahrhaften, im Herbst in großen Mengen anfallenden

Früchte erschienen vielfach als Fruchtbarkeitssymbol. Im ganzen deutschen Sprachraum war die Volksweisheit bekannt: „Viel Haselnüsse, viel uneheliche Kinder", eine Beobachtung, die gar nicht realitätsfremd ist, wenn man bedenkt, daß es im dichten Wald beim Nüssepflücken zu verführerischen Situationen kommen konnte.

In manchen Volksliedern finden sich erotische Anspielungen auf die Hasel, z.B. in dem Lied von dem „Mädchen und der Hasel" aus des „Knaben Wunderhorn". Ebenso spielen verschiedene Kinderlieder, wenn auch in sehr verblümter Form, auf das „in die Nüsse Gehen" an, wie dieses aus der Pfalz:

„Käthrinlis, Käthrinlis,
Geh' mit mir in die Haselniß.
Die Haselniß ist zeirig (=zeitig),
Die Bube sind so neirig (neugierig),
Die Märe (=Mädchen) sin so stolz,
Sie tra(g)n nett gern Holz."

Lebens- und Hochzeitsbaum

Im Volksglauben symbolisierten Bäume bestimmte Abschnitte im Menschenleben: die Hasel stand für Zeugung und Kindheit. Die Birke verkörperte Jugend, Wachstum und Entwicklung, die Erle versinnbildlichte das Alter, das sich schon mit dem Geheimnis des Todes auseinandersetzt.

Diese Bedeutung spiegelte sich in folgendem Hochzeitsbrauchtum wider: die Braut wurde (sehr sanft natürlich!) mit einer Haselgerte geschlagen, das brachte Fruchtbarkeit. Kinderlosigkeit glaubte man beheben zu können, wenn das Paar Hasellaub über dem Ehebett aufhängte. Wollte eine Frau andeuten, daß sie schwanger war, trug sie einen Haselzweig mit Nüssen.

Zur Beantwortung der dringlichen Frage nach dem Hochzeitstermin holten sich junge Mädchen bei der Hasel Auskunft. Sie warfen Holzstäbe auf den Baum. Wessen Stock als erster im Geäst hängenblieb, heiratete im nächsten Jahr.

War die Vermählung vollzogen, mußten die Brautleute am Heiligen Abend Nüsse ins Feuer werfen: brannten diese still vor sich hin, gab's eine gute Zeit, krachten sie in den Flammen, – tat's das in der Ehe auch.

Wollte man sehen, ob ein Schwerkranker stirbt, mußte eine Spinne in einer hohlen Haselnuß eingeschlossen und dem Patienten um den Hals gehängt werden. Hatte die Spinne diese Prozedur acht (!) Tage überlebt, standen die Chancen für den Kranken ebenfalls nicht schlecht. Ein weiterer praktischer Tip war, einem Kind unter einem Haselbaum während des Karfreitagsläutens zum letzten Mal die Mutterbrust zu geben, dann war es zeitlebens frei von jeglichem Zahnschmerz!

Von anderer Qualität war dagegen das berühmte Gegenmittel des Mithridates (132 – 63 v.Chr.) bei Vergiftungen, das aus zwei Nüssen, zwei Feigen, zwanzig Rautenblättern und etwas Salz bereitet wurde.

Feinde zerstückeln

Grob ging es beim Umgang mit Widersachern zu: „Wer einem Feind Böses antun will, der schneidet sonntags vor Sonnenaufgang einen Haselzweig und spricht: 'Ich schneide dich im Namen meines Feindes N.N.' Zuhause wird der Zweig, stellvertretend für den Feind, zerstückelt."

„Bohre ein Loch in den Stamm ..."

In der Volksheilkunde des 17. Jahrhunderts bediente man sich der Zauberkräfte der Hasel wie folgt:

„Bei einem Mangel an Arm oder Bein nehme man Finger-, Fußnägel und Haare des erkrankten Gliedes, bohre ein Loch in eine Haselstaude, stecke Nägel und Haare hinein und verschließe das Loch mit Rinde. Alles muß unter einem günstigen Planeten geschehen, als der Zwilling und der Saturn sind." So glaubte man, die Krankheit auf den Baum zu übertragen.

Zauberrute – Wünschelgerte

Moderne Beschreibung

„Die Wünschelrute ist ein Gabelzweig, vorzugsweise vom Haselstrauch, oder ein metallisches gebogenes Gerät, das in der Hand geeigneter Personen, den Rutengängern, zum Aufsuchen unterirdischer Vorkommen von Wasser, Erzen und ähnlichem dienen soll. Die Ausschläge der gespannt gehaltenen Rute sollen beim Begehen des Nutzungsgeländes die Stellen anzeigen, wo Bodenschätze liegen. Der Wünschelruteneffekt zählt zu den erstaunlichsten Phänomenen im Rahmen der wissenschaftlichen Grenzgebiete. Obwohl der Umgang mit Wünschelruten schon seit Jahrtausenden in den verschiedensten Kulturkreisen bekannt ist, wird diese Erscheinung als kaum erforscht eingestuft. Die Meinungen gehen weit auseinander und reichen von der vollkommenen Ablehnung und Zuordnung zum Okkultismus bis zur totalen Fürsprache. Sicher ist eins, das Gesamtphänomen muß als extrem komplex angesehen werden." (Meyers Konversationslexikon 1976)

So nüchtern liest sich heute eine moderne Beschreibung des Phänomens „Wünschelrute" (althochdeutsch „wunschiligerta" von wünschen, zaubern). Am Ende des letzten Jahrhunderts hieß es weit weniger prosaisch in einer Abhandlung über einheimische Sträucher:

„So wunderlich all diese Geschichten sein mögen (über den Haselstrauch), so bleibt doch der Gebrauch der Hasel als Wünschelrute das Merkwürdigste, besonders weil er sich so lange Zeit unerschütterlich hielt."

Schon den Etruskern bekannt

Schon den Etruskern, die vor den Römern in Teilen Italiens lebten, war die Verwendung der Zaubergerte bekannt. Die römische Brunnennymphe Juturna wurde mit einer Rute in der Hand dargestellt. Die nordische Mythologie unterstellte die Gerte ihrem Obergott Wotan und in einer althochdeutschen Schrift wurde ihr erstmals der Name 'wunscilgerta' gegeben. Im Mittelalter beschrieb der Straßburger Mönch Basilius Valentinus sieben Arten, wie man die Wünschelrute halten müsse, damit sie die verschiedenen Einflüsse der Metalle empfinde und darauf reagieren könne. Besonders eigneten sich Haselstauden, die auf erzhaltigen Böden wuchsen, dann sollte sich eine intensive Beziehung zum Metall ausbilden.

Findet Mörder, Diebe, Gold

Man unterschied, je nach Art des Ausschlags, Spring-, Schlag- oder Bebenruten. Der Haselrute wurde eine besondere Neigung zu Gold und Silber, der Esche zu Kupfer und der Fichte zu Blei nachgesagt.

Der Gabelzweig (Zwiesel) mußte, um wirksam zu sein, als einjähriger Trieb unter Aufsagen magischer Beschwörungsformeln geschnitten werden: „Mit Gott, dem Vater, hab' ich dich gesucht, mit Gott, dem Sohn, hab' ich dich gefunden, mit Gott, dem Heiligen Geist, schneid ich dich ab." Der günstigste Zeitpunkt dafür war der 3. Tag nach Neumond vor Sonnenaufgang zwischen Weihnachten und Neujahr, in der Osterwoche, Walpurgisnacht, Johannisnacht oder Mariä Himmelfahrt.

Im Laufe der Jahrhunderte wurden der Wünschelrute immer dramatischere Fähigkeiten zugeschrieben. Nicht nur zum Aufspüren von Quellen und Erzadern, sondern auch zur Entdeckung von verschollenen Schätzen und zum Auffinden von Mördern und Dieben diente die Rute. Man spürte mit ihrer Hilfe verlorene Wege auf, kundschaftete den Feind aus und suchte verirrtes Vieh.

Von der Hasel als „Zeigrute" heißt es oft, daß man mit ihrer Hilfe den Eingang von Schatzhöhlen entdecken und die verborgensten Kleinodien bergen könnte. Davon berichtet folgende Sage:

Ein Bauer, der ein Schwein verloren hatte, berührte auf seiner Suche mit einer Haselgerte eine Felswand, die sich daraufhin öffnete. In der Höhle stand ein weiß gekleidetes Fräulein neben mehreren Kisten. Sie forderte ihn auf, sich von dem Gold soviel zu nehmen wie er wollte. Unglücklicherweise vergaß er – schwer mit Schätzen beladen – beim Verlassen der Höhle das Wertvollste mitzunehmen, nämlich die magische, den Felsen öffnende Rute.

Prophetische Gabe

Doch damit sind die wunderlichen Eigenschaften des Busches noch nicht zu Ende: angeblich konnte man mit seiner Hilfe den Wahrheitsgehalt von Zeugenaussagen erkennen und Auskunft darüber geben, ob ein Verwandter oder Freund, der sich in der Fremde aufhielt, krank oder gesund, tot oder lebendig war. Darüber hinaus sollte er die Geburt eines Knaben oder Mädchens prophezeihen können.

Erdstrahlen

Daß heute noch in vielen Bauerngärten der Haselstrauch zu finden ist, mag von einem uralten, heute in Vergessenheit geratenen Wissen herrühren, daß diese Pflanze schädliche Erdstrahlungen von Häusern fernhält.

Volkstümliche Bezeichnungen

Heroldsstab, Göttliche Rute, Jakobsstab, Weissagungsrute, Hermesstab, Caduccum, Baguette.

Hauswurz schützt vor Blitzschlag

Hauswurz auf dem Dach

Einen interessanten Brückenschlag zwischen altem Volksglauben und moderner Technik bietet die HAUSWURZ, die auch Donnerwurz oder Donnerbart genannt wurde (dem Gott Donar geweiht). Aus dem 9. Jahrhundert ist die sogenannte 'Landgüterverordnung' (capitulare de villis) Karls des Großen erhalten. In dieser Verfügung sind u.a. 72 Pflanzen aufgezählt, deren Anbau und Pflege angeordnet wurde. Der Kodex schließt mit dem Satz: „... und der Landmann hat auf seinem Hause die Hauswurz zu haben."

Nach Einschätzung der damaligen Zeit sollte die Pflanze das Haus vor Blitzschlag schützen. Noch heute, nach über 1000 Jahren, findet sich die Hauswurz mit ihrer schönen, markanten Blattrosette noch ganz vereinzelt auf Dächern von Katen oder Almhütten.

Blitzableiter

Über Jahrhunderte hatte man tatsächlich die Beobachtung gemacht, daß Häuser, auf deren Dächer Hauswurz wuchs, viel weniger vom Blitz getroffen wurden. Dafür scheint auch eine einleuchtende Erklärung gefunden zu sein: jedes Blatt der Hauswurz endet in einer feinen Spitze, die den elektrischen Spannungsausgleich zwischen Erde (Dach) und Luft erleichtert. Durch diese ununterbrochene Kompensation kommt es erst gar nicht zur Funkenentladung durch den Blitz.

Moderne Blitzableiter werden schon seit geraumer Zeit nicht mehr in herkömmlicher Art hergestellt (Anziehen des Blitzes mit anschließender Ableitung), sondern sie bestehen aus einigen Büscheln fein zugespitzter Drähte, die auf dem Dach, mit entsprechender Erdung, den elektrischen Spannungsausgleich laufend auslösen – wie die Blattenden der Hauswurz.

Hält Feuer und Flammen ab

Verstärken ließ sich die Wirkung nach Meinung unserer Vorfahren, wenn sie beim Herannahen eines Gewitters Hauswurzblätter auf die Kohlen des Herdes legten. Die Pflanzen waren jedoch am Johannistag (24. Juni) vom Dach zu pflücken.

Die Donnerwurz brachte dem Haus, auf dem sie wuchs, Glück, jede Feuergefahr war abgewendet: „Du Donnerbart, bist als Deck, halt Feuer und Flammen weg." (Marzell 1922)

Rosa oder weiße Blüten?

Voll Eifer blickten die Hausbewohner auf die sich entfaltenden Blüten: gingen sie ins rötliche, waren freudige Ereignisse zu erwarten, waren sie aber schneeweiß, bedeuteten sie als schlechtes Omen den baldigen Tod eines Angehörigen. Aus diesem Grund verhinderte man oft die Knospenbildung.

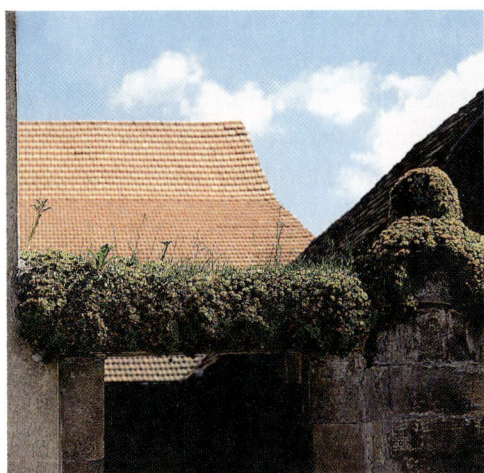 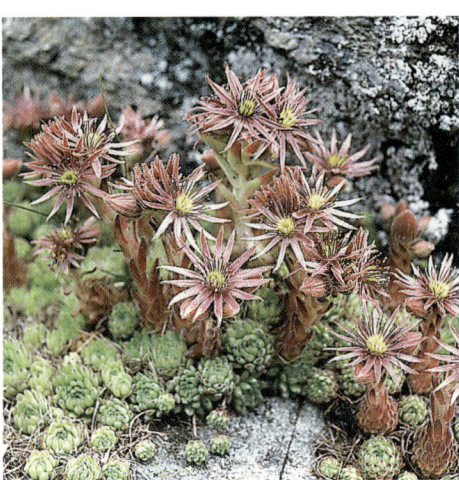

Sempervivum tectorum, HAUSWURZ
Vorkommen: Magermatten, Felsen, Dächer, Mauern, sonnige Stellen im Garten

Warzen und Sommersprossen

Mit sechs lebenden Krebsen gekocht sollte die Hauswurz ein Mittel gegen die „Bräune" (Angina) sein, der Saft hingegen galt lange Zeit als wirksames Schönheitsmittel für die Haut: er half gegen Sommersprossen. Litt jemand unter Warzen, konnte er diese folgendermaßen loswerden: Er mußte mit einer Nadel hineinstechen, bis ein Tropfen Blut hervorquoll, dann war die Stelle mit einem abgebrochenen Hauswurzblatt einzureiben. Anschließend sollte er die ganze Pflanze unter Zitieren von Beschwörungsformeln rückwärts gehend in einen Bach werfen.

Glühendes Eisen

Die Hexen mußten, wenn sie die Hauswurz für ihr Gebräu sammelten, zum Pflücken den Donnerstag (der Tag Donars) wählen, sonst fehlte dem

Sud die rechte Kraft. Der sollte ein „Arkanum" (Geheimmittel) besonderer Art sein: der Saft, vermischt und vermengt mit Gummi, rotem Arsen und Alraun, auf die Hand gestrichen, ließ diese unempfindlich gegen glühendes Eisen werden.

Aus alten Kräuterbüchern

Pfarrer Kneipp empfiehlt gegen Brechreiz, Übelkeit und Magengeschwüre stündlich einen Löffel Tee (aus zwei bis drei Blättern gekocht) einzunehmen. Gegen Quetschungen und Verstauchungen wendete er äußerlich eine Salbe aus Blättern mit Schweinefett ausgekocht an.

In einem alten Kräuterbuch ist folgendes zu lesen:

„Wer taub were/ der nehme Frauenmilch/ die einen Knaben säugt/ auf 10 oder 20 Wochen vergangen/ nach des Kindes Geburt/ und tue dazu Hauswurzsaft/ tropfe drei oder vier Tropfen in die Ohren/ und tue es oft/ das Gehör kommt wiederum. Wann einem ein Kropf will wachsen/ der nehme Hauswurz/ Schäffen Unschlit (Schaftalg)/ und Salz/ gleichviel miteinander gestoßen/ und solches auf den Kropf gelegt/ vertreibt denselbigen. Wem die Augen morgens zugebachen weren/ daß man sie übel aufbringt/ der wasche sie mit Hauswurzsaft/ drei oder vier Morgen/ es hilft."

Heutige Verwendung in der Volksheilkunde:

Name: Hauswurz, Donnerwurz, Donnerbart, „Barba Jovis", Dachwurz, Hauslauch, Hausrampf, Wilder Rhabarber, Wetterwurz, Zittrichkraut; Sempervivum tectorum

Verwendete Pflanzenteile:
Blätter (Tinktur, Salbe, Aufguß)

Wirkung und Verwendung:
der säuerliche Saft wirkt adstringierend (zusammenziehend), wundheilend gegen Warzen, Hühneraugen, Brandwunden, die Salbe äußerlich gegen Kropf

Hexen und Hexenkräuter

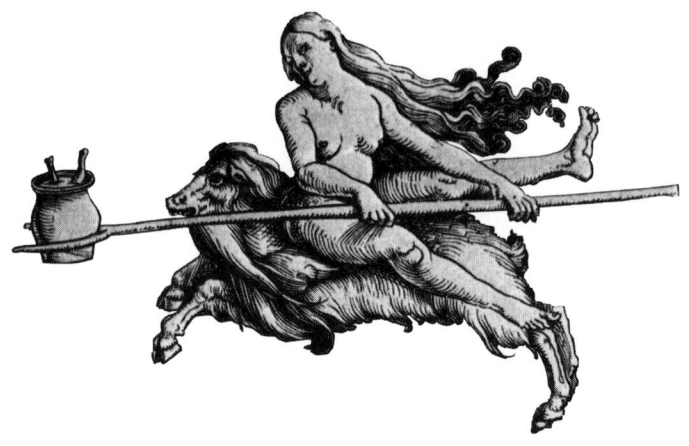

Merkmale von Hexen

Die Zeit des Übergangs vom Spätmittelalter zur Neuzeit (15. Jahrhundert bis Ende des 18. Jahrhunderts) war geprägt durch die Entdeckung neuer Kontinente, umwälzende technische Erfindungen und religiös-weltanschauliche Neuerungen. Aber damals fanden auch die großen Hexenverfolgungen in Mitteleuropa statt, die zahllose Opfer forderten, in der Mehrzahl Frauen.

Anklage: Teufelspakt

Zentrale Anklagepunkte in den damaligen Hexenprozessen waren die Unterstellungen des Teufelspaktes und der Teufelsbuhlschaft, des Hexenfluges zum Hexensabbat mit Teufelsanbetung und des Schadenzaubers. Für diese „Delikte" entwickelte sich der besondere Verbrechensbegriff der Hexerei („maleficium"), die angeblich die Störung oder gar Zerstörung der religiösen und weltlichen Ordnung der damaligen Zeit zum Ziel hatte.

Die Hexe im Volksglauben

Der Glaube an weise Frauen, der als Ursprung des Hexenglaubens angesehen werden kann, ist altgermanischen Ursprungs. Die Tätigkeit dieser heilkräuterkundigen Frauen wurde dem Volk im Laufe der Zeit unheimlich, sie konnten nur mit dem Teufel im Bund stehen. Daraus entstand das Bild der Hexe.

Name

Die Bezeichnung geht auf das althochdeutsche „hagzissa, hag(a)zus-(sa)" zurück und meint „ein sich auf Zäunen oder Hecken aufhaltendes dämonisches Wesen". Das männliche Gegenstück war der Hexenmeister oder Zauberer.

Triefäugige Schreckgestalt

Märchen, Sagen und bildende Künste beschrieben die Hexen als rothaarige, triefäugige, bucklige, dürre, mit krummer Nase, Kopftuch und Stock versehene Schreckgestalten, aber auch als verführerische, junge oder wollüstige reife Frauen, meist mit aufgelöstem Haar und unbekleidet. Nach dem Volksglauben war Hexerei nicht angeboren, sondern durch den Teufel übertragen. Die Hexe konnte sich in Tiere (Katze, Kröte, Rabe) verwandeln, sie schädigte die Menschen durch schwarze Magie, indem sie Krankheiten und Unfälle verursachte.

Traum des Aristomenes

Daß sie sogar mordeten, um an das Blut ihrer Opfer zu gelangen, erzählt der berühmt gewordene Alptraum des Aristomenes:

„Nach einem herzhaften Abendessen übernachteten Aristomenes und sein Freund in einem ärmlichen Gasthof in Thessalien. Kaum war Aristomenes eingeschlafen, als die Tür sich öffnete und zwei Hexen ins Zimmer traten. Aristomenes' Bett brach zusammen und begrub ihn unter sich. Von seiner unbequemen Lage aus konnte er sehen, wie die Hexen seinen Freund erdolchten und in aller Ruhe sein Blut in ein ledernes Gefäß fließen ließen. Eine von ihnen steckte den Arm in die Wunde und riß das Herz des Opfers heraus. Dann schloß sie die Wundöffnung mit einem Schwamm und sprach dabei folgende Zauberworte: 'Gib acht, o meergeborner Schwamm, wie du durch einen Fluß hindurchschreitest...' Am nächsten Morgen erwies sich der Traum als wahr. Denn als der Freund sich an dem Fluß zum Trinken niederbeugte, öffnete sich eine Wunde, die er, von einem Schwamm geschlossen, an sich trug, der Schwamm fiel ins Wasser und mit ihm tot der Wanderer."

Schadenzauber

Die Hexe löste auch Gewitter, Hagelschlag und Fröste aus, und, was im damaligen überwiegend agrarisch strukturierten Mitteleuropa lebenswichtig war: Sie sollte Verursacherin von Viehkrankheiten, Verderberin der Ernte sein und konnte mit einem Axtstiel melkend, den Kühen die Milch entziehen.

Der Brocken im Harz

Ein Münchner Text des 14. Jahrhunderts erwähnte zuerst den Hexenflug zu einem Versammlungsort auf einem Berg. 1540 wurde der Brocken im Harz erstmals als Treffpunkt in einem Hexenprozeß genannt.

„Hexenmeister" Ziethen

Spärlich sind die Legenden des männlichen Pendants. Eine erzählt von General Ziethen (Feldherr Friedrichs des Großen im 7 jährigen Krieg), der ein großer Hexenmeister gewesen sein soll. Er wurde einmal mit seinem Heer von Österreichern und Russen verfolgt und mußte zum Rückzug trommeln. Abends im Tal – die Soldaten waren müde und der Feind nahe – rief er: „Halt! Keiner rühre ein Glied!" Die Männer standen wie eine Mauer. Der alte General schlug ein Kreuz, murmelte etwas dazu und sofort war die ganze Armee in einen Wald verwandelt. Er selbst kletterte auf einen Baum, um Ausschau zu halten. Die Verfolger zogen durch den Wald. Ziethen verwandelte seine Soldaten zurück, sie überfielen den Feind von hinten und siegten. Diese Erzählung beruht sicherlich auf der geschickten militärischen Taktik des Generals, der es verstand, seine Gegner oftmals völlig überraschend, jede Tarnung nutzend, zu überrumpeln. Daraus entstand das geflügelte Wort: „Du kommst wie Ziethen aus dem Busch".

Holzweiblein

Um eine Spielart der „herkömmlichen Hexe" handelt es sich bei den Holzweiblein und Waldfrauen:
Nach der Sage war es für die, denen sie begegneten, kein gutes Zeichen. Der erfahrene Jäger spuckte aus, wenn er sie sah und schlug Feuer, denn das war diesen Wesen zuwider. Vorn sahen sie sehr hübsch aus, glichen jedoch hinten einem verwitterten Baumstrunk. Oft begleitete sie ein Wirbelwind und wenn man sie verjagte, erzeugten sie so heftige Stürme, daß die Bäume entwurzelt wurden.

Hexenverfolgungen

Hexenbulle, Hexenhammer

Der Glaube an Hexen hatte im Mittelalter einen gewaltigen Umfang angenommen. Die Kirche tat anfangs den Hexenkult als heidnischen Aberglauben ab. Doch durch die mittelalterliche Ketzerbewegung änderte die Kirche ihre Einstellung. „Ketzer" waren vom Glauben Abgefallene, sie hatten sich damit des verwerflichsten Verbrechens schuldig gemacht. Seit dem 13. Jahrhundert unterlagen sie der Inquisition (Geistliches Gericht zur Reinhaltung des Glaubens und Verfolgung der Ketzer). Man unterstellte ihnen einen Pakt mit dem Teufel, und folglich deutete man alle Zauber- oder abergläubischen Handlungen als Teufelswerk. Der päpstliche Legat in Deutschland, Kardinal Cibo, wurde zum Oberhirten der Kirche gewählt und erließ als Papst Innozenz VIII am 5.12.1484 seine berüchtigte „Hexenbulle". Darin heißt es unter anderem, daß sich besonders im Kölner, Mainzer, Trierer, Bremer und Salzburger Raum „Personen beiderlei Geschlechts mit Teufeln in Mannes- oder Weibsgestalt fleischlich vermischen" und Mitmenschen Schaden zufügen durch „Bezauberungen, Weiber unfruchtbar machen, Geburten vereiteln, Kinder abtreiben, die Leibesfrucht der Tiere und die Früchte der Felder verderben, Menschen und Vieh mit Schmerzen quälen, Männer zeugungsunfähig machen" usw. Die Kirchenführer bestimmten zwei Dominikaner als Inquisitoren, die allein im Raum Trier sechseinhalbtausend Beschuldigte auf den Scheiterhaufen brachten.

Mit der 1489 veröffentlichten Schrift „Malleus maleficarum", dem „Hexenhammer" (eine Prozeßordnung, die an die niedrigsten menschlichen Instinkte appellierte), wurde ein ganzes Lehrgebäude des Hexenwahns und der Hexenbekämpfung errichtet: es kam zu einer Flut von Prozessen.

Wasser- und Feuerprobe

Unter der Folter erpreßte Geständnisse, Denunziation und Hexenprobe galten als legitim. Bei der Wasserprobe stießen die Folterknechte die Angeklagte gefesselt ins Wasser. Ging sie unter, galt sie als Hexe und wurde zur endgültigen Verurteilung aus dem Teich gefischt. Blieb sie einige Zeit an der Wasseroberfläche, betrachtete man sie als unschuldig und holte sie an Land. Bei der Feuerprobe gab es mehrere Varianten: entweder zog man der Angeklagten ein pechgetränktes Hemd an, das angezündet wurde, oder man gab ihr glühende Kohlen in die Hand, oder ließ sie über glühende Eisenplatten gehen. Zogen sich die Unglücklichen keine Verletzungen zu, was ab und zu vorgekommen sein soll, oder verheilten die Wunden in der nächsten Woche ohne größere Pflege, sprach man sie frei. Zeigten sich schwarze Brandwunden, war die Betreffende der Hexerei überführt.

Die verurteilten Personen erlitten den Feuertod auf dem Scheiterhaufen.

Verfolgte Gruppen

Seit Mitte des 16. Jahrhunderts entwickelte die Hexenverfolgung eine beträchtliche Eigendynamik. In den Prozessen wurden mehr und mehr Konflikte ausgetragen, die durch die sozialen Unruhen dieser Zeit entstanden: Kriege um die Vorherrschaft in Europa, Glaubenskämpfe, Agrarkrisen, Teuerungsperioden und die Durchsetzung neuer wirtschaftlicher und staatlicher Ordnungsprinzipien. Kerngruppen der Verfolgung waren besonders Hebammen und Frauen, die als sozial unangepaßt galten. Was war bequemer, als verhaßte oder beneidete Frauen als Hexen anzuzeigen? Eine Chance, ihre Unschuld zu beweisen, hatten sie kaum.

Erst im 18. Jahrhundert nahmen die Prozesse allmählich ab, der letzte fand 1793 in Posen statt.

Hexensalbe

Vermißte Freuden

Die in den Hexenprozessen erwähnte Salbe, mit der sich Frauen in Schlaf- und Trancezustand versetzten, um am „Hexensabbat" teilnehmen zu können, wurde zum ersten Mal im 15. Jahrhundert erwähnt. Mit dem als „Sabbat" umschriebenen Rauschzustand hoffte vielleicht ein Teil der als Hexen gebrandmarkten Frauen, die Armseligkeit, die Einsamkeit und Verzweiflung ihres Alltags zu vergessen und die vermißten Freuden von Essen, Trinken, Spiel und Tanz und besonders der Liebe im psychedelischen Traum, den sie als real ansahen, nachholen zu können. Die Vorstellungen, die sich mit dem Gebrauch der Hexensalbe verbanden, waren Ausdruck der Not und des Elends der damaligen Zeit. Die Träume vom Hexensabbat mit seinen Orgien und Ketzereien standen allerdings im Widerspruch zu den offiziell von den führenden Schichten geforderten Verhaltensweisen, Werten und Normen und wurden daher als systemzerstörend unbarmherzig verfolgt.

Shakespeares Hexensuppe:

„Fleisch von Schlangen aus dem Moor,
in den Kessel koch und schmor!
Molches Aug' und Frosches Daum,
Eidechsbein und Eulenflaum,
Natternrachen, Blindschleichmund,
Balg der Speckmaus, Zung vom Hund -
für des Zaubers starken Strudel,
Höllensuppe, brüh und brudel!"

Das Rezept für dieses gräßliche Gebräu stammt aus Shakespeares Drama „Macbeth" (1609/10). Auch „Wolfszahn, Schierlingswurzel und Alraune, Eibenzweig und Türkennase" werden in dem Text zum Kochen einer Hexensuppe genannt.

Historische Rezepte

Etwas anders als die in dichterischer Freiheit gesetzten Verse lesen sich die Beispiele der wenigen überlieferten Rezepte zur Herstellung von Hexensalben. Eine italienische Anleitung aus dem 16. Jahrhundert schreibt Aconit (Eisenhut), Rinderfett, Pappellaub, Ruß und Fledermausblut vor. Eine andere Vorschrift empfiehlt für die Hexensalbe Mohn, Solanum (Nachtschatten), Schierling und das Fleisch ungeborener Kinder.

Ein Schäfer sammelte schwarzes Bilsenkraut und zerrieb es mit Fett und Öl zu einer Salbe. Zur Herstellung von Alraunöl legte man die Früchte drei bis vier Tage in Baumöl, dann wurde aufgekocht und durchgeseiht. Schließlich fanden nach einer weiteren alten Vorschrift neunerlei Kräuter für die Hexensalbe Verwendung:

1. Mohnkraut   am Montag geschnitten
2. Eisenkraut   am Dienstag gesammelt (Verbena)
3. Godeskraut   am Mittwoch gepflückt (Mercurialis, Bingelkraut)
4. Hauswurz   am Donnerstag geholt (Donnerbart)
5. Liebfrauenhaar   am Freitag gebrochen (Mauerraute, ein Streifenfarn)

6. Sonnenwende   am Samstag eingebracht (Heliotropium,
                  ein Rauhblattgewächs)
7. Bilsenkraut
8. Tollkirsche
9. Sturmhut   am Sonntag geholt (Eisenhut)

Kräuterwissen ...

In Shakespeares dichterischer Schilderung der Hexenküche steckte wohl noch die Erinnerung an jene Hexenkünste, die auf dem alten Kräuterwissen beruhten und auch die magischen Rezepte aus dem Vorderen Orient einbezogen.

Das Mittelalter besaß ein erstaunliches Wissen über die Wirkung verschiedener Heilkräuter, das in den gelehrten Schriften der Klosterbibliotheken aufbewahrt oder mündlich von den „weisen Frauen" weitergegeben wurde.

Obskure Zutaten

Die berüchtigten Hexensalben enthielten sowohl wirksame Bestandteile als auch solche, deren Verwendung auf reinem Aberglauben beruhte. Besonders „gehaltvoll" waren die Pflanzen nach damaligen Vorstellungen, wenn sie bei Neumond ausgegraben, auf einem Friedhof gesammelt oder mit Blut gedüngt worden waren. Diese Kräuter wurden zusammen mit obskuren Ingredienzien wie Fledermausflügeln, Krötenzungen oder dem Fett ungetaufter Kinder zu Salben verarbeitet, die das Erlebnis eines „magischen Flugs durch die Lüfte" vermitteln sollten.

Die Salbe macht den Hexen Mut ...

Durch Zufall gelang es dem französischen Naturforscher und Theologen Pierre Gassendi im 16. Jahrhundert, das Geheimnis der Hexensalbe zu lüften: vor seinen Augen führte sich ein Hirte eine Dosis des „Zaubermittels" in den Darm ein und fiel in einen schlafähnlichen Zustand. Nach dem Erwachen berichtete der Mann von Erlebnissen, die denen der Hexen glichen. Gassendi entdeckte, daß sich neben Fett vor allem betäubende und gleichzeitig erregende Nachtschattengewächse in der Rezeptur befanden.

Zwar sind genaue Rezepturen von Hexensalben nur spärlich überliefert, doch kennt man deren Anwendung aus Prozeßakten sehr wohl: sie wurden entweder am ganzen Körper oder gezielt in Achselhöhlen, an Genitalien oder Anus aufgetragen, wobei eine besonders starke Wirkung auftrat.

Halluzinationen und sinnloses Lachen

Die am häufigsten verwendeten Pflanzen waren das Bilsenkraut, der Eisenhut, der Stechapfel und die Tollkirsche. Der deutsche Pharmakologe H. Führer überprüfte diese Drogen in den 20iger Jahren und stellte fest, daß sie Schwindel, verzerrte Sicht, Koma, Schmerzunempfindlichkeit, sinnloses Lachen und Halluzinationen hervorriefen. Bereitet man daraus eine Salbe und reibt sie in Haut oder Schleimhaut ein, können die Alkaloide Nervenzentren erreichen und narkotische und psychotrope Reaktionen auslösen – Wirkungen, die tatsächlich auch dem Gebräu der Hexen zugeschrieben wurden: Trance, Träume vom Luftflug, von Verwandlungen in Tiere, wie Gänse, Katzen, Hasen, Eulen, Vorstellungen von Tanz und erotischen Erlebnissen. Die Betroffenen waren nach dem Wecken von der Realität ihrer Erscheinungen überzeugt und wehrten sich, diese als Einbildung abzutun.

Neugierige Akademiker

Zwei Akademiker waren neugierig und mutig genug, mit diesen Drogen an sich selbst zu experimentieren. Siegbert Ferckel unternahm 1954 einen Versuch mit Hexensalbe am eigenen Körper. Er hatte durch Zufall ein Rezept bekommen und strich sich die Salbe auf die Brust: daraufhin erweiterten sich die Pupillen stark, der Puls begann zu rasen, und es heißt in seinem Bericht:

„Aus dem Dunkel schwebten mir Gesichter zu, erst verschwommen, um dann Gestalt anzunehmen ... ich schwebte mit großer Geschwindigkeit aufwärts. Es wurde hell, und durch einen rosa Schleier erkannte ich verschwommen, daß ich über der Stadt schwebte. Die Gestalten, die mich schon im Zimmer bedrückt hatten, begleiteten mich auf diesem Flug durch die Wolken. Immer mehr kamen hinzu und fingen an, um mich herum Reigen zu tanzen. Die Zeit kroch im Schneckentempo dahin, und jede Minute währte wie eine Ewigkeit. Am nächsten Morgen, als das erste Licht in mein Zimmer kam, meinte ich zu neuem Leben erwacht zu sein."

Bekannt ist auch der Selbstversuch des Volkskundlers an der Universität Göttingen, Will-Erich Peuckert, den dieser 1960 nach einem Rezept aus dem Jahre 1568 aus der „Magia naturalis" des Italieners Giambattista Porta durchgeführt hat. Er sei, so sein Bericht, in einen rauschähnlichen Schlaf verfallen, aus dem er wie nach einer schweren Trinkerei mit bohrenden Kopfschmerzen und trockenem Mund erwacht sei: „(Ich hatte) wilde Träume. Vor meinen Augen tanzten zunächst grauenhaft verzerrte Gesichter. Dann plötzlich hatte ich das Gefühl, als flöge ich meilenweit durch die Luft. Der Flug wurde wiederholt durch tiefe Stürze unterbrochen. In der Schlußphase schließlich (hatte ich) das Bild eines orgiastischen Festes mit grotesken sinnlichen Ausschweifungen."

Diese Versuche hat übrigens bisher niemand wiederholt und die Ergebnisse bestätigt, sie bedürfen sicherlich noch einer genaueren wissenschaftlichen Untersuchung.

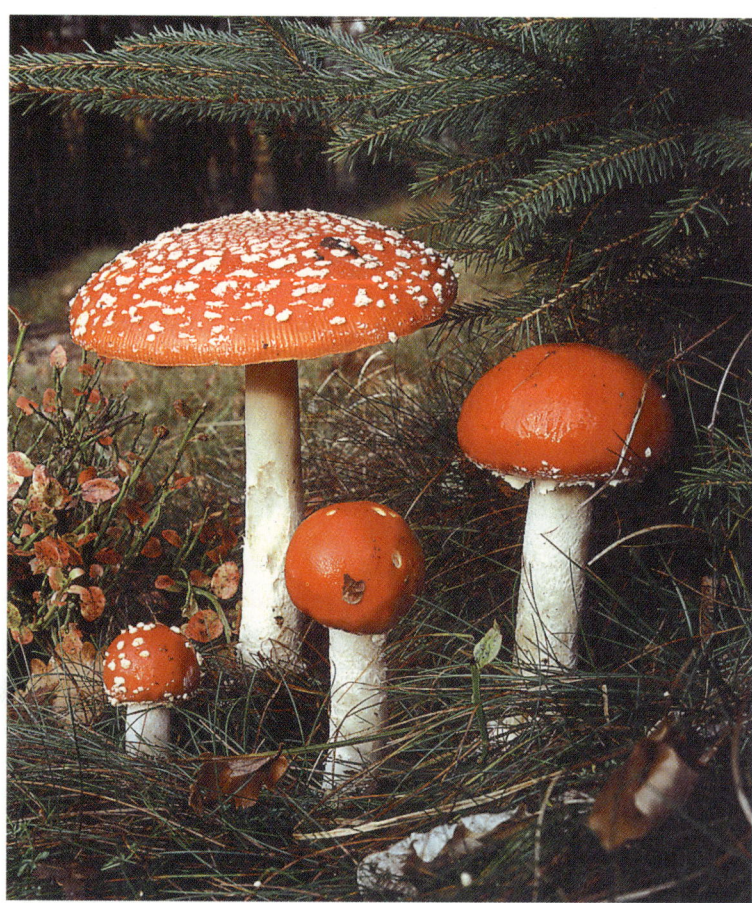

Amanita muscaria, FLIEGENPILZ

Vorkommen: in Nadelwaldungen mittleren Alters auf sauren Böden

Bestandteile der Hexensalbe:

Verwirrende Vielfalt

Wollte man ihre Bestandteile nach dem Volksglauben ermitteln, wäre eine vernünftige Orientierung unmöglich: allein im Deutschen gibt es 60 Pflanzennamen, die mit „Hexe" und etwa 120, die mit „Teufel" zusammengesetzt sind. Von der Arnika bis zur Akelei, von der Minze bis zur Alraune und Eisenhut werden etliche Pflanzen genannt, die in allen möglichen Hexenrezepturen eine Rolle spielen. Arbeitet man sich durch das Wirrwarr volkskundlicher Überlieferung und wertet die vorhandenen glaubhaften Quellen aus, finden sich immer wieder die Vertreter der giftigen Nachtschattengewächse, der Solanaceen: Alraune, Tollkirsche, Bilsenkraut und Stechapfel.

Alraune (Mandragora)

„Dudaim"

Für diese orientalische Pflanze sind viele volkstümliche Namen überliefert: Glücks-, Heil-, Galgenmännlein, Schlafapfel, Hundsapfel, Tollkraut. Die Araber nannten sie „Teufelskerze", weil sie glaubten, daß sie in der Dunkelheit rot glühe, worüber auch der Geschichtsschreiber Josephus Flavius (37 - 93 n.Chr.) in seinem Werk „Geschichte des jüdischen Krieges" (Buch VII 6,3) berichtet. Es sei schwierig, sich ihr zu nähern, da sich die Pflanze (er nennt sie „Barras") sofort verberge. Doch mit Urin und Menstruationsblut könne sie gefügig gemacht werden.

Ob mit dem hebräischen „dudaim" im 1.Buch Mose 30, 14-15 die Mandragora gemeint ist, bleibt zweifelhaft, da die Pflanze in Mesopotamien nie wuchs.

Wüste Entstehung

Bei den antiken Völkern hieß sie „Prometheuskraut". Der Titanensohn versuchte, Zeus zu betrügen. Zur Strafe ließ ihn der Göttervater an einen Felsen des Kaukasus schmieden. Täglich fraß ihm ein Adler die immer nachwachsende Leber aus dem Leib. Aus dem auf die Erde tropfenden Lebersaft soll der Sage nach die Mandragora entstanden sein.

Nicht minder abenteuerlich liest sich die „Entstehungsgeschichte" der Alraune bei den Gebrüdern Grimm:

„Wenn ein Erbdieb, dem das Stehlen durch Herkunft aus einem Diebsgeschlecht angeboren ist, oder dessen Mutter, als sie mit ihm schwanger ging, gestohlen oder wenigstens groß Gelüste dazu hatte und der ein reiner Jüngling ist, gehängt wird und Wasser oder Sperma läßt, so wächst an dem Ort Alraun oder das Galgenmännlein."

Heimat, Gestalt, Name

Die Alraune ist eine der am frühesten in medizinischen Schriften erwähnten Heilpflanzen. Im Mittelalter wie auch schon in der Antike, zählte sie zu den äußerst geheimnis- und sagenumwobenen Kräutern. Ihre Heimat ist der Mittelmeerraum und der Orient. Die Alraune besitzt violette oder grünlich-gelbe Blüten, safranfarbige pflaumengroße Beeren – die Ägypter nutzten diese „Liebesäpfelchen" als Grabbeigaben zum Beispiel für Tut-ench Amun – und eine oft gespaltene rettichähnliche Wurzel, die an Menschenbeine erinnert. Pythagoras nannte die Pflanze deshalb „Anthropomorphos" = „von menschlicher Gestalt" und bei Columella (60 n.Chr., 12 Bücher „De re rustica") hieß sie „Semihominem" = „Halbmensch".

In alten Zeiten unterschied man die Alraunen nach Blattform und Wurzelfärbung in „Männlein" und „Weiblein", wobei den ersteren die stärkere Wirkung zukam.

Der Name ist auf das althochdeutsche „alruna" und „albruna" = Kobold, Geist, Mahr zurückzuführen. Der Wortstamm ist auch mit „Rune", „runen, raunen" = heimlich reden, flüstern, verwandt. Danach bedeutet „Alraune" die „Raunende", die „Wissende".

Inhaltsstoffe

Sie zeigt die Drogenwirkung aller Nachtschattengewächse, der Wurzelstock enthält etwa 0,35 bis 0,5 Prozent der wirksamen Alkaloide Atropin, Hyoscyamin und Scopolamin. Deshalb benutzten ihn schon die antiken Völker im Liebeszauber, als Aphrodisiakum sowie als Schlaf-, Beruhigungs- und Betäubungsmittel. Die Wurzel, die oft menschenähnliche Umrisse aufweist, war der begehrteste und wichtigste Teil der Pflanze. Im chinesischen Sprachraum gibt es eine Pflanze mit ähnlicher Gestalt: Ginseng, was soviel bedeutet wie „lebender Mensch".

Kranz bunter Sagen

Schon im Altertum hatte sich um den Alraun ein bunter Kranz abenteuerlicher Sagen gebildet. Reichlich verwegen klingt ein Bericht in der „Naturgeschichte der Gewächse" des griechischen Gelehrten Theophrast (gestorben 287 v.Chr.) zur Gewinnung der Wurzel: die Mandragora sollte dreimal mit einem Schwert umschritten und mit gegen Abend (Westen) geneigten Antlitz gegraben werden, wobei ein Begleiter fortwährend tanzend vom „Liebeswerk" sprechen mußte. Theophrast verurteilte die Prozedur allerdings als Hokuspokus.

Das Alraunengraben

Noch haarsträubender hören sich Beschreibungen aus dem Mittelalter an: das Volk glaubte, daß die männlichen und weiblichen Alraunen lebendig und schmerzempfindlich wären und daß ihre magische Kraft so stark sei, daß der Mensch augenblicklich sterben müsse, wenn er sie der Erde entreiße.

In medizinischen Handschriften ist zu lesen:

Um die Wurzel zu gewinnen, mußte der Gräber an einem Freitag vor Sonnenaufgang mit einem schwarzen Hund zur Fundstelle ziehen. Er band einen Strick um die Pflanze und um den Schwanz des Hundes. Dem Tier, das tüchtig ausgehungert sein mußte, hielt er einen Brocken Fleisch vor, worauf der Hund, nach dem Bissen schnappend, den Alraun auszog. Die Wurzel stieß dabei einen solchen Schmerzensschrei aus, daß das Tier dadurch auf der Stelle tot umfiel – der Gräber hatte sich vorher die Ohren verstopft, um dem verderbenbringenden Ruf zu entgehen. Unter Verrichtung geheimnisvoller Gebräuche begrub der Sammler das Hundeopfer, das der Alraune gebracht wurde, an Ort und Stelle.

Alraune in der Weltliteratur

Der oben beschriebene Vorgang findet sich auf zahlreichen Abbildungen antiker und frühmittelalterlicher botanischer Handschriften.

Sogar in der Literatur schlug sich der Aberglaube um dieses Alraunengraben nieder. So spricht Mephisto in Goethes „Faust" 2. Teil zu der verständnislosen Menge:

„Da stehen sie munter und staunen,
Vertrauen nicht dem hohen Fund,

Der eine faselt von Alraunen,
Der andre von dem schwarzen Hund."

In Shakespeares „Romeo und Julia" (IV.Akt, 3.Szene) wird auch auf die besonderen Umstände beim Alraunengraben angespielt:

„Weh, wenn ich dazu früh erwachen sollte,
Wenn mich ein ekelhafter Dunst umqualmt,
Wenn's kreischt, als grübe man Alraunen aus,
Bei deren Ton der Mensch von Sinnen kommt!"

Und König Heinrich IV sagt:

„Wär Fluchen tödlich wie Alraunenächzen,
so wollt ich bittre, scharfe Worte finden!"

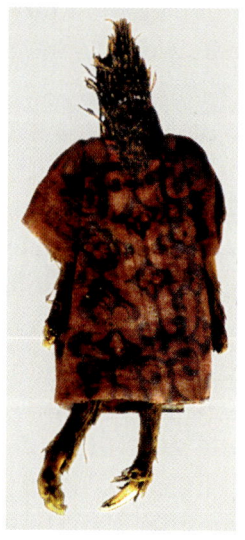 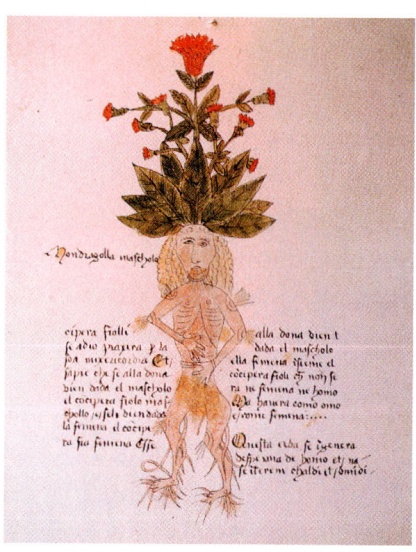

Darstellung links ALRAUNMÄNNLEIN aus dem Deutschen Medizinhistorischen Museum Ingolstadt
Darstellung rechts WURZELSCHLAGENDES ALRAUNMÄNNLEIN – Orig. im Deutschen Apothekermuseum Heidelberg

Pflege des Wichtelmannes

Der Besitz der Alraune bedeutete Hausglück, Schwangerschaft, Reichtum. Ein möglichst menschenähnlicher „Wichtelmann" galt als besonders glückbringend. In einem Brief eines geachteten Leipziger Bürgers aus dem Jahr 1575 steht zu lesen:

„Wenn der Erdmann mit warmem Wasser und Wein gebadet worden ist, besprenge Haus und Vieh mit dem Badewasser. So du eine Frau in Kindsnöten hast, gib ihr davon zu trinken und sie wird leicht gebären. Und wenn du zu Gericht gehst, so stecke den Erdmann unter den rechten Arm und du bekommst eine gerechte Sach, sei sie Recht oder Unrecht."

Glücksmedaillon
Nicht selten kleideten die Besitzer die Wurzeln wie kleine Puppen in Samt und Seide und legten sie in kostbar ausgeschlagene Schächtelchen. Stets vererbte der Vater das Galgenmännlein auf den jüngsten Sohn, der ihm dafür ein Stück Brot und ein Geldstück in den Sarg legen mußte.

Noch zu Beginn dieses Jahrhunderts verkauften Händler in Deutschland „Glücksraunen" in Medaillonform, die materiellen Reichtum, Gesundheit und Liebe verhießen. Ähnliches garantierten geschnitzte „Erdmännchen" aus Ostpreußen und geweihte Alraunen aus Wallfahrtsorten der Steiermark.

Betrügereien damals und heute
Es liegt nahe, daß eine so hochbezahlte Wunderwurzel häufig gefälscht wurde, zumal sie in Deutschland gar nicht wuchs. Als Mandragora-Ersatz dienten die Siegwurz (ein Liliengewächs) und der Allermannsharnisch (eine Lauchart). Geschickt wußten Gauner Zaunrüben oder Gelbe Rüben in „Galgenmännchen" zu verwandeln, die sie dann für teures Geld unter das abergläubische Volk brachten. Die Behörden hatten ein scharfes Auge auf diese Alraunfälscher: in Schaffhausen wurden im Jahr 1570 drei Landstreicher gehängt, weil sie falsche Schriften bei sich führten und Gelbe Rüben als Alraunen verkauften.

Hieronymus Bock schimpfte schon vor 400 Jahren lautstark über die Machenschaften der „Landstreicher, Theriak- und Wurmkrämer", herumreisende Quacksalber, die auf den Märkten vor allem Wurmmittel verkauften. „Etlich Landstreicher" schreibt Bock in seinem Kräuterbuch von 1539 „machen und schneiden Monstra aus dieser Wurzel, vergraben sie in dürrem Sand etlich Tag und verkaufen sie dann für Alraun." Paracelsus nannte ihr Tun schlicht „Bescheißerei".

Daß auch der moderne Mensch nichts dazu gelernt hat, zeigt, daß noch in den 50iger Jahren gerichtlich gegen Zigeunerinnen verhandelt wurde, die oberbayerischen Bäuerinnen für 30 bis 50 DM falsche Alraunen verkauft hatten: nach kurzer Zeit nämlich entwickelten sich aus den angeblichen Zauberwurzeln gegen „böse Geister" – Kopfsalatpflänzchen!

Heilwirkung

Daß neben all dem Aberglauben die Mandragora auch segensreiche Anwendung fand, ist bei Matthiolus, einem Arzt des Spätmittelalters, nachzulesen. Hier heißt es, daß er dem Patienten vor der Operation ein Glas Wein zu trinken gab, in dem eine Alraunwurzel gekocht worden war. „Man könne sie dann ohne Empfindlichkeit schneiden oder brennen." War die Dosis zu hoch und der Kranke schlief zu lange, bespritzte er das Gesicht mit Essig oder hielt ihm gemahlenen Pfeffer unter die Nase, dann „müsse er gewiß niesen und erwache". Das aus der Wurzel gewonnene Öl strich der Arzt dem erregten Kranken auf die Schläfe, worauf dieser ruhig schlafen konnte.

In Johann Schröders „Arzeneyschatz" von 1685 steht über die Mandragora: „In Apotheken hat man die Rinde von der Wurzel und diese wird meistens aus Italien zu uns gebracht. Sie kühlt und trocknet, erweichet wunderbar, legt den Schmerz und macht schlafen, wird innerlich gar selten gebraucht. Äußerlich dient sie bei roten Augen, Rotlauf, harten Geschwülsten und Kropf."

Lonicerus (1679) nennt als Hauptfundort Apulien, das „Gebirg Gargano". Sehr genau ist in seinem Kräuterbuch die Herstellung von Alraunwasser beschrieben: „ Kraut und Wurzel wird gestoßen und am Ende des Mayen gebrannt. Dieses Wasser getrunken oder die Stirn und Schläf damit bestrichen, macht schlafen. Morgens und abends zwei oder drei Tag nacheinander die Stirn und Schläf damit bestrichen, ist gut fürs Hauptweh, so es von der Hitze kommt."

„Die Wurzel in Wein gesotten stillt das Gliederweh. Doch ist solcher Gebrauch nicht ohne große Gefährlichkeit, darum sei gewarnt!"

Tollkirsche, Atropa belladonna

Belladonna = schöne Frau

Schon bei Theophrast von Eresos (ein Schüler von Aristoteles und 287 v.Chr. gestorben) findet sich eine Beschreibung der Tollkirsche, das heißt bereits im Altertum war diese Giftpflanze bekannt. Sie hat ihren Namen von „Atropa", eine der drei Parzen (Schicksalsgöttinnen), die nach der griechischen Mythologie den Lebensfaden des Menschen abschneiden. Den Artnamen „Belladonna" = schöne Frau erhielt die Staude wegen der pupillenerweiternden Wirkung des violetten Beerensaftes. Die Damen der Antike nutzten diesen Effekt bei der Augenkosmetik. Der deutsche Name weist auf den Inhaltsstoff Atropin (ein Alkaloid) hin, das „Tollheit" (Erregung und Verwirrtheit) auslöst.

Täuschung, Vergiftung und Mord

Hieronymus Bock nannte die Pflanze „Wald-Nachtschatt". Er erzählt von einer Vergiftung aus dem Jahr 1541: ein Mann von Erbach bei Hohenburg ging durch den Wald und aß von „diesem Gewächs mit seinen lustigen Beeren eine gute Schüssel voll, ward aber darnach am andern Tag so doll und ungeschickt, daß man ihn gen Widersdorf geführt habe." Bock ordnete an, „man solt ihm des stärksten Weins zu trinken geben, also geschah, daß er einschlief, und ward wiederum gesund und lebet noch zu dieser Zeit." Tollkirschenextrakt diente in der Antike als Mordgift. Die wirksamen Alkaloide des Strauches befinden sich in allen Pflanzenteilen, vor allem jedoch in den Blättern, Samen und Wurzeln. Er bringt glockenförmige, dunkelviolette Blüten und schwarze Beeren hervor. Werden diese in größeren Mengen eingenommen, rufen sie Vergiftungserscheinungen und Sinnestäuschungen hervor. Es scheint, daß die halluzinogene Wirkung vor allem dem Alkaloid Scopolamin, weniger dem Atropin und Hyoscyamin zukommt. Pharmakologen berichten, daß sich zunächst bewußtseinserweiternde Wahrnehmungen einstellen, die bei höherer Dosierung in völliger Betäubung, Tobsuchtsanfällen oder sogar mit dem Tod enden können. „Wer mehr als neun Tollkirschen ißt, verliert den Verstand", heißt es in einer Siebenbürger Landeskunde aus dem Jahr 1900.

Tollkirsche im Klostergarten

Daß die Pflanze zauberischen Zwecken diente, beweisen Gerichtsakten von Inquisitionen. Eine Nonne des Prämonstratenserklosters in Unterzell (Unterfranken) wurde 1749 wegen Zauberei angeklagt und enthauptet: sie hatte die Tollkirsche, die im Klostergarten wuchs, für ihre „geheimen Machenschaften mißbraucht".

Giftmord 1929

Bis in unser Jahrhundert stand die Pflanze mit dem Aberglauben in Verbindung. Das belegt eine Schwurgerichtsverhandlung von 1931 in Traunstein. Die Taglöhnerwitwe Magdalena S. aus dem Chiemgau war angeklagt, am 5. September 1929 ihren Mann mit Tollkirschen vergiftet zu haben. Dieser konnte wegen seiner Krankheit die Familie nicht ernähren.

Als der Ehemann wieder einen epileptischen Anfall erlitt, pflückte die Frau im Wald 13 Tollkirschen. Der Mann aß die Früchte und starb abends. Die Mörderin behauptete vor Gericht, sie habe ihren Mann nur „damisch" machen wollen. Die Richter verurteilten sie zu acht Jahren Zuchthaus.

Kriegsentscheidend

Sogar in einem Krieg spielte die Tollkirsche eine wichtige Rolle: die Schotten (unter Duncan I.) besiegten ca. 1035 n.Chr. die Norweger, indem sie ihnen mit Tollkirschen vergiftete Speisen zukommen ließen.

Begehrenswerte Mädchen

Einer so starken Giftpflanze traute das Volk auch allerlei Zauberwirkung zu. Wollte ein Mädchen beim Tanz besonders begehrenswert erscheinen, mußte es an einem Sonntag im Fasching unter besonderen Umständen Tollkirschenwurzel ausgraben und schweigend auf dem Kopf nach Hause tragen. Damit die Kraft der Pflanze erhalten blieb, war an der Grabungsstelle Brot, Salz und Branntwein zurückzulassen.

Mindestens genauso abenteuerlich mutet folgende Vorschrift an, um in den Besitz des Zauberkrauts zu gelangen: „Gehe in der Neujahrsnacht zu einer Stelle, wo du Tollkirschen wachsen weißt. Ziehe um dich und die Pflanze einen Kreis und grabe die Wurzel aus. Bevor du aus dem magischen Zirkel heraustrittst, wirf dem Teufel, dem Hüter des Krautes, eine schwarze Henne hin. Entferne dich schnell, ohne dich umzusehen, sonst gewinnt der hinters Licht geführte Böse Macht über dich".

Die Pflanzenauszüge sollten bei Frauen sexuell erregend, bei Männern jedoch entgegengesetzt wirken. Wegen der hohen Giftigkeit ist von einer diesbezüglichen Verwendung der Tollkirsche jedoch dringend abzuraten!

Namen

Weitere Namen der Pflanze im Volksmund lauten: Teufelsbeere, Schlafkirsche, Schlafkraut, Wolfsbeere, Irrbeere, Wutbeere, Deiwelskersche, Saukraut, Sewkraut, Walkurbaum (weil jeder, der die Beeren aß, den Walküren anheimfiele)

Bilsenkraut (Hyoscyamus niger)

Schweinekraut

Die Griechen nannten die Zauberdroge Gift-, Rausch- und Schlafpflanze „Hyoskyamos" = Schweinekraut. Die Sage erzählt, daß die Zauberin Kirke, die Tochter des Sonnengottes, die Gefährten des Odysseus mit ihrem Gesang anlockte. Unter das Gastmahl aus Käse, Honig und Wein mischte sie aber Bilsenkraut. Dadurch verwandelten sich alle Männer in quiekende Schweine!

Apollo und Beal

Weitere Namen des Bilsenkrauts waren „Pythonion" (Pythios = Apollo, Pythia = Priesterin des Apollo) und „Apollinaris"(= Kraut des Apollo), was auf die Rauschkulte um Apollo hinweist, den Gott des Lichts, der Dichtung und Musik. Die Bezeichnung „Bilsenkraut" geht auf das althochdeutsche „bilisa" zurück, das möglicherweise auf den keltischen Sonnengott Beal hindeutet, dessen Strahlen nicht nur Wärme und Licht, sondern auch den Tod bringen konnten.

Das Hexenkraut schlechthin

Das Bilsenkraut dürfte das eigentliche Hexenkraut gewesen sein. Es ist ganz sicher eine der ältesten den Indogermanen bekannten und von ihnen benutzten Gift- und Zauberpflanzen. Sie gehört ebenfalls zu den Nachtschattengewächsen (Solanaceen). Mit ihren kleinen widrig riechenden schmutziggelben Blüten, die von violetten Adern durchzogen sind, und den zottig behaarten Blättern sticht die Pflanze weit weniger ins Auge als die verwandte Tollkirsche. Der Genuß des stark narkotischen Bilsenkrautes ruft Sinnestäuschungen und Erregungszustände hervor. Bei entsprechend hoher Dosis tritt das Gefühl des Fliegens oder der Verwandlung in eine Tiergestalt auf.

Goslaer Hexenprozeß

Nach einer Goslaer (Harz) Prozeßakte aus dem 16. Jahrhundert bekannte eine „Hexe", sie habe Leute so verzaubert, so daß sie Waren kaufen mußten, die sonst niemand haben wollte. Zu diesem Zweck habe sie Bilsenkrautsamen vor den Laden gestreut und dazu sinngemäß gesprochen:

„So sollen die Leute nun laufen nach meinem feilen Kaufe, wie St. Johannes es tat nach des heiligen Christ Grabesstätte".

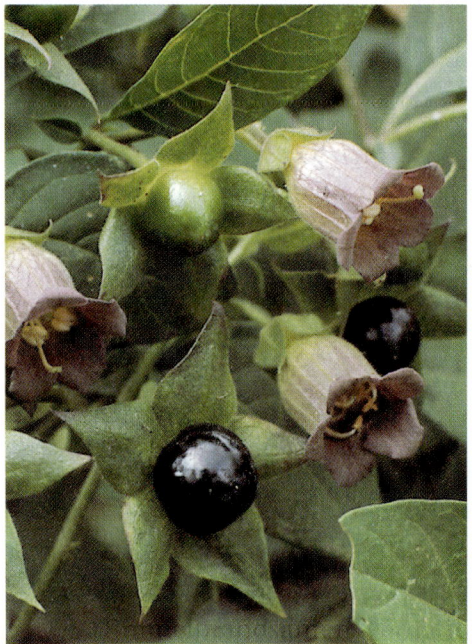

Atropa belladonna, TOLLKIRSCHE
Vorkom.: Lichte Waldstellen, Kahlschläge, Windbruch

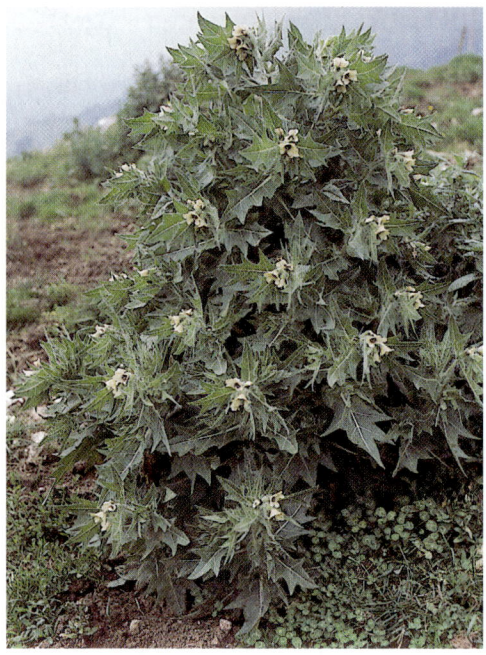

Hyoscyamus niger, SCHWARZES BILSENKRAUT
Vorkom.: Schuttplätze, Wegränder, Dorfstraßen

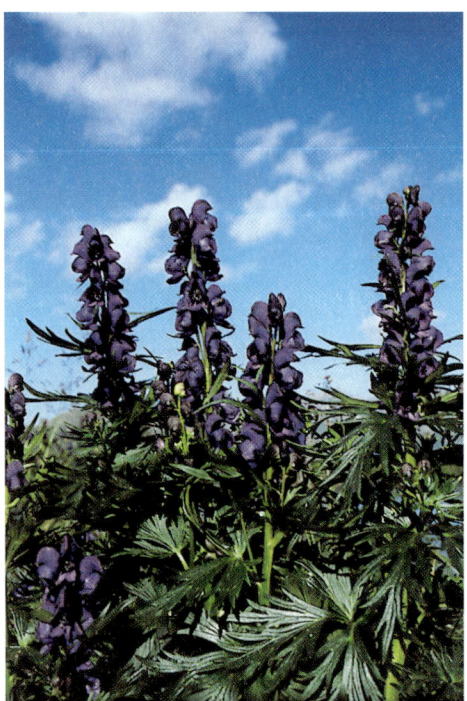

Aconitum napellus, BLAUER EISENHUT – Vorkom.: lichte Wälder, felsige Hänge; auch als Zierpflanze in Gärten

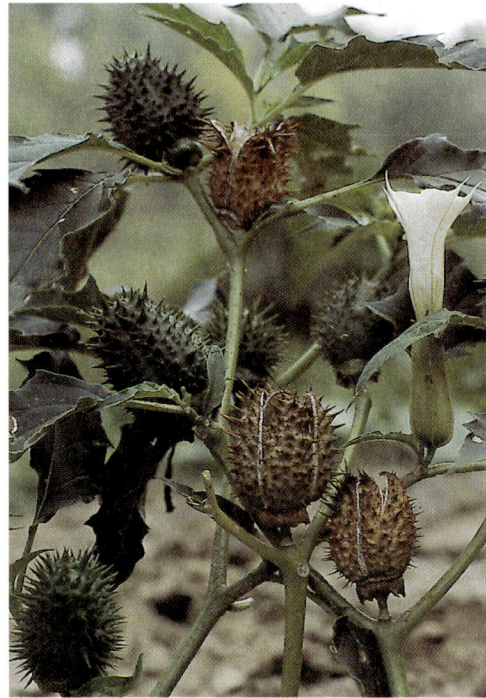

Datura stramonium, STECHAPFEL – Vorkom.: Schutt, Gartenland, vielerorts eingebürgert (Heimat: Mit.- u. S-Amerika)

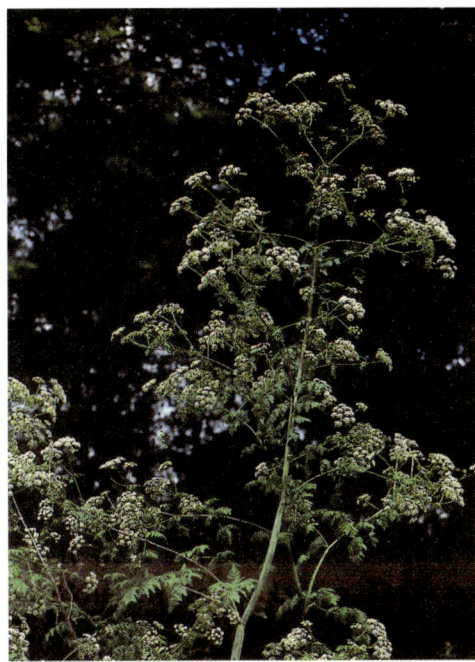
Conium maculatum, GEFL. SCHIERLING – Vorkommen: Hecken, Zäune, Mauern

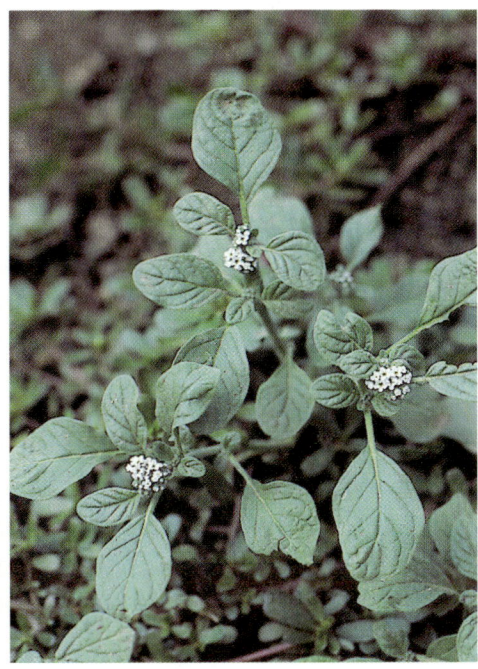
Heliotropium europaeum, SONNENWENDE
Vorkommen: Weinberge, Brachäcker

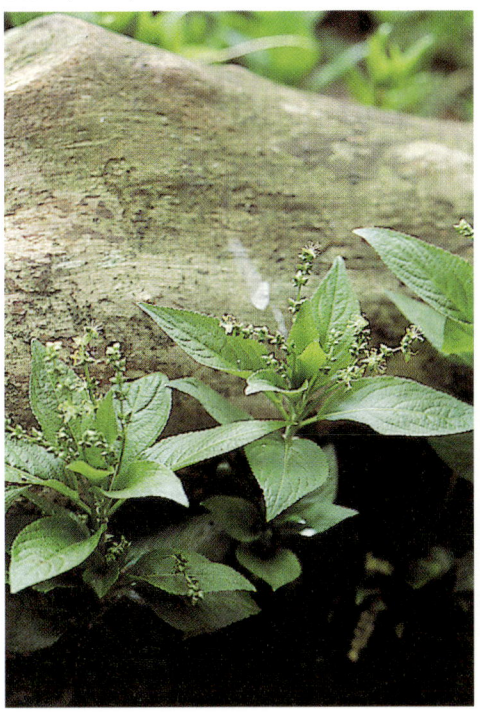
Mercurialis perennis, WALD-BINGELKRAUT
Vorkommen: krautreiche Laubwälder

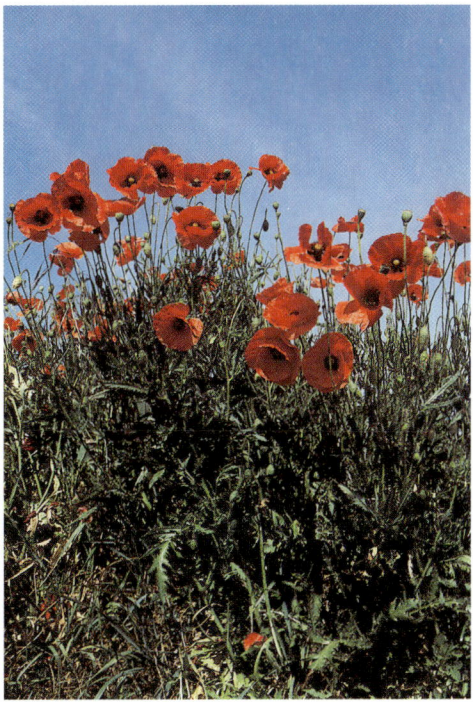
Papaver rhoeas, KLATSCHMOHN – Vorkommen: nährstoffreiche, lehmige Äcker, Schutt, Wegränder

Weiter gab die Angeklagte zu, sie habe den Giftsamen zwischen Liebende gestreut mit den Worten:

„Hier säe ich wilde Saat, dazu gab der Teufel den Rat, daß sie so lange sich hassen und meiden, bis man diese Saat tut scheiden."

Literarischer Königsmord

Auch in Shakespeares „Hamlet" fällt der König dem Anschlag mit dem giftigen Öl der Pflanze zum Opfer. Der Geist des gemordeten Monarchen sagt zu seinem Sohn:

„Da ich im Garten schlief,
Wie immer meine Sitte nachmittags,
Beschlich dein Oheim meine sich're Stunde
Mit Saft verfluchten Bilsenkrauts im Fläschchen
Und träufelt in den Eingang meines Ohrs
Das schwärende Getränk, wovon die Wirkung
So mit des Menschen Blut in Feindschaft steht,
Daß es durch die natürlichen Kanäle
Des Körpers hurtig wie Quecksilber läuft."

Wirkung bei Zahnschmerzen

Vom Bilsenkraut wurden vor allem die Samen genutzt, die man auf Kohle oder heißen Eisenplatten erhitzte, um die Dämpfe einzuatmen: dies war ein verbreiteter Brauch bei griechischen Orakelpriesterinnen, um die Inspiration anzuregen. Diese Methode läßt sich auch vom Altertum über die mittelalterlichen Quacksalber bis in die Volksmedizin unseres Jahrhunderts als Mittel gegen Zahnschmerzen verfolgen. Dabei mußten die Leidenden den aufsteigenden Rauch der Bilsensamen durch einen Trichter in die Mundhöhle einziehen. Früher herrschte nämlich der Glaube, der bohrende Zahnschmerz stamme von Würmern, denen auf diese Art der Garaus bereitet wurde. Der folgende Spruch beschreibt die Anwendung:

„Willst du dein Zähn in gut Behafft,
Nimm Samen des Lauchs und Pilsensaft.
Verbrenn es und fange den Rauch davon
Und lenk es in den bösen Zahn."

Hühnerdiebe!
Hühnerdiebe streuten früher gelegentlich Bilsenkrautsamen vor die Ställe, um das alsbald betäubte Federvieh ohne lästiges Gegacker vom Hof tragen zu können. Fraßen die Vögel Getreide, das mit Hyoscyamus zusammen gekocht wurde, ließen sie sich problemlos mit der Hand fangen – sie schliefen tief.

Aus schwachem Gerstensaft wird Starkbier
Im Mittelalter verstärkten die Brauer die Wirkung der „schwachen" Biersorten durch Zusatz von Bilsenkrautsamen. Um die Staude in genügender Menge vorrätig zu haben, legten die Landwirte an einigen Orten größere Bilsenkrautpflanzungen an, auf die heute noch Gemeindenamen hinweisen wie Bilsgarten, Bilsensee und Bilsdorf in Deutschland, Bilsen in Holland, Pilsen (Bilsen, Bierstadt in Böhmen).

Zur Zeit des Dreißigjährigen Krieges war der Gebrauch der Staude wohlbekannt. In Grimmelshausens „Simplicius" (Buch I, Kapitel 32) heißt es: „Welcher aber am besten saufen konnte, wußte sich dessen groß zu machen; zuletzt dürmelten sie alle herum, als wenn sie Bilsensamen gefressen hätten."

Die Gefährlichkeit der Bilsenkrautbiere wurde übrigens schon früh erkannt, und bereits im Jahr 1507 bestimmte eine Polizeivorschrift aus Eichstätt, daß den Brauern der Zusatz von Bilsensamen bei fünf Gulden Strafe verboten sei.

Junge Mädchen im Regenzauber
Der 1024 n.Chr. gestorbene Burchard von Worms berichtet von einem im Rheinland und Hessen geübten Regenzauber: Ein nacktes junges Mädchen mußte einen Büschel Bilsenkraut mit dem kleinen Finger der rechten Hand ausreißen und sich an den Fuß binden. Die Begleiterinnen führten das „Regenmädchen" dann zum nächsten Bach oder Fluß, besprengten es unter feierlichen Zeremonien mit Wasser und führten es rückwärts gehend zum Dorf. Noch im Jahr 1825 sollen in einem rheinischen Dorf abergläubische Landleute versucht haben, die erwünschten Niederschläge auf diese Weise herbeizuzaubern. Der Grund für diesen „Bilsen-Regenkult" liegt vielleicht darin, daß nach dem Genuß des Giftes akustische Halluzinationen (Rauschen im Ohr, Geräusch des niederströmenden Regens) auftraten.

Tollkraut und Dull Dill

Von der Verwendung in der Volksmedizin ist wegen der Toxizität dringend abzuraten. In der Hand des Arztes jedoch gehören die Inhaltsstoffe Hyoscyamin und Scopolamin (beides Alkaloide) zu den wichtigsten krampflösenden und beruhigenden Medikamenten. Der Volksmund nennt die Staude „Tollkraut", weil sie den Geschlechtstrieb bei Mann und Frau steigert. (Wegen schwerer Vergiftungsgefahr sei allerdings vor dieser Anwendung gewarnt!)

Selbst Schweine litten an Krämpfen oder blieben gelähmt liegen, wenn sie von diesem Kraut fraßen. Das trug ihm den Namen „Saubohne" ein. Weitere Bezeichnungen sind:

Malle, Zahnkraut, Apolloniakraut, Schlafkraut, Zigeunerkraut, Prophetenkraut, Tollkraut, Teufelswurz, Teufelsauge, „Dull Dill" = der toll machende Dill; Hyoscyamus niger.

Stechapfel (Datura stramonium)

Stimulans frecher Wollüstlinge

Er galt zusammen mit dem Bilsenkraut und der Alraune als ein Mittel der „Hurenwirte, schlimmer Mädchenverführer, entarteter Buhlerinnen und frecher Wollüstlinge". Die im Stechapfel enthaltenen Alkaloide, u.a. Scopolamin, wirken entspannend und fördern bewußtseinserweiternde Erlebnisse. Sie können aber auch Sinnestäuschungen, Aufregungszustände und Delirien auslösen. Die Blätter wurden oft bei Asthma als Räuchermittel zum Inhalieren verwendet. Als Bestandteil der Hexensalbe ist der Stechapfel relativ spät aufgetreten, da die Pflanze erst im 16. Jahrhundert nach Europa eingeführt worden ist und es bis zur ersten Hälfte des 18. Jahrhunderts dauerte, bis sie bei uns einigermaßen häufig war.

Rauschmittel der Völker

In seiner exotischen Heimat (Mittel- und Südamerika) wurde die Staude aber von vielen Völkern der Erde als Rauschmittel benutzt. Schon Theophrast und Dioskur hatten im alten Griechenland die narkotische Wirkung beschrieben. Die Gelehrten streiten allerdings, ob es sich bei der erwähnten Pflanze überhaupt um „Stechapfel" handelt. Die Inder verwendeten die Staude als Heilmittel und Rauschgift. Die Mohamedaner des fernen und vorderen Orients vermischten sie mit Hanf, Opium und Gewürzen, von vielen afrikanischen Stämmen wird sie heute noch geraucht. Den Priestern der Inkasonnentempel im peruanischen Sagomozzo haben die Blätter zur Orakelschau ebenso verholfen, wie den Apollojüngern im griechischen Delphi.

Roßtäuscher
Stechapfelsamen mengten Händler in geringen Mengen dem Schweinefutter bei, um die Tiere recht fett werden zu lassen. Pferdehändler benutzten ihn, um abgemagerten Mähren ein besseres Aussehen zu verschaffen.

Namen
Namen: Asthmablätter, Keuchblätter, schwarzer Kreuzkümmel, Tollkörner, Darmkugel, Rauhapfel, Krötenmelde, Igelskolben, Stachelnuß, Hexenkamm = Früchte des Stechapfels.

Als weitere vermutete Bestandteile der Hexensalbe kommen Eisenhut, Fliegenpilz, Petersilie, Raute und Schierling in Betracht.

Eisenhut (Aconitum napellus)

Geifer des Höllenhundes
Nach Theophrast habe der Eisenhut seinen botanischen Namen daher, weil er bei Aconae, einer Stadt in Bithynien (Landschaft im nordwestlichen Kleinasien), wachse. Die alten Völker glaubten, die Giftpflanze sei dem Geifer des Höllenhundes Cerberus entsprossen. Plinius (24-79 n.Chr.) nannte das Kraut in seiner 37-bändigen „Naturgeschichte" ein „vegetabilisches Arsen". Der römische Kaiser Claudius wurde von seiner Gemahlin Agrippina heimtückisch durch ein mit Eisenhut vergiftetes Pilzgericht ermordet. Er hatte sich nämlich geweigert, ihren Sohn (Nero) in der Thronfolge zu bevorzugen.

Der römische Kaiser Trajan erließ 117 n.Chr. ein Gesetz, nach dem der Anbau von Eisenhut streng bestraft wurde. Er fürchtete Intriganten an seinem Hof, die vor einem Mord mit dem fürchterlichen Gift nicht zurückschreckten.

Vorstellung von Feder- und Fellkleid
Im 17. Jahrhundert war das Alkaloid Akonitin Bestandteil von Giftgetränken. Auf die Haut übertragen verursacht die Pflanze in richtiger Dosierung ein Gefühl des Kribbelns, verbunden mit Halluzinationen. Pharma-

kologen schreiben deshalb besonders diesem Mittel die Vorstellung der Tierverwandlung zu: wurde der Eisenhut als Inhaltsstoff der Hexensalbe auf die Haut aufgetragen, kann diese Nervenreizung die Vorstellung entstehen lassen, man trage ein Feder- oder Fellkleid. In diesem Zusammenhang sei darauf hingewiesen, daß der volkstümliche Name „Venuskutsche" vielleicht auf die „Reise" und die sexuellen Erlebnisse der „Nachtfahrenden" deutet.

Hochgiftiges Schießkraut

Auch in Asien war die Pflanze schon früh bekannt, die dort wachsenden Formen sind allerdings noch giftiger als unsere einheimischen Arten. Die Inder benutzten zur Abwehr von Tigern und Panthern ein Pfeilgift, das sie aus den Knollen der Staude gewannen. Die Mauren setzten Mitte des 16. Jahrhunderts das Kraut bei der Kriegsführung ein und nannten es „Schießkraut". Wer von den präparierten Pfeilen getroffen wurde, büßte unweigerlich sein Leben ein.

Denn bereits ein Mikrogramm (= ein millionstel Gramm) des Giftes Akonitin bringen ein isoliertes Froschherz zum Stillstand. Die tödliche Dosis für den Menschen liegt bei 1,5-5mg. Über die Haut und Schleimhaut resorbiert, treten zunächst Juckreiz und Brennen auf, dann Taubheitsgefühl bis zur Schmerzunempfindlichkeit. Wenn die toxische Menge überschritten ist, zeigen sich Lähmungen der Skelettmuskulatur bis hin zum Tod durch Herzstillstand und Atemlähmung.

Gift und Arznei balgten sich schaurig

Matthiolus berichtet in seinem Kräuterbuch eine schaurige Begebenheit aus dem Jahre 1560:

Ein zum Tode verurteilter Dieb bekam gepulverte Eisenhutwurzel ein Quentchen schwer (ca. 3,5g) zusammen mit Rosenzucker, da erprobt werden sollte, ob ein neues wunderbares Gegengift auch bei Eisenhut wirksam sei. Da sich keine Wirkung zeigte, erhöhten die Richter die Dosis um ein halbes Quentchen. Nach zwei Stunden, als die ersten Vergiftungssymptome auftraten, gab man dem Verurteilten endlich das zu „probende Wunderpulver. Das Gift fing an, sich schaurig mit der Arznei zu balgen" – kurze Zeit später war der „Proband" tot.

Heutige Verwendung:

Namen: Blauer Eisenhut, Sturmhut, Kappenblume, Helmgiftkraut, blauer Pantoffel, Ziegenwürglich, Wolfsgift, Wolfswurz, Fuchswurz (diente zum Töten der Tiere) Großmudders Mütz, Tauberl im Schlag, Arche Noahs, Venuswägelchen, Herrenkutsche, Paterskappe, Hambörger Mützen, Schlodfegerskappen, Pantöffelken, Holzschuh, Fischerkip, Rössl, der lieben Frauen Federschuh; Aconitum napellus

verwendete Pflanzenteile:
Blätter, Wurzel, Knolle

Inhaltsstoffe:
Aconitin (Alkaloid, ein Herzgift)

Verwendung:
gegen Gicht, Rheuma, Neuralgien, in der Homöopathie ein wichtiges Fiebermittel
Achtung! Die Pflanze ist geschützt!

Der Fliegenpilz (Amanita muscaria)

Götterspeise

Er ist der bekannteste deutsche Giftpilz und mit seinem leuchtendroten Hut und den weißen Warzen der schönste. Häufig ist er auf romantischen Märchenbildern zu sehen und wohl seit dem Altertum bekannt als Symbol für Freude und Glück, eine Anspielung auf seine psychotropen Effekte.

Bei den ausschweifenden Festen der Griechen wurde er gegessen, um Körperkraft und sexuelle Potenz zu erhöhen. Beim Ambrosia (Unsterblichkeitsspeise) der mediterranen Götter soll es sich um Fliegenpilzzubereitungen gehandelt haben.

Aus Pferdeschaum und Götterspeichel

Die Germanen hatten die Giftpflanze Wotan geweiht, der auch Gott der Ekstase und Entdecker der zauberkräftigen Runen war. Der Sage nach entstanden die Pilze überall dort, wo der Schaum von Wotans Pferd auf die Erde tropfte. Die Korjaken, ein sibirischer Volksstamm, erzählen sich folgende Legende:

Der große Rabe fing einmal einen Wal. Er konnte den schweren „Fisch" aber nicht bewegen. In seiner Not wandte er sich an die höheren Mächte. Da spuckte ein Gott auf die Erde und aus dem Speichel entstanden kleine weiße Pflanzen. Diese sollte der große Rabe fressen, das würde ihm Kraft verleihen. Tatsächlich war es so. Der Rabe bettelte, daß das Kraut immer auf der Erde wachsen sollte. Seitdem gibt es den Fliegenpilz.

Betäubt Insekten, läßt Menschen fliegen und Riesen toben

Der deutsche Name geht auf die Beobachtung zurück, daß sich Fliegen von in Milch eingelegtem Pilz anlocken und betäuben lassen, so daß sie leicht erschlagen werden können. Sie galten als Symbol des Wahnsinns (der Teufel war der Herr der Fliegen). Möglicherweise entstand die Bezeichnung auch aufgrund der Kraft des Pilzes, den Menschen „fliegen zu lassen". Dies läßt seine Verwendung in Hexensalben erklären. Nordische Riesen sollen sich durch den Genuß von Fliegenpilzen in einen Zustand der Wildheit, Hemmungslosigkeit und Raserei versetzt haben. Wahrscheinlich leitet sich aus diesen Sagen der Begriff „Berserkerwut" ab.

Pilzrausch und tödliche Dosis

Der Pilz besitzt nur im rohen Zustand halluzinogene Wirkung, die Hitze beim Kochen zerstört die hierfür verantwortlichen Inhaltsstoffe. Der Genuß von ein bis vier Pilzen löst Schwindel und Schläfrigkeit aus, fünf bis zehn Pilze führen zu Vergiftungserscheinungen mit Muskelzuckungen, Verwirrtheit, Erregungszuständen und lebhaften Halluzinationen (Euphorie, farbenprächtige Visionen und gelegentlich religiöse Verzückung). Typisch für den Fliegenpilzrausch ist die falsche Einschätzung von Entfernungen und Größenverhältnissen. Mehr als zehn Pilze können tödlich sein.

Die wichtigsten Inhaltsstoffe sind die Alkaloide

- Muscarin (nur zu 0,0003% enthalten und ein Nervengift, das zu Dauererregung im parasympathischen Nervensystem führt),
- Muscazon und Muscimol (beides Abbauprodukte der Ibotensäure, sind für die halluzinogene Wirkung verantwortlich).

Diese Stoffe finden sich vor allem in der Haut des Hutes.

Religiöse Rauschdroge

In Nord-, Ost- und Mitteleuropa verwendeten die Priester den Pilz als religiöse Rauschdroge. Er wurde entweder roh, als wässriger Auszug oder nach dem Trocknen an der Sonne und vorsichtigem Rösten über dem Feuer verzehrt. Dadurch erfolgte der Abbau von Ibotensäure zu den wirksamen Alkaloiden. Gelegentlich verdünnten die Priester den Extrakt mit Rentiermilch oder dem Saft der Rauschbeere. Arme, die sich keinen eigenen Pilzvorrat leisten konnten, tranken den Urin berauschter Stammesmitglieder, da die Wirkstoffe unverändert ausgeschieden werden, bei Halluzinogenen eine große Seltenheit. Frauen waren von diesen Rauschorgien häufig ausgenommen, da die Stoffe die Fehlgeburtsrate dramatisch erhöhen.

Tausche Pilz gegen Rentier
Als am Ende des 18. Jahrhunderts das östliche Sibirien genauer erforscht wurde, beobachteten einige Reisende, daß sich Tschuktschen, Tungusen, Jakuten und Samojeden öfters durch den Genuß von Fliegenpilzen in einen Rauschzustand versetzten. Das begehrte Mittel stand gelegentlich so hoch im Kurs, daß man für einen Pilz ein Rentier eintauschte. Das Fleisch der Rentiere selbst sollte, wenn diese Fliegenpilze gefressen hatten - und das taten sie sonderbarerweise recht gern – immer noch berauschend wirken.

„Soma" der Inder
Die altindische, zur Gottheit erhobene Rauschdroge „Soma" stellte wahrscheinlich Fliegenpilzsaft dar. Die vor 3500 Jahren vom Norden her ins Industal einfallenden Arier hatten die Droge nach Indien gebracht.

Petersilie (Petroselinum crispum)

Freudenhäuser in der Petersiliengasse
„Petersilie hilft dem Mann aufs Pferd, den Frauen unter die Erd". Diese Spruchweisheit deutet auf die aphrodisische Wirkung der Pflanze und auf deren Verwendung als Abtreibungsmittel. Letzterer Gebrauch ist nicht ganz gefahrlos, darauf weisen alte und neuzeitliche Kräuterbücher hin. Im Mittelalter hießen die Straßen, in denen Freudenhäuser angesiedelt waren, oft „Petersiliengasse" oder ähnlich. Das ätherische Öl der Pflanze enthält u.a. Apiol (= "Petersiliencampher") und Apiin: beide wirken in höheren Dosen abtreibend. Friedrich der Große soll deshalb den Anbau des Krautes in seinem Königreich untersagt haben. Die harn- und steintreibende Eigenschaft mag eine Erklärung für den Namen sein, der sich von „petra" (griechisch) = Stein ableitet.

Kuriose Tips zur Aussaat

Daß Petersilie langsam keimt, weiß der Hobbygärtner. Den Grund dafür erläutert folgende heitere Legende:

Vor der Keimung muß das Peterlein zunächst nach Rom pilgern, um sich beim Hl. Petrus die Erlaubnis zum Aufgehen zu holen. Und es dauert eben sieben Wochen, bis es wieder zurück ist!

Wer sich nicht so lange gedulden kann, mag ein Kunststück probieren, das Petersilie in nur vier Stunden wachsen läßt:

„Weiche den Samen in Milch ein, bestreue die Aussaatstelle mit ungelöschtem Kalk. Säe aus, streue wieder ungelöschten Kalk darüber, dann bedecke leicht mit Erde. Zum Schluß gieße alles. Dann 'wird die Petersilie herfür kriechen, ehe dann vier Stunden verlaufen mögen'".

Im Badischen soll übrigens die Frau beim Säen lachen, während in Unterfranken die Aussaat im Zorn geschehen soll, um ein gutes Gedeihen zu gewährleisten.

„Petersilienwurzel ist gut, den Mann oder die Frau los zu werden," heißt es in einem alten Aberglauben. Denn wer Petersilie im Namen einer bestimmten Person im Garten verpflanzt, „pflanzt den Betreffenden in die Erde", d.h. er wird sterben. In Schwaben und Oberbayern herrschte die Meinung, der Gärtner müsse dann selbst mit seinem baldigen Ableben rechnen.

Giftindikator

Bei Pilzgerichten waren sich wohl auch schon früher die Köche nicht immer sicher. Gewißheit sollte der Zusatz von Petersilie verschaffen: blieb diese grün, waren keine giftigen Pilze dabei. Verfärbte sie sich dagegen, ließ man von dem Gericht besser die Finger.

„Maitre Persil"

In der Antike galt der Peterling als Symbol der Wiedergeburt. Im Mittelalter dienten die Stengel zum Liebeszauber und im 17. Jahrhundert mischten die „Hexen" die Wurzel unter ihre „Flugsalben".

In den Akten der Hexenprozesse stößt man bisweilen auf den Namen „Peterling" für den Teufel. In einem Lothringer Prozeß bezeichneten die Richter die Pflanze als „Maitre Persil", ein deutlicher Hinweis auf den Höllenfürsten als den Anstifter abtreibender Hebammen und Kräuterweiber. (Das Waschmittel gleichen Namens hat übrigens mit dieser Sache nichts zu tun, er setzt sich aus Per(borat) und Sil(ikat) zusammen.)

Verwendung:

Namen: Petersilie, Peterchen, Peterlein, Peterling, Bittersilche, Silk, Steinsilge; Petroselinum crispum

verwendete Pflanzenteile:
Früchte, Samen, Kraut

Inhaltsstoffe:
äther. Öl (u.a. Apiol: in höheren Dosen abortiv = abtreibend; Apiin, Myristicin: wirkt halluzinogen)

Wirkung und Verwendung:
stark harntreibend (reizt die Niere), krampflösend, uteruserregend; als Küchengewürz

Raute (Ruta graveolens)

Vertreibt alle Gifte und Kröten

Würzig duftend und immergrün wächst die Raute in den Mittelmeerländern. Konrad von Megenberg (1309 - 1374, seit 1348 Domherr in Regensburg) beschreibt sie in seinem Buch der Natur:

Die Pflanze ist ein wichtiges Mittel zur Vertreibung aller Gifte. „Wer dorthin geht, wo Schlangen wohnen, soll seine Füße mit ihren Blättern einreiben." Matthiolus berichtet, es sei angezeigt, Raute im Garten neben Salbei zu pflanzen, denn die „giftigen Kröten seien Liebhaber des Salbei und würden dadurch hinweggetrieben." Besonders schön soll die Pflanze gedeihen, wenn sie unter Flüchen ausgesät wird (besondere Umstände bedingen besonders guten Wuchs). Paracelsus lobte die Heilkraft der Pflanze sehr. Als Augenmittel, gegen Husten in Käsewasser gekocht, bei Ohrenschmerzen gesotten und aufgelegt, mit Majoran, Salbei und Minze zusammen in Wein gekocht, sollte die Staude manch gute Dienste geleistet haben.

„Vierräuberessig"

Berühmtheit erlangte die Pflanze als Hauptbestandteil des „Vierräuberessigs", den während der Pestzeit vier Räuber getrunken hatten, sich dadurch nicht ansteckten und bequem die Pestkranken und -toten ausrauben konnten. Außer der Raute befanden sich noch Wermut, Wacholderbeeren,

Lavendel, Rosmarin, Kalmus, Zimt, Muskat, Nelken und Knoblauch in der Mixtur.

Schützt Katzen und Ordensleute

In den landwirtschaftlichen Rezepten des Cassianus Bassus (10. Jahrhundert n.Chr.) heißt es, Bauern müßten Rautenblätter im Taubenschlag aufhängen oder den Vögeln unter die Flügel binden, um Katzen abzuhalten.

Der Raute sagten die Kräuterkundigen eine antiaphrodisische Wirkung nach, sie soll die Zeugungsfähigkeit beeinträchtigen und sexuelle Träume unterdrücken. Deshalb riet Hieronymus Bock, daß sich alle Kloster- und Ordensleute, die keusch leben wollten, ihrer häufig bedienen sollten.

Zauberkraut erster Ordnung

Die in der Raute enthaltenen Öle sind von beruhigender und krampflösender Wirkung. Die Volksmedizin kennt die Einnahme von Rautentee als eines der beliebtesten Mittel zur Erleichterung von Geburten oder auch als verbreitetes Abtreibungsrezept. Zugleich galt die Staude als ein Zauberkraut erster Ordnung und war bisweilen Bestandteil der Hexensalbe. Aß die Schwangere davon, würde sie ein gesundes Kind bekommen. Litt das Kind an Bauchweh, hängte die Mutter ein Rautenbüschel über den Herd. Wer drei Blätter aß, brauchte sich vor dem bösen Blick nicht zu fürchten. Noch im letzten Jahrhundert konnte man in Süditalien Amulette der Pflanze gegen diesen Zauber kaufen.

Namen

Die Raute, Ruta graveolens, besitzt im Volksmund noch folgende Namen: Weinraute, Gartenraute, Kreuzraute, Weinkraut, Totenkraut, Hofraute

Schierling (Conium maculatum)

Tod des Sokrates

Wegen seiner Giftigkeit spielte der Schierling schon im Altertum eine bedeutende Rolle. Der bekannteste Vergiftungsfall ist sicher der Tod des Sokrates. Die Athener warfen ihm vor, neue Götter eingeführt und die Jugend verleitet zu haben. Mit 300 zu 201 Stimmen fiel das Urteil über ihn, den Schierlingsbecher zu leeren. Plato schildert Sokrates' letzte Stunden im „Phaidon". Dadurch blieb eine exakte Beschreibung der Giftwirkung erhalten. Die Griechen nannten den Schierling die „Schwindelerregende" =

"koneion", von dem sich die Bezeichnung des giftigen Inhaltsstoffes, des Alkaloids Coniin, ableitet. Es kommt in allen Pflanzenteilen, jedoch hauptsächlich in den Früchten vor, riecht unangenehm nach Mäuseharn und schmeckt scharf und bitter. Coniin lähmt die quergestreifte Muskulatur, die dem Willen unterliegt. Als typisches Vergiftungsmerkmal tritt aufsteigende Lähmung ein, der Tod erfolgt bei vollem Bewußtsein durch Atemlähmung.

Macht doll und trunken

Dioscorides vertritt die Meinung, die Pflanze sei ein gutes Gegengift gegen die Raute. Der Botaniker Hieronymus Bock schreibt in seinem Kräuterbuch aus dem 16. Jahrhundert: "Das Kraut kann Schmerzen stillen und zum Schlaf verhelfen." Er erzählt von einem "ehrlich Weib", das einstmals aus Versehen Schierlingswurzeln mit Pastinak gekocht und gegessen habe. Da fing sie an, "doll und trunken zu werden, begehrte über sich zu steigen und zu fliegen." Nach einem Essigtrunk wurde sie wieder "friedig und still". Manche Ziegen und Gänse fressen das Kraut gerne, werden davon aber "ganz toll und fangen an zu würgen, Esel fressen es als Schlafmittel".

Kleine Brüste und Eunuchen

Der Name des Schierlings soll auf das angelsächsische "scearn" = Mist, Dung hindeuten, möglicherweise wegen des unangenehmen Geruchs der Pflanze.

In der Antike sahen die Damen den Saft der Staude – äußerlich angewandt – als Schönheitsmittel an. Die jungen Mädchen betrichen die Brüste damit, diese sollten dann nie "welken". Ging es um die Entfernung eines Körperteils, mußte der Schierlingsextrakt als örtliches Narkosemittel herhalten.

Adamo Lonicero schlug vor, aus der Giftpflanze im Monat Mai ein Wasser zu brennen, Tücher darin zu tränken und diese auf die Brust zu legen - ein übermäßiges Wachstum derselben sollte so zu verhindern sein. Auch gegen Wassersucht half angeblich die gleiche Prozedur, morgens und abends durchgeführt.

Marcellus Empiricus ging noch weiter und verordnete gepulverte Schierlingswurzel mit Eiweiß vermischt auf die Hoden gestrichen: das sollte einen Mann (ohne Messer!) zum Eunuchen machen. Kein Wunder, daß man der Pflanze später eine antiaphrodisische Wirkung nachsagte!

Shakespeares dritte Hexe

Der Schierling war möglicherweise ein Bestandteil der Hexensalben, da bei der Anwendung die Illusion des Fliegens auftritt. Shakespeare läßt die dritte Hexe in seinem Schauspiel „Macbeth" (IV,1) sagen: „Root of hemlock digg'd i' the dark" (Schierlingswurzel in der Finsternis gegraben). In einem mecklenburgischen Prozeß aus dem Jahre 1609 benannte die als Hexe Angeklagte ein Pflaster von Wedenduncks-Wurzeln (niederdeutsch „Wödendunk" = Schierling) und Wachs als Zaubermittel gegen Lähmungen.

Weitere Namen sind: Wüterich, Wutzerling, Wuntscherling

Erkennen und Vertreiben einer Hexe

Gegenzauber mit Immergrün und Vierblätterklee

Um sicher zu gehen, ob es sich bei der Verdächtigten tatsächlich um eine Hexe handelte, hielt der Aberglaube einige Mittel bereit: man pflückte beispielsweise im Namen des Bösen Zweige von Immergrün, erhitzte Öl in der Pfanne, legte ein Blatt hinein, wobei der Name der angeblichen Hexe zu murmeln war. Sprang das Blatt nicht heraus, sondern blieb in der Kasserole, war die Betreffende unschuldig.

Sehr gute Dienste sollte in diesem Zusammenhang der vierblättrige Klee leisten. Der glückliche Besitzer durchschaute jede Zauberei. Davon weiß sogar ein Märchen der Gebrüder Grimm („Der Hahnenbalken") zu berichten: ein Hexer band Stroh an den Fuß eines Hahns und machte dem staunenden Volk weis, das Tier trüge einen riesigen Balken. Eine Magd, in deren Graskorb ein vierblättriges Kleeblatt lag, ohne daß sie es wußte, ließ sich nicht täuschen und deckte den Zauber auf.

Das Zeichen des Thor

Es ging aber nicht nur darum, Hexen ausfindig zu machen, sondern man mußte auch wissen, wie man sich ihrer erwehren konnte. Dazu dienten nach dem Volksglauben verschiedene Kräuter mit apotropäischer (zauberabwehrender) Kraft. Es handelte sich dabei oft um stark aromatisch duftende Pflanzen, die zum Ausräuchern von Ställen etc. Verwendung fanden: z.B. Dill, Fenchel, Liebstöckel, Dost, Quendel, Salbei, Raute. Zwei Pflanzen, die sich botanisch nicht mit Sicherheit feststellen lassen, bewirkten starken

Gegenzauber: „Widertat" (vielleicht das Haarmoos) und „Dorant" (auch „Orant" genannt; manche sehen in ihm das Feldlöwenmaul). Besondere Schutzeigenschaften kam einem Buchenblatt zu, das durch das Spiel der Natur ein „T", das alte Zeichen Thors, zeigte.

Drei Körnchen Salz auf dem Brot schützten sicher vor den bösen Wünschen einer Hexe. Noch heute ist der Brauch bekannt, zum Einzug in eine neue Wohnung Brot und Salz zu schenken. Brot und Salz reichen die Araber als Symbol der Gastfreundschaft.

Kreuzdorn, Blut und Galle

Über die apotropäische Kraft des Kreuzdorns, der Bestandteil des Kreuzes Christi gewesen sein soll, berichtet eine Erzählung von einer Hinrichtung in der Stadt Grimmen (bei Rostock):

„Zwei Hexen wurden verbrannt. Die eine starb sogleich, doch von einer zweiten, die Maria Krüger hieß und eine schwarze Mütze trug, bogen sich die Flammen zurück. Erst als ein Mann mit einem Kreuzdornstock die Kopfbedeckung herabstieß, wurde sie augenblicklich von der Lohe verzehrt".

Sehr abenteuerlich muten die Ratschläge des Arztes Arnald von Villanova (1235 bis 1312) in seinem „Traktat über Mittel gegen Behexung" an:

Galle und Blut eines schwarzen Rüden an die Wände des Hauses verspritzt, bekämpfen die bösen Mächte und reinigen von jeglicher Behexung.

Die Kombination von Kreuzzeichen und Bibelsprüchen ist in bestimmter Form niederzuschreiben und mit Weihwasser abzuwaschen. Diese Flüssigkeit, gesättigt mit vielen heiligen Formeln und Worten soll man dann trinken. In einer Kapuzinerbibliothek fand sich in einem Exemplar des 1514 gedruckten Werkes von Arnaldus neben diesem Rezept eine Hand mit ausgestrecktem Zeigefinger gezeichnet. Wahrscheinlich fanden die Ordensleute des 16. Jahrhunderts dieses Mittel besonders empfehlenswert.

Hexendissertation von 1682

Hexen wurden nicht nur für Früh-, Tot- und Mißgeburten, Krankheiten bei Mensch und Tier, verlorene Liebeskraft oder törichte Verliebtheit verantwortlich gemacht, sie sollten auch ungewöhnliche Sachen in den Menschen hineinzaubern, wie zum Beispiel Nadeln, Haare, Würmer, Spinnen, Frösche, Kröten und allerlei Ungeziefer.

Von einer solchen „angehexten Krankheit" ist im Folgenden die Rede: „Im Dorf Buch im Pflegamt (ein Gericht) Konitz, der Grafschaft Schwarzenburg, tauchte plötzlich eine fremde schwarze Katze auf, die einem Einwohner namens Johannes Hoffmann Käse, Eier und Milch stahl. Er ertappte die Katze, schoß auf sie, schnitt ihr die Pfoten ab und warf sie über den Zaun. Das Tier verschwand. Als er einen Monat später nachts nach Hause ging, sah er die Katze plötzlich wieder. Doch sie entging seinem Schlag durch einen Sprung ins Gebüsch. Am nächsten Tag spürte der Mann starke Schmerzen im Auge. Die Entzündung wurde immer schlimmer, bis das Auge erblindete. Täglich zog er Dornen, Haare und Körnchen aus der Geschwulst. Die Erkrankung griff nach 32 Wochen auf das gesunde Auge über. Drei Frauen, angeblich aus Ägypten, besuchten ihn und versprachen Heilung. Das gelang mit gekochten Kräutern. Diese (hier gekürzte) Geschichte stammt aus der Medizin. Inaugural-Disputation Friedrich Käsebergs, „Von den Krankheiten durch Behexung", Kapitel 5, Seite 34, zu Jena 1682 unter Herrn Dr. Wolfgang Wedel gehalten.

Räuchermittel

Stellvertretend für viele mag hier aus einem Albertus-Magnus-Büchlein des 17. Jahrhunderts das Rezept für eine „Kräuter-Spezies zur Anduftung und Ausräucherung für die Behexten" wiedergegeben werden:

„Man nehme Haarstrang oder Sau-Fenchelwurz, Meisterwurz, St.Peters- oder Glaskrautwurz (Schachtelhalm), von jedem anderthalb Loth, Angelikawurz, Sinngrün-Blättlein (Immergrün), Beifußkraut, Stabwurz- oder Gartramkraut (Wermut), Goldenen Widertod (evtl.Frauenhaar), von jedem ein halbes Händlein voll, Dorand oder fremdes rothes Baldriankraut, ein Händlein voll, Eisenkraut anderthalb Händlein voll, Johanniskraut und Blüte dritthalb Händlein voll, grobgeraspeltes rohes Hirschhorn 2 Loth.

Dieses schneide man gröblicht, nachmals gieße man 4 Seidl guten scharfen Weinessig daran, lasse es 14 Tag in einem wohlvermachten Geschirr an einem warmen Ort stehen.

Von diesem angesetzten Kräuteressig gieße man ein und andern Löffel voll auf glühende Ziegelsteine, und lasse den davon über sich steigenden Dampf an die verhexte Person gehen, räuchere die Zimmer, worin sie sich aufhält, wohl aus und thue man solches des Tags öfters."

Holunder, der heilige Baum des Hauses

Universalheilpflanze

Neben der Kamille gibt es wohl kaum eine zweite Pflanze, die so zur Volksheilpflanze wurde wie der HOLUNDER. Er galt dem Landmann als vollständige Hausapotheke, denn er verwendete Blüte, Frucht, Mark, Rinde, Splint, Holz und Wurzel als Heilmittel. Nicht nur, daß der Busch bei keinem Bauernhaus fehlt, oft hat auch der noch so kleine Hausgarten in der Stadt seine „Hollerecke".

Der Name hat nichts mit „Frau Holle" zu tun!

Der Holunder (auch Ellhorn, Holler oder Flieder genannt) ist seit Urzeiten der heilige Baum des Hauses, des Haussegens und des häuslichen Friedens. Er war der Holla oder Freya, der kinderspendenden gemanischen Göttin, geweiht. Der Name „Holunder" kommt von althochdeutsch holatar = der hohle Baum oder von Holder = Bruchholz (beim Trocknen werden die Zweige hohl).

Die in populären Darstellungen oft gebrauchte Deutung als „Baum der Frau Holle" ist etymologisch jedoch unhaltbar, folglich sind es auch die daran geknüpften mythologischen Spekulationen wie die Geschichten von der alten Baumgöttin, die im Märchen „Frau Holle" ihren Niederschlag finden.

Holler schützt vor bösem Zauber

Der Strauch stand seit alters her in hohen Ehren. Er liefert Heilstoffe und obendrein noch wohlschmeckende Früchte. Als treuer Begleiter des Menschen ist er, einmal gepflanzt, schwer auszurotten. Er war nicht nur Lebensbaum, sondern wurde auch mit dem Tod und der Unterwelt in Verbindung gebracht.

Das Holunderholz gehörte mit zu jenen Holzarten, die die Germanen bei der Bestattung ihrer Toten verwendeten. Der „Baum des Heils" schützte vor Feuer, Seuchen, vor Verzauberung und allem Bösen; vor den Stall gepflanzt, schirmte er das Vieh von allem Unheil ab.

Vergrub man die Nachgeburt einer Kuh, die zum ersten Mal kalbte, unter einem Hollerbusch, waren sowohl Kalb als auch Milch vor Verzauberung geschützt.

Metallgeschirre, mit Holderblättern gewaschen, rosteten nicht und nahmen kein Gift an, Tische und anderes Holzgerät wurden nie wurmstichig.

Auch den lieblichen Elfen hatte es der Strauch angetan: besonders am ersten Mai und am Johannistag (24. Juni), wenn die Lichtelfen ihren Umzug hielten, sollten sie sich bei den Hollerbüschen aufhalten.

Wer in seinem Schatten schlief, war vor Schlangen, Mücken und Verzauberung sicher, Frau Holder breitete ihren schützenden Schatten über ihn.

Erkennen von Hexen

Sogar zum Entlarven von Hexen leistete der Holunder gute Dienste: der Bauer tauchte einen Holunderholzlöffel am Osterabend in Milch und ließ den Rahm trocknen. Diese Prozedur wiederholte er am folgenden Sonnabend. Ging er dann mit diesem so präparierten Löffel zum Sonnwendfeuer, mußten ihm alle Hexen nachlaufen. Ein anderer Brauch sollte schneller zum Ziel führen: wurde am Gründonnerstag Punkt Mitternacht ein Holunderzweig geschnitten und ausgehöhlt, konnte man damit am Karfreitag während des Gottesdienstes alle Hexen erkennen.

Volkstümlicher Brauch

Seine Volkstümlichkeit als „lebendige Hausapotheke des deutschen Bauern" – er soll immerhin ein Dutzend Krankheiten heilen können! – kommt u.a. in der Bauernweisheit „Vor dem Holler muß man den Hut ziehen" zum Ausdruck. Das Umhauen oder Verstümmeln des Strauches bedeutete Unglück, ja, es sollte sogar den Tod bringen. War ein Fällen des Holunders unumgänglich, mußte man mit gebeugten Knien, entblößtem Haupt und gefalteten Händen sprechen:

„Frau Ellhorn, gib mir was von deinem Holz, dann will ich dir von meinem auch was geben, wenn es wächst im Wald" (Verpflichtung zur Neupflanzung).

Schirmherr der Eheleute und Kinder

Der Hollerstrauch galt als besonderer Schirmherr der jungen Eheleute, der Witwen und Waisen: nur sie durften das Holz verbrennen, ohne Unglück fürchten zu müssen. Der Holder war ein Patron speziell der Kinder. Noch heute erinnert daran der Reim:

„Ringel, ringel Reihe,

sind der Kinder dreie,
sitzen unterm Holderbusch,
rufen alle husch, husch, husch".

Auch den Liebenden stand der Busch, der zur Sommersonnenwende in voller Blüte prangt, ausgesprochen nahe: „Holderstock" war ein beliebter Kosename für die Geliebte oder den Geliebten.

In der Volkserotik hieß es: „Auf Johannistag blüht der Holler – da wird die Liebe noch toller" und das Volkslied singt „Rosenstock, Holder blüht, wenn ich mein' Liebsten seh ..."

Schüttelt ein heiratswilliges Mädchen am Thomastag (3. Juli) während des Abendläutens einen Holderbusch und schlägt gleichzeitig ein Hund an, so wird der Bräutigam aus der Richtung kommen, aus der das Gebell zu hören ist.

Baum des Todes

Doch im Lebenszyklus des Menschen galt er auch als Baum des Todes. Mit einem Hollerstab nahm der Bestatter das Maß für den Sarg, der Fuhrmann, der den Leichenwagen lenkte, schwang statt der gewöhnlichen Peitsche einen Hollerzweig, und Holunderreisig wurde auf den Leichnam selbst gelegt. In einigen Orten am Niederrhein bedeckten die Angehörigen den Toten mit einem Kreuz aus Holderzweigen.

Aberglaube in der Volksheilkunde

Von den beinahe unzähligen Bräuchen im Zusammenhang mit der Volksmedizin seien hier stellvertretend einige Beispiele genannt:

Gegen Fieber band der Kranke in der Nacht bei zunehmendem Mond einen Bindfaden um einen Holunderast und sprach: „Guten Morgen, Herr Flieder, ich bring dir mein Fieber, nun geh ich in Gottes Namen davon." Eine andere Beschwörungsformel lautet:

„Zweig, ich biege dich,
Fieber, nun laß mich,
Hollerast, hebe dich auf,
Rotlauf, setze dich drauf.
Ich hab dich einen Tag,
Hab du's nun Jahr und Tag."

Ein in den Boden gesteckter Holunderzweig durfte unter keinen Umständen berührt werden, sonst bekam man das dem Zweig übertragene Fieber „angchängt".

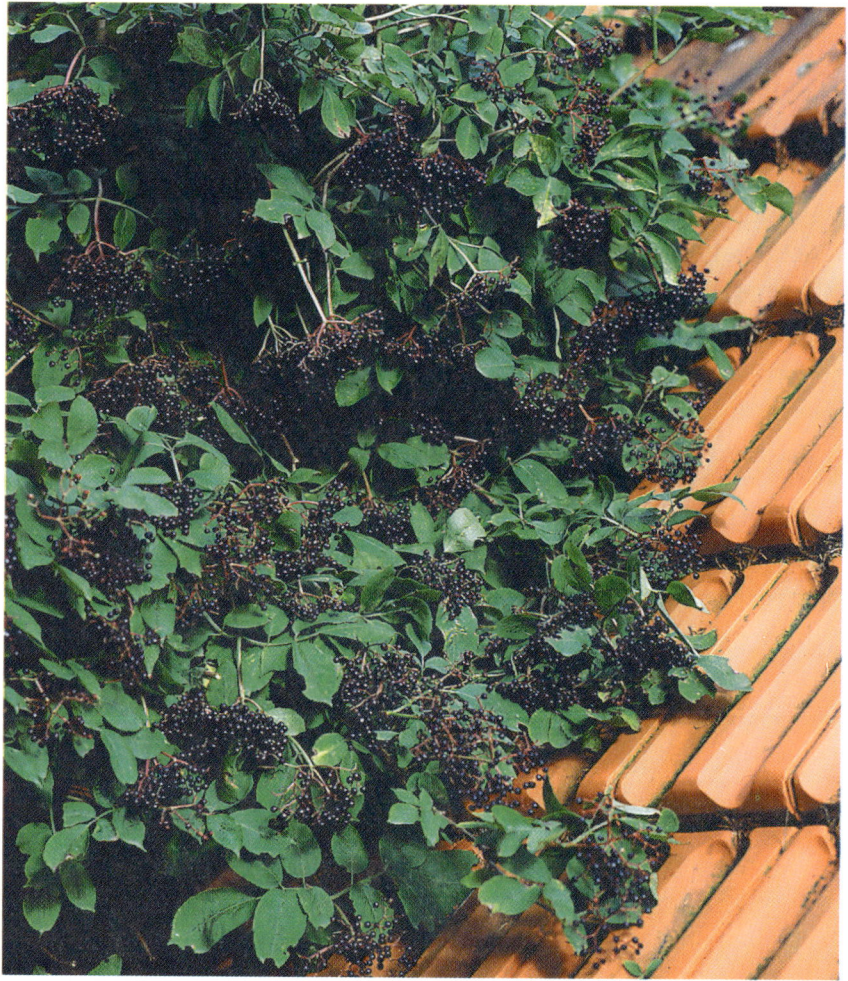

Sambucus nigra, SCHWARZER HOLUNDER

Um Zahnschmerzen zu kurieren, ritzte der Leidende das Zahnfleisch mit einem Hollerspan. Diesen setzte er dann wieder an der Entnahmestelle in den Strauch ein. Der Schmerz sollte so auf die Pflanze übergehen.

Das erste Badewasser eines Kindes mußte an einem Holunderstrauch ausgegossen werden, dann sollte das Kind kräftig werden und gut klettern können. Um zu verhindern, daß durch Mißbrauch Kopf-, Zahnschmerzen etc. angehext wurden, mußten abgeschnittene Haare und Fingernägel, aber auch ausgezogene Zähne unter einem Holunderbusch vergraben werden. Gegen Halsweh tranken die Kinder ihre Milch mit Holunderröhrchen, und gegen die „fallende Sucht" halfen neun Scheiben aus Holunderholz geschnitzt und um den Hals gehängt.

Albertus Magnus (ca. 1250 n.Chr.) behauptet, daß die innere Rinde von oben nach unten abgeschabt abführend, von unten nach oben geschält dagegen zum Erbrechen führe. Interessant ist, daß man die gleichen Mittel in Rußland, Sibirien und USA bei verschiedenen Naturvölkern findet: wir haben es hier offensichtlich mit einem „internationalen volksmedizinischen Analogiezauber" zu tun.

Judasbaum?

Einige wenige Namen des Holunders („Hölderlin", „Hollabirou") sind Bezeichnungen des Teufels. Dies erklärt sich aus der heidnischen Verehrung des Strauches, die durch diese Namensgebung des später aufkommenden Christentums unterbunden werden sollte. Der Holunder zählt auch zu den Baumarten, an denen sich Judas angeblich erhängt hat. So wird erklärt, daß die Blüten einen unangenehmen (Leichen-) Geruch verbreiten, und der auf Ästen und Stamm wachsende Pilz erhielt den Namen „Judasohr".

Medizinische Wirkung

Es mag uns noch geläufig sein, daß Holunderblütentee harn- und schweißtreibend wirkt, äußerlich angewandt Schwellungen und Entzündungen lindert, die Vitamin C-reichen Beeren bei fieberhaften Erkältungskrankheiten nützen und der Gewinnung von Lebensmittelfarbstoff dienen. Doch das darüber hinausgehende Wissen eines Kräuterkenners aus dem 17. Jahrhundert sollte nicht verloren gehen. In dem Buch heißt es nämlich:

Aus alten Kräuterbüchern

„Die Wurzeln in Wein gesotten und getrunken, treiben die Wassersucht gewaltig aus. Die Blätter in Wein gesotten, den getrunken, benimmt alle überflüssige Feuchtigkeit und ist den Wassersüchtigen sehr nützlich. Die Rinde in Wasser gesotten, so sie noch grün ist, das getrunken, machen erbrechen. In Salzwasser gesotten, benimmt die Geschwulst der Füße, dieselben damit gewaschen".

Heutige Verwendung:

Name: Schwarzer Holunder, Ellhorn, Holler, Holder, Flieder, Aalhorn; Sambucus nigra

verwendete Pflanzenteile:
Blüten, Beeren

Inhaltsstoffe:
Blüten: ätherisches Öl, Flavonoide, Rutin (kapillarabdichtend), Gerbstoffe
Beeren: Flavonglykoside, Sambucin als Farbstoff, ätherisches Öl, Fruchtsäuren, Vitamin C

Wirkung und Verwendung:
harntreibend, schweißtreibend bei fieberhaften Erkältungskrankheiten, der Beerensaft zusätzlich abführend (Beeren nicht roh verwenden, evtl. Übelkeit und Erbrechen)

Johanniskraut, Pflanze der Sommersonnenwende

Gelöcherter Jageteufel

Kaum einer anderen Pflanze wurden von unseren Vorfahren so starke zauber- und teufelabwehrende Kräfte zugeschrieben wie dem um Johanni (24. Juni) blühenden JOHANNISKRAUT. Teufelsfuchtel, Teufelsflucht, Hexenkraut, Teufelsbanner, Jageteufel (plattdeutsch „Jödüwel") und Hartheu waren die respektvollen Bezeichnungen. Aufgrund ihrer strahlenförmigen Blütenstände glaubte man, die Pflanze sei mit den Kräften des Himmels besonders verbunden. Das schlug sich in ausgeprägten Sommer- und Feuerbräuchen nieder. Die gelben Blumen dienten in den heidnischen Sommersonnwendfesten zum Schmuck der Altäre, Opfertiere und Götterbilder. Im Zuge der Christianisierung verlegten die Kirchenväter den Tag der germanischen Urfeier vom 21. Juni auf den 24. Juni, den Gedenktag des Hl. Johannes.

Hält man ein Hartheublatt ins Gegenlicht, sind unzählige helle Punkte zu erkennen: es sind winzige mit Öl gefüllte Drüsenzellen. Der Sage nach sollen diese „Löcher" vom Teufel stammen, der aus Wut über die Macht, die das Kraut über ihn besaß, die Blätter mit Nadeln durchstochen hatte. Seither mied der Böse die Pflanze, was bei dem Arzt und Botaniker Otto Brunfels (1532) nachzulesen ist. Dort heißt es sinngemäß:

Manche nennen das Kraut „Teufelsflucht", weil es Unholde und Gespenster vertreibt. Man läßt es zur Sicherheit an Mariä Himmelfahrt segnen, um dann damit die Dämonen im Geburtszimmer zu vertreiben (ausräuchern).

Wider alle Zauberei

Heilkundige stellten aus der Pflanze Zubereitungen „wider alle Zauberei" her: „Man nehme Orand oder Streichkraut (Löwenmäulchen) samt Samen, Johanniskraut, Träubelkraut oder Wintergrün, soviel jedem beliebt. Dieses siede man in angemessener Menge Wein oder Bier, bis 1/3 eingekocht ist. Davon früh und abends einen Trunk tun."

Folter, Wetterstrahl und lästige Liebe

Das Johanniskraut vertreibt als „Fuga daemonum" böse Geister und alle Teufelsbündnisse. Deshalb bekamen Frauen, bevor sie als vermeintliche

Hexen auf die Folterbank gespannt wurden, „Johanniskrauttropfen" eingeflößt, um die Macht des Teufels zu brechen und die Unglücklichen zu Geständnissen zu veranlassen. „Dost, Hartheu und weisse Heid', thun dem Teufel viel Leid." (aus Bocks Kräuterbuch)

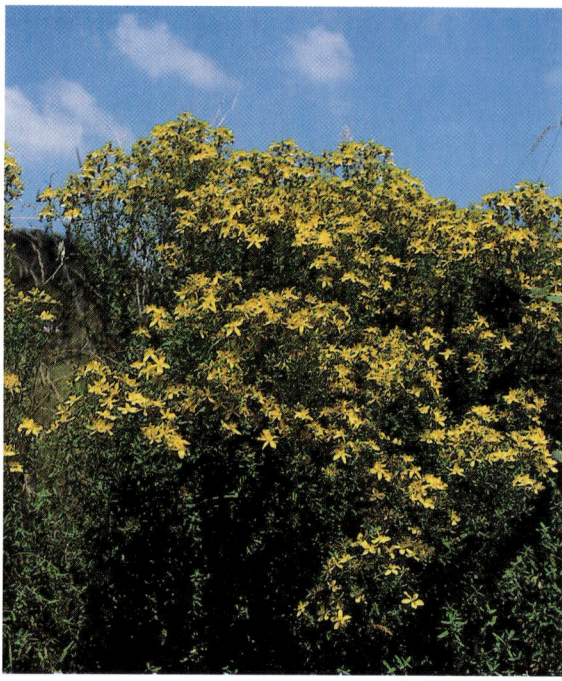

Hypericum perforatum, JOHANNISKRAUT

Vorkommen:
sonnige Waldwiesen, Wege und Ackerränder, Waldsaum, magere Wiesen, Gebüsch, Heiden und trockene Rasen

Vom Johanniskraut versprachen sich die Hausbewohner einen wirksamen Schutz gegen den „Wetterstrahl" (Blitz): In Süddeutschland, im Salzburger Land und in Tirol steckten sie Gebinde ans Fenster. Aus Sachsen-Anhalt wird folgende Geschichte erzählt:

Bei einem tagelangen schweren Gewitter war plötzlich aus den dunklen Wolken eine ärgerliche Stimme zu hören:

„Ist denn keine alte Fraue,
die kann pflücken Hartenaue,
daß sich das Gewitter staue?"

Alle steckten Johanniskraut ans Fenster – und sofort verzog sich das Unwetter!

Nicht nur Blitze ließen sich durch das Kraut bannen, auch lästige „angezauberte" Liebe konnte in ihre Schranken verwiesen werden. Eberhard Gockelius erzählt in seinem „Tractatus Magico-Medicus" (= Berichte von Beschreien und Verzaubern, 1717) eine ergötzliche Geschichte:

„Ein Schreinergeselle war einem Mädchen hörig, das ihn „bezaubert" hatte: die Mutter des Jungen kaufte ihm neue Schuhe und stopfte Johanniskraut hinein. Er lief damit ein ganzes Stück, bis ihm der Schweiß heruntertropfte: Bei einer Rast trank er Weißbier aus seinem rechten Schuh. Von Stund an wurde er dem Mädchen, das er als Hexe erkannt hatte, spinnefeind und wollte sie nicht mehr sehen!"

Johannisblut

Fromme Erzählungen binden das Johanniskraut in das Leben seines biblischen Namensgebers ein:

Der Apostel Johannes als treuer Jünger sammelte unter dem Kreuz Christi die mit dem heiligen Blut benetzten Pflanzen, trocknete und verschenkte sie an die Gläubigen. Daher rühren die Bezeichnungen: Christi Wundenkraut, Gottesgnadenkraut, Herrgottsblut. Eine andere Legende berichtet, wie die gelbe Blume Johannes dem Täufer das Leben rettete:

Als er gefangen genommen werden sollte, steckten die Häscher an das Fenster seines Hauses als Erkennungszeichen Büschel des Johanniskrautes. Doch ein Wunder verwirrte die Verfolger: an allen Fenstern, an denen sie vorüberkamen, erblühten die Blumen, und sie konnten sich nicht mehr orientieren, ihre Suche blieb erfolglos.

Eine andere Überlieferung erzählt, daß die Pflanze aus dem Blut entstanden sei, das bei der Enthauptung des Hl. Johannes auf den Boden geflossen ist. (Die Blüten enthalten ein rotes Harz, beim Kauen färbt sich der Speichel rot.)

Liebesorakel

Trefflich ließ sich das Schicksal in Sachen „Liebe" mit Hilfe des Hartheus befragen. Die Mädchen zerdrückten die Blüten in einem Tuch. Je nach Färbung des Saftes, rot wie die Liebe oder grau wie Schlamm, „gram", konnten sie die zu erwartende Entwicklung deuten:

„Bist du mir gut,
Gibst du mir Blut,
Bist du mir gram,
Gibst du mir Schlamm."

Verwelkten die am Johannistag ins Wasser gestellten Pflanzen, war eine baldige Hochzeit unwahrscheinlich, blieben sie frisch und brachen Knospen neu auf, war's Zeit für den Brautkranz.

Nicht nur „gegen Schwindel und die fürchterlichen melancholischen Gedanken" schätzten unsere Vorfahren das Tüpfelhartheu.

Aus der Signaturenlehre

Paracelsus schreibt in der „Signaturenlehre" über seine Lieblingspflanze:

„Die Löcher in den Blättern bedeuten, daß dieses Kraut für alle inneren und äußeren Öffnungen der Haut eine Hilfe ist. Was durch die Poren ausgetrieben werden soll, kann dadurch geschehen. Die Blüten faulen in der Form des Blutes. Das ist ein Zeichen, daß sie für Wunden und was von Wunden kommt, gut sind, auch soll man sie gebrauchen, wo man Fleisch zügeln muß. Die Adern auf den Blättern sind ein Zeichen, daß Perforata (Johanniskraut) alle Phantasiegebilde (Phantasmata) im Menschen und auch außerhalb austreibt."

„... Es ist eine Universalmedizin für den ganzen Menschen."

Aus alten Kräuterbüchern

Noch genauere Anweisungen sind dem Kräuterbuch von Adamo Lonicero (1679) zu entnehmen:

„Dieses Kraut mit dem Samen getrunken/ bringet den Frauen ihre Zeit/ und macht sehr harnen. Zu faulen Wunden ist es gut/ gestoßen übergelegt. Dieses Kraut mit dem Samen gedörret und gepulvert/ mit Wein getrunken/ dienet fürs Gegicht in Füßen. Der Same hilft für das 4-tägige Fieber/ darüber mit Wein getrunken/ reinigt Nieren und Leber/ nimmt den Schmerz der Hüft. Dieses Kraut gestoßen/ und auf gebrannte Glieder gelegt/ zieht die Hitz aus und mindert den Schmerz. Von diesen Blumen pflegen die erfahrenen Wundärzte ein gar köstlich Balsamöl zu bereiten/ welchs zu allen sorglichen Wunden des weißen Geäders sehr berühmt. Die Glieder mit Johanniskraut/ zum Tag zweimal gerieben/ ist gut fürs Zittern und Beben der Glieder."

Lebenswasser

Wer ein allgemeines Stärkungsmittel sucht, kann es mit dem „Lebenswasser" probieren, das ist der am Johannismorgen von den Hartheublättern gesammelte Tau!

Heutige Verwendung

Nicht in den Bereich des Aberglaubens gehört allerdings die heutige Verwendung:

Name: Echtes Johanniskraut, -blut, Tüpfelhartheu, Hexenkraut, Sonnwendkraut, Walpurgiskraut, Frauengliester, Unserer Frau Bettstroh, Waldhopf, Konradskraut, Wilder Magram, Teufelsfuchtel, Jägerteufel, Teufelsbanner, Teufelsflucht, Blutkraut, Löcherkraut, Christi Wundenkraut, Gottes Gnadenkraut, Herrgottskraut; Hypericum perforatum

verwendete Pflanzenteile:
Kraut

Inhaltsstoffe:
Hypericin (roter Farbstoff, macht Hautzellen lichtempfindlicher, führt bei Weidetieren zur sogenannten Lichtkrankheit, Fotosensibilisation), Flavonoide, antibiotisch wirkende Stoffe, ätherische Öle, Gerbstoffe

Wirkung und Verwendung:
als Nervenmittel gegen neurotische Depressionen, Mittel gegen Durchfall (Gerbstoffe), harntreibend (Flavonoide);
Öl: äußerlich als Wundheilungsmittel und bei Verbrennungen;
Achtung! Sonne meiden, wirkt fotosensibilisierend!

Der Johannistag und seine Kräuter

Außer dem bekanntesten Johanniskraut, dem Tüpfelhartheu, genießen noch weitere Pflanzen wegen ihrer Heil- und Zauberkraft ein hohes Ansehen. Sie blühen alle im gleichen Zeitraum, entfalten jedoch ihre stärksten Kräfte angeblich am Johannistag.

Mittsommertag

Das Johannisfest am 24. Juni spielte als Sommersonnenwende im Pflanzenkult zahlreicher indogermanischer Völker eine besondere Rolle. Diesen Tag bestimmte die Kirche zum Gedenktag von Johannes dem Täufer, um auf diese Weise den Mittsommertag, das uralte heidnische Fest der Germanen, Kelten und Slawen, in eine christliche Form zu überführen. Der Tag der Sommersonnenwende steckte in der Vorstellung der Alten voller Zauberkraft. Die Sonne besitzt dann in ihrem höchsten Stand die größte Kraft und verleiht daher dem Feuerzauber an diesem Tag die stärkste Macht.

Johannisblut

Bis in unser Jahrhundert erhielt sich der Brauch des Johannisfeuers: Wer in dieser Nacht über die Johannisglut sprang, überwand Unheil und reinigte sich von Krankheit. Damit die Augen das ganze Jahr über gesund blieben, blickte man durch die Blüten des Rittersporns in die Flamme, bevor man die Pflanze, ebenso wie Beifuß und Eisenkraut, in die Glut warf. Man konnte die Heilkraft bestimmter Kräuter wie Schafgarbe und Ziest dadurch erhöhen, daß die Umstehenden sie ins Feuer hielten und dazu sprachen: „Keine Beule werde an meinem Leibe, kein Bruch an meinem Fuße."

Geheimnisvolle Nacht

In dieser Nacht verraten im Märchen Zwerge und Elfen verborgene Schätze, ertönen Glocken im See und die Menschen verstehen die Sprache der Tiere. Natürlich sind auch Hexen und Unholde unterwegs, die den Leuten allerlei Schaden und Schabernak zufügen möchten.

Kräuter schützen Haus und Bewohner

Die am frühen Morgen von jungen Mädchen gesammelten Kräuter – sie sollten mit einer silbernen oder goldenen Schere geschnitten werden – gaben mittags eine vorzügliche Suppe und brachten Segen fürs Haus. Wer an diesem Tag punkt 12 Uhr direkt am Herd sitzend gebratene Holunderblüten verzehrte, war das ganze Jahr über gegen Fieber geschützt.

Als besonders wirksame Zauberkräuter galten Kamille, Thymian und Beifuß, sie vertrieben Hexen, Unwetter und Unglück jeglicher Art.

Polnische Schildläuse

Eine besondere Rolle in diesem Aberglauben spielte der Knäuel (Scleranthus perennis), im Niederdeutschen „Johanniskrut" genannt. An der Wurzel der Pflanze finden sich bisweilen „Körner" (Polnische Schildläuse), die einen roten Farbstoff enthalten. Da man diese vor allem im Juni findet, nannte sie der Volksmund „Johannisblut". Die Insekten mußten in der ersten Nachmittagsstunde schweigend gesammelt und in einer Blechbüchse aufbewahrt werden, das schützte den Besitzer vor Unheil und Krankheiten.

Blütenteppich

Aus Johanniskraut und Bärlapp, Rittersporn, Kornblumen und Lilien, Eichenlaub, Klatschmohn, Beifuß sowie Farnkraut banden die Mädchen und Frauen Sträuße und Kränze, die durch Fenster oder Türen ins Haus hineinzuwerfen waren. In der Stube aufgehängt sollten sie das Heim das ganze Jahr vor Unheil bewahren. Um Glück in der Liebe zu haben, wurde unter dem Eßtisch ein Blütenteppich, das „Johannisstreu" ausgebreitet.

Die Blütengebinde bestanden mancherorts aus siebenerlei, in anderen Gegenden aus drei mal drei, also neunerlei Kräutern und Pflanzen. Diese „neunerlei Kräuter" besaßen hochwirksame apotropäische (zauberabweisende) Eigenschaften, besonders dann, wenn man sie am Johannistag gesammelt hatte.

Hexenprozeß

Johannes Prätorius schreibt in seiner 1668 veröffentlichten „Blockes-Berges Verrichtung" über eine Hexe, die in ihrem Prozeß eingestand, zwei Bauern nicht habe schaden können, weil die beiden an Johanni folgende Kräuter gesammelt hätten:

- Jarum oder Arum (Aronstab)
- Origanum oder Dost
- Herba Benedicta oder Spinnendistelkraut
- Allium oder Knoblauch
- Nigella Romana (Schwarzkümmel)
- Nabelkraut oder Fünffingerkraut
- Excrementa diaboli (Teufelsdreck)
- Succisa (Teufelsabbiß)

(Die Anfangsbuchstaben ergaben „JOHANNES", sicher eine Spielerei von Prätorius).

Wehe Nase

Vor einem sollte man sich allerdings hüten: am Johannistag an einer Blume zu riechen, auf der eine Maulwurfsgrille gesessen hatte: das führte zu einer wehen Nase!

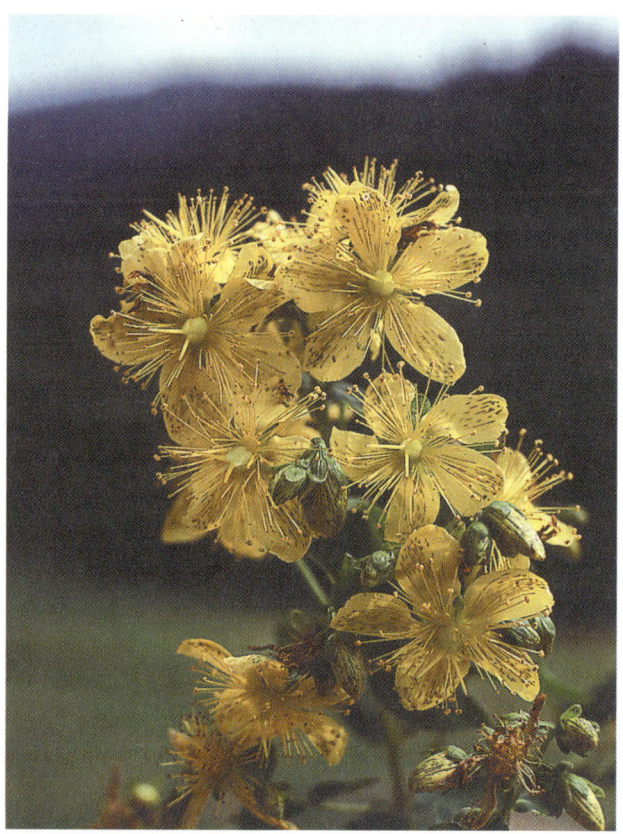

Hypericum perforatum, JOHANNISKRAUT

Die Königskerze verjagt Mäuse

Kerzen in Katakomben

Die KÖNIGSKERZE kommt seit altersher in Mythos und Geschichten vor. Der Sage nach erhielt sie folgendermaßen ihren Namen:

Ein englischer König besuchte mit seinem kleinen Sohn die Ewige Stadt Rom. In den Katakomben verließ sie der treulose Führer, und da sie den Ausgang in der Dunkelheit nicht finden konnten, drohte ihnen der Hungertod. Sie beteten um Hilfe. Da ging plötzlich von der Blume, die der Königssohn am Eingang gepflückt hatte, ein Leuchten aus, so daß sie glücklich hinausfanden. Seither trägt die Staude den Namen „Königskerze".

Himmelbrand färbt Haare

Der griechische Arzt Dioskurides (1. Jahrhundert n.Chr.) lobte die Pflanze in seinen Schriften u.a. als hervorragendes Haarfärbemittel (auch Wolle und Baumwolle läßt sich schön gelb damit färben).

Im alten Rom wurde sie so geschätzt, daß der römische Autor Marcellus Empiricus um 65 v.Chr. berichtete, man dürfe die Königskerze nur mit einer Beschwörungsformel pflücken. Den Namen „Himmelbrand" trägt die Pflanze wohl aufgrund ihres hoch aufschießenden Wuchses. „Brand" wird als etwas Hohes gedeutet (Alpenpaß „Brenner").

Der Botaniker Brunfels schreibt in seinem Kräuterbuch: „So mans mit harz oder bech (Pech) überstreycht, brennet es wie eine kertz (Kerze)". Ob der Name „Fackelblume" oder „Kerzenkraut" daher rührt?

Kultpflanze der Sommersonnenwende

Wegen der großen gelben Blüten und der Blütezeit im Hochsommer spielte der Himmelbrand im Sonnenwendkult eine Rolle.

Im früheren Ostpreußen zogen die Mägde am Johannistag einen Königskerzenstengel aus dem Boden und hängten ihn über ihr Bett; die Magd, deren Pflanze zuerst welkte, mußte als erste mit ihrem Tod rechnen.

Auch die Sage, daß der geheimnisumwitterte Farnsamen (s. „Farn") an Johanni zu finden sei, wenn man ein Blatt der Königskerze unter das Farnkraut legt, ist auf den oben erwähnten Sonnenkult zurückzuführen.

In Süddeutschland, vor allem in Bayern, hieß es vielfach, daß der Blitz einschlage, wenn man den Himmelbrand abreiße. Daher stammt auch die Bezeichnung „Gewitterblume" oder „Wetterkerze". Diese unheilbringende Eigenschaft verwandelte sich ins Gegenteil, wenn man die Königskerze im Weihbuschen am 15. August (Mariä Himmelfahrt) in der Kirche segnen ließ. Die Gläubigen bewahrten den Strauß sorgsam auf. Nahte ein schweres Gewitter, streuten sie ein paar getrocknete Blüten ins Feuer. Auch bei Krankheiten des Viehs mischten Bauern sie unters Futter.

Petri Heil und Anglerlatein

Eine besondere Bewandtnis hatte es mit dem Samen der Königskerze: wer angeln gehen wollte, streute abends heimlich den Pflanzensamen ins Gewässer. Am nächsten Tag erschien der Hl. Petrus selbst, um beim überreichen Fischfang zu helfen! Erklärbar ist dieser Brauch durch den Saponingehalt der Pflanze, der nervenlähmend und betäubend auf die Fische wirkt.

Die Himmelbrandsamen verhalfen den zahnenden Kindern zu einem prächtigen Gebiß, wenn sie in einem Leinensäckchen verborgen getragen wurden und zwar auf der Brust für die Schneidezähne, auf dem Rücken für die Backenzähne.

Mäuseschreck

Als Sonnwendblume schrieb man der Pflanze apotropäische Eigenschaften zu, ihr alter Name „Unholdenkerze" mag darauf hindeuten. Besonders gegen Mäuse schien dieses Kraut gewachsen zu sein: in Mauselöcher gesteckt, vertrieb es deren kleine Bewohner, und zwischen den eingebrachten Roggen legten die Bauersleute als Schutzwall gegen die Nager kleingeschnittene Königskerzen.

Amulett aus dem „Frauendreißiger"

Auch die Sympathiemedizin wußte sich der Staude mannigfaltig zu bedienen. In „rothen Zindel"(zarte Seide) oder Taft gewickelt und um den Hals in Höhe des Herzens als Amulett getragen, sollte die Wurzel empfängnisverhütend wirken und gegen den Schlag und alle „Flüß des Leibes" helfen. Dazu mußte der Anwender sie aber unter besonderen Bedingungen ausgraben: entweder in der Johannisnacht oder an einem Freitag vor Sonnenaufgang zwischen dem 15. August (Mariä Himmelfahrt) und dem 8. September (Mariä Geburt) bei abnehmendem Mond. Dieser als „Frauendreißiger" bezeichnete Zeitraum war besonders günstig zum Kräutersammeln. Als Grabwerkzeuge hatte dabei ein Goldstück (Sonnenkult!) zu dienen.

Mit geschabter Kreide gegen Gicht

Abenteuerlich klingt ein altes Hausrezept gegen Podagra (= Gicht):

Das kleingeschnittene Königskerzenkraut mußte zusammen mit pulverisierter Kreide in Wasser gekocht werden, in welchem der Schmied vorher seine glühenden Eisen abgelöscht hatte. Nachdem der Patient in diesem Sud seine Füße gebadet hatte, schüttete er das Wasser samt Kraut und Kreide in ein Erdloch und scharrte es zu. Sobald die organischen Stoffe verwesten, würde der Kranke genesen.

Mit dem Himmelbrand sollten sich auch eine ganze Reihe anderer Krankheiten heilen lassen. Dazu mußte der Leidende vorher mit Weihbronnen (Weihwasser) ein Kreuz über den betroffenen Körperteil zeichnen und anschließend dreimal

„Unsere liebe Frau geht über das Land,
sie trägt den Himmelbrand in ihrer Hand"

sprechen. In der christlichen Mythologie ist die Königskerze der Maria zugeordnet. Mit dem „Himmelbrand" segnet sie das Land.

Schönes Haar

Der Arzt Matthiolus gibt in seinem Kräuterbuch ein Rezept, wie die Haare schön lang wachsen. Wem spärlicher Haarwuchs Kummer bereitet, mag es ausprobieren:

Ein Glas randvoll mit Blüten füllen, verschließen und in die Sonne stellen. Nach einigen Tagen beginnt eine schleimhaltige Flüssigkeit auszuschwitzen. Diese abtrennen und mit einem Bürstchen auf dem Kopf verteilen.

Wetterorakel

Facettenreich war die Verwendung der Königskerze als Orakel. Neigte sich die Spitze der Staude nach Westen, war mit schlechtem Wetter zu rechnen, nach Osten gewandt verhieß sie Sonnenschein. Tief am Stengel angeordnete Blütenkränzchen bedeuteten frühen Schnee. Folgte auf die erste Blütenreihe wieder eine Blattrosette, so waren nach einem ersten Schneefall eine längere Zeit keine weiteren Niederschläge zu erwarten. Standen jedoch hoch am Stengel viele Blüten, dann stellten sich erst zum Frühjahr hin Schneefälle ein. Die Anzahl der Blütenringe insgesamt gab gleichzeitig Aufschluß über die Zahl der Schnee-Einbrüche. In der Altmark prophezeihte man die Kürze oder Länge des Winters (daher auch „Winterblom" genannt) je nach der Tendenz der Pflanze, wenige oder zahlreiche Blüten zu entwickeln.

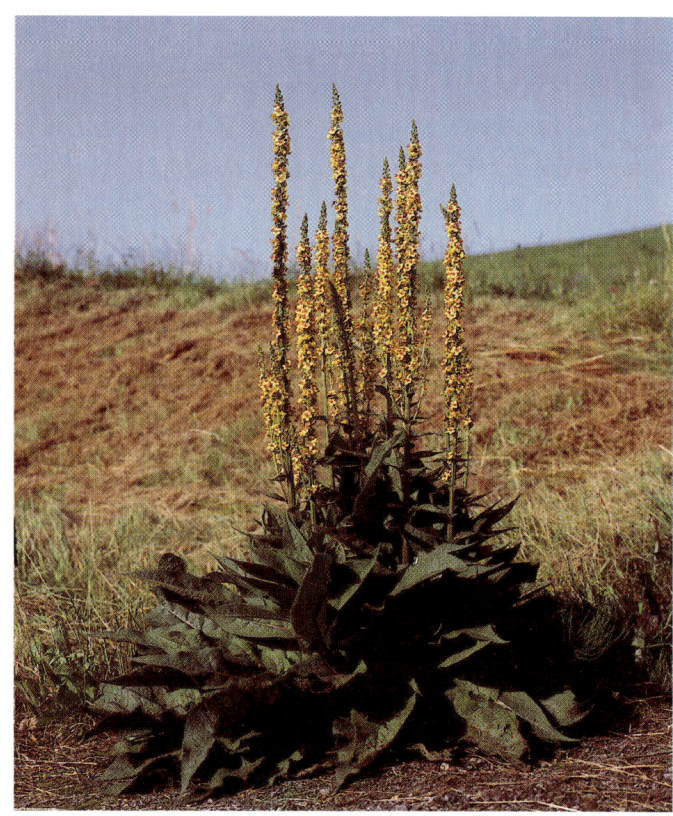

Verbascum nigrum,
SCHWARZE KÖNIGSKERZE

Vorkommen:
Trockenrasen, steinige Plätze, buschige Hänge, Wegränder, Bahndämme

Tod und Fegefeuer

Schaurig war's, wenn am Haus oder gar auf dem Grab eines Verstorbenen eine Königskerze aufblühte. Die Seele befand sich dann im Fegefeuer und bat die Angehörigen, für sie eine Wallfahrt zu machen. Hier sollte wohl die gelb blühende Pflanze ans lodernde Höllenfeuer erinnern.

Die Blume schien auch sonst noch an traurigen Ereignissen teilzunehmen: fuhr ein Leichenwagen an einem Himmelbrand vorbei, verloren die Blüten augenblicklich ihren Duft.

Frühere Verwendung

Wie anders nimmt sich die Verwendung in der Volksmedizin aus!

Pfarrer Kneipp sagt der Pflanze herzstärkende Wirkung nach. Einer kräftigen Fleischbrühe sollten neben dem üblichen Suppengrün auch einige Blättchen der Königskerze (auch Wollkraut genannt) beigefügt werden. Der Tee, bei Stockschnupfen durch die Nase aufgezogen, wirke, „wie wenn ein Kaminfeger hinaufgestiegen wäre".

Die Blüten, drei Wochen in Olivenöl an der Sonne stehengelassen, liefern das Wollkrautöl. Täglich 15 Tropfen davon eingenommen, sollen gegen Harninkontinenz (= Unvermögen, den Urin zu halten) wirken. Gegen Schwerhörigkeit helfen angeblich zweimal täglich 2-3 Tropfen ins Ohr geträufelt.

Heutige Verwendung:

Name: Windblumen- oder Gemeine Königskerze, Himmelbrand, Fackelblume, Kerzenkraut, Windblumen, Wollkraut, Unholdenkerze, Feldkerze, Zöllich, Brennkraut, Frauenkunkel, Johanniskerze, Neunmannskraft, Schafsschwanz, Wetterkerze; Verbascum phlomoides

verwendete Pflanzenteile:
    Blüten

Inhaltsstoffe:
    Schleimstoffe, Saponine (= seifenähnliche Stoffe), Flavonoide

Wirkung und Verwendung:
    auswurffördernd bei Husten, harntreibend, als Rheumamittel, äußerlich zur Wundbehandlung

Kräuterweihe – ein uraltes Ritual

St. Mariä Würzweihe

An vielen christlichen Festen ist es noch heute in einigen katholischen Gegenden Deutschlands üblich, Kräuter und Blumen in die Kirche vor den Altar zu bringen, wo sie geweiht werden. Einen besonders hohen Stellenwert nimmt innerhalb dieser Festtage Mariä Himmelfahrt (15. August), auch „großer Frauentag" genannt, ein. Seit dem 9. Jahrhundert erscheint dieser Tag im Kölner Festkalender und gehört damit zu den ältesten und höchsten Marienfesten. Alte Bezeichnungen wie „Marien Krudswyhung", „St. Mariä Würzweihe", „Büschelfrauentag" oder „Krautsweihtag" unterstreichen die besondere Bedeutung dieses Tages für die Heilkunde.

Fromme Legenden

Nach der Legende findet die Kräuterweihe an Mariä Himmelfahrt statt, weil Maria die „Blume des Feldes und die Lilie der Täler" war. Nach einer anderen frommen Erzählung öffneten die Apostel das Grab der Gottesmutter noch einmal. Sie fanden aber statt des Leichnams Blumen darin.

Im Weltbuch von 1534 berichtet Sebastian Franck, an Mariä Himmelfahrt „da tregt alle welt obs (Obst)/ büschel allerley kreuter/ in die kirchen zu weihen/ für alle sucht und plag überlegt/ bewert. Mit diesen kreutern geschicht seer vil zauberei."

Dank für die Ernte

Die Wurzeln der Kräuterweihe reichen weit bis zu den Urmysterien der Menschheit zurück. Als vorchristliches Natur- und Erntedankfest fand es Eingang in den kirchlichen Marienkult. Besonders in den ländlichen Regionen Süddeutschlands, u.a. in Oberschwaben ist der Brauch noch sehr lebendig:

Blumen aus dem Hausgarten, Heilkräuter, Ähren der verschiedenen Getreide und Früchte wie Lauch, Zwiebeln und gelbe Rüben werden zu einem bunten Strauß zusammengebunden, auf den Altar gestellt und mit einem Segensgebet geweiht.

Neunerlei Buschen und magische Zahlen

Das traditionelle Kräuterbüschel mußte aus neunerlei Kräutern ('Neunerlei Buschen', 'Neunerlei Weihung') bestehen. In Oberschwaben wird die Königskerze als Zepter in der Mitte im Neunerbüschel von Johanniskraut, Schafgarbe, Baldrian, Tausendgüldenkraut, Arnika, Kamille, Wermut und Pfefferminze umrankt. In anderen Gegenden können die drei letzten Pflanzen durch Thymian, Meisterwurz und Basilikum oder durch Frauenmantel, Augentrost und Salbei ersetzt werden. Manchmal sind auch Holunder, alle Getreidearten, Haselnuß und Vogelbeere, Flachs, Schilf, Rosmarin und neuerdings auch Gartenblumen mit von der Partie.

In einigen Landesteilen wurde der Neunerleibuschen auf 15 Kräuter erweitert. In so einem „Fünfzehnerbuschen" waren enthalten: Königskerze, die in der Mitte prangen mußte, Mooskolben, Bibernell, Johanniskraut, Glockenblume, Teufelsabbiß, Kümmel, Minze, Margerite, Raute, Eberwurz, Liebstöckel, Bittersüßer Nachtschatten, Fünffingerkraut und Wermut. Mit der Zeit erhöhte sich die Zahl stellenweise auf 77, ja sogar auf 99

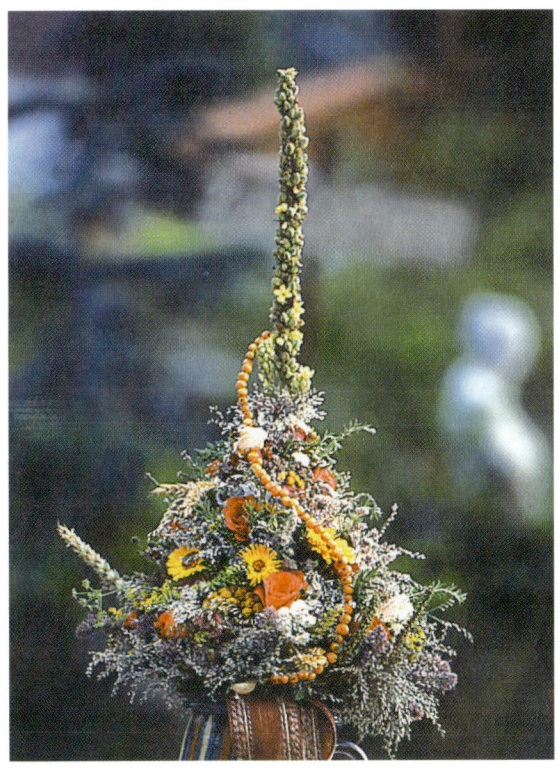

Dieser wunderschöne NEUNERBUSCHEN
wurde gebunden in der „Blumenschule"
in Schongau/Allgäu

Kräuter – wohl um das Spektrum der in Feld und Flur sichtbaren Schöpfung zu erfassen. Die vorgeschriebenen Pflanzenanzahlen von 9, 15, 77 oder 99 beruhen auf alten magischen Zauberzahlen, die sich bis in die babylonische und assyrische Zeit zurückverfolgen lassen.

Brauchtum

Alle Kräuter mußten am Vorabend oder an Mariä Himmelfahrt vor Sonnenaufgang zusammengetragen werden. Das Sammeln selbst mußte „unbeschrieen" geschehen, das heißt, man durfte von niemandem gesehen werden. Auf keinen Fall war es erlaubt, die Pflanzen beim Ausgraben mit der Hand anzufassen, alle Zauberwirkung ginge dann verloren. Die für die Kräuterweihe bestimmten Pflanzen durften auch nicht mit einem Messer oder einer Schere geschnitten, sondern mußten mit der linken („zum Herzen stehenden") Hand gebrochen werden – eine bereits in der Antike gültige Vorschrift, Heil- und Zauberkräuter sine ferro (ohne Eisen) zu gewinnen. Die geweihten Büschel halfen gegen Verzauberung des Viehs. Nahte ein Gewitter, warf die Hausfrau einige Stengel ins Herdfeuer und schloß die Tür, damit der Rauch nicht hinausziehen und der Blitz nicht ins Haus einschlagen konnte. Mit frischen Kräutern sollten auch die Speisen am Gründonnerstag zubereitet werden, damit alle übers Jahr vom Fieber verschont blieben.

Nicht selten gaben die Hinterbliebenen den Toten etwas von den Kräutern mit in den Sarg. Eheleute legten einen Zweig des Büschels ins Bett, damit sie Glück in der Ehe hatten.

Schweinefett am Pflug

Das Getreide des Weihbuschens vermengte der Landmann mit dem Saatkorn, um die spätere Ernte ertragreicher ausfallen zu lassen. Vor der ersten Benutzung im Frühjahr schmierte er den Pflug mit Schweinefett, das im Kräuterbuschen mitgeweiht worden war. Viele der Pflanzen sind Heilkräuter und wurden in alten Zeiten zum Wettermachen und als Gegenzauber verwendet. Deshalb hatte die Kirche zeitweise diesen Kräuterkult bekämpft, bis die Weihe der Pflanzen in das christliche Jahresbrauchtum einbezogen wurde. In manchen Pfarrhäusern bewahren die geistlichen Herren den Kräuterwisch sogar bis ins folgende Jahr auf und verbrennen ihn dann zu Asche – für Aschermittwoch.

Liebstöckel – kein Liebeszauber

Liebstöckel – ein Liebeskraut?

Wenn eine Pflanze schon LIEBSTÖCKEL heißt, dann muß sie auch eine immense Wirkung im Liebeszauber haben, so meinte jedenfalls die mittelalterliche Volkserotik. Aus ihren Wurzeln braute man Liebestränke, und die Mädchen trugen das stark duftende Kraut am Mieder, um den Liebsten zu betören.

Heiratsfähige junge Männer glaubten, durch Tragen des Krautes unwiderstehlich für das andere Geschlecht zu werden. In manch geheimen Liebestrank wurde wohl die vermeintliche Wunderkraft ausgenutzt. Mädchen, die am Siebenbrüdertag (10. Juli) Liebstöckel kauten, heirateten noch im selben Jahr und sollten später Mutter von sieben Söhnen werden.

Sprachlicher Irrtum

„Liebstöckel" hat allerdings nichts mit „Liebe" zu tun, es handelt sich hier um einen etymologischen Irrtum. Der Name ist aus der althochdeutschen Bezeichnung „lubistechal" entstanden, eine Wortverstümmelung aus dem lateinischen Namen „Levisticum". Dieser geht auf das antike (griechische) Wort libisticon = libysches Kraut, oder auch auf ligusticum = in Ligurien wachsend, zurück. Dieser „etymologische Aberglaube" ist nicht nur auf den deutschen Sprachraum beschränkt. In England wird die Pflanze in Anlehnung zu „love" lovage genannt, und ihr russischer Name ist „ljubistoku" von ljubu = lieb.

Immerhin ging der mit der Pflanze verbundene Liebesglaube in Deutschland so weit, daß fürsorgliche Mütter ihren Töchtern in der Kindheit das Kraut mit ins Badewasser gaben, um ihnen später die Gunst der Männer zu sichern.

Gegen Schlangen, Zauberei und Unheil aller Art

Wie andere stark aromatisch duftende Doldenblütler diente der Liebstöckel zur Abwehr von Unheil aller Art. Am Himmelfahrtstag aufs Kreuz gebunden, bewahrte er das ganze Jahr vor Rückenschmerzen. Vielfach gehörte die Pflanze zu den an Mariä Himmelfahrt oder Fronleichnam geweihten Kräutern. Ihr schrieb man Kraft gegen jede Zauberei zu, besonderen Schutz genoß das Vieh. Rinder, denen die Hörner mit Liebstöckelöl bestrichen waren, wurden friedlich, und der Brutgans legte man Blätter der Staude ins Nest, um den Gänseküken das Schlüpfen zu erleichtern.

Auf die Fußsohlen gestrichen, schreckte das Öl die Schlangen ab und schützte so vor deren Bissen.

Hexen konnte der erkennen, der Liebstöckel bei sich trug, den er in der Karfreitagsnacht unter Anrufen der drei höchsten Namen gegraben hatte.

Geheimnisvoll bleibt sicher das alte Rezept des aus grüner Eidechse und getrocknetem Liebstöckel gebrannten Pulvers, mit dem sich alle Schlösser öffnen ließen.

Auch Hexen bedienten sich der Pflanze

In einem Hexenprozeß des Jahres 1681 berichtete die Angeklagte, sie habe Menschen durch eine mit Haaren, Erbsen und Hühnerbeinchen geladene Röhre des Liebstöckels erschossen.

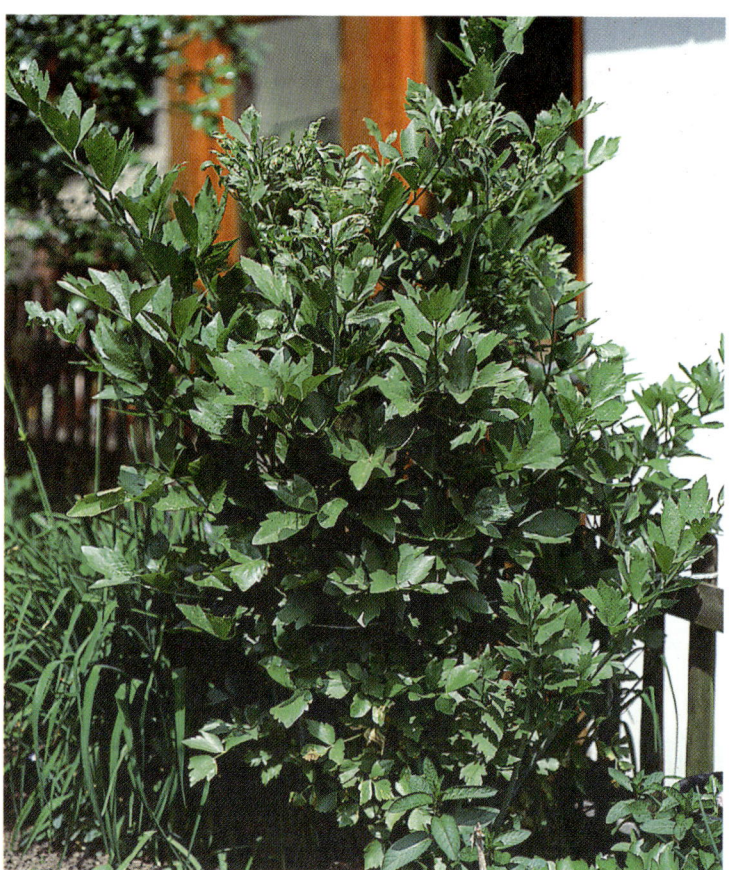

Levisticum officinale, LIEBSTÖCKEL

Vorkommen: Gewürzpflanze in Gärten

Volksheilkunde

Trotzdem findet die Pflanze in der Volksheilkunde vielfältige Verwendung. So soll sie Bauch- und Hauptweh stillen, auf Leber und Milz anregend wirken und gegen Husten und Halsweh helfen, vor allem wenn die hohlen Stengel als Trinkrohre benutzt werden.

Ein Kräuterarzt des 17. Jahrhunderts empfiehlt: „Vom Samen morgens nüchtern getrunken, führt gar heftig ab. Wer die Gicht in den Füßen hat, da ist der Samen gut, gebraucht man ein Klystier. Liebstöckel über Nacht in Wein gelegt, den getrunken, bringt den Frauen ihre Zeit (menstruationsfördernd). Der Samen ist stark zu gebrauchen, er zerbricht das Geschwür und macht auf, darauf gelegt; treibt die Geburt gewaltig aus. Die Wurzel samt dem Samen in Wein gesotten, getrunken, treibt die Gelbsucht und schwarz Melancholie aus dem Leib".

Heutige Verwendung:

Name: Liebstöckel, Gebärmutter-, Gichtstock-, Liebstengelwurzel, Maggikraut, Labstock, Sauerkrautwurz; Levisticum officinale

verwendete Pflanzenteile:
Kraut, Blätter, Wurzel

Inhaltsstoffe:
ätherische Öle, Cumarine (Abkömmlinge des Cumarins, dem Geruchsstoff des Waldmeisters)

Wirkung und Verwendung:
harntreibend, schleimlösend bei Katarrh, krampflösend, blähungstreibend, als Magenmittel; zur Herstellung von Kräuterlikören, als Küchengewürz

Schicksalsbaum Linde

Wohlgesonnener Baumgeist

In vielen Sagen, Märchen, Liedern und Geschichten ist die LINDE einbezogen, galt sie doch seit frühesten Zeiten als Sitz eines Baumgeistes, der den Menschen wohlgesonnen ist.

Charakterisierte die Eiche durch ihren knorrigen Wuchs eher das Männliche, so kennzeichnete die Linde mehr weibliche Attribute, wie Milde, Geborgenheit und Sanftmut.

Namen

Das germanische „linta", „lindi" bedeutet „weich, zart, mild".

Es gibt Hunderte von Orts- und Familiennamen mit der Anfangs- oder Endsilbe „Linde", z.B. die Orte Lindeck, Lindenburg, Lindau, Hohenlinden und die Familiennamen Lindhorst und Lindner. Auch Leipzig ist eine „Linden-Gründung", der Name ist slawischen Ursprungs und kommt von lipa = Linde.

Zu erklären ist die Bedeutung des Baumes durch seine auffallende äußere Gestalt. Betrachtet man ein ausgewachsenes Exemplar, so fällt die prächtige, weit ausladende Krone ebenso wie die wohlgeformte Herzgestalt der Blätter ins Auge, die Nase nimmt den süßen Duft der Blüten wahr. All das hat schon immer die volkstümliche Poesie angeregt: „Am Brunnen, vor dem Tore, da steht ein Lindenbaum", singt das Lied, und Walther von der Vogelweide dichtete: „Da unter den Linden auf der Heide …".

Philemon und Baucis

Oft sind Lindengeschichten zugleich Liebesgeschichten, eine Referenz an die herzförmigen Blättchen als Symbol der Zuneigung. Die Germanen weihten den Baum ihrer Liebes- und Glücksgöttin Freya. In einer der schönsten Geschichten der griechischen Mythologie werden Philemon und Baucis, die zwei als arme Wanderer verkleidete Götter gastfreundlich aufgenommen hatten, zum Dank vor der Sintflut gerettet und später in zwei eng umschlungene Bäume, eine Eiche und eine Linde, verwandelt.

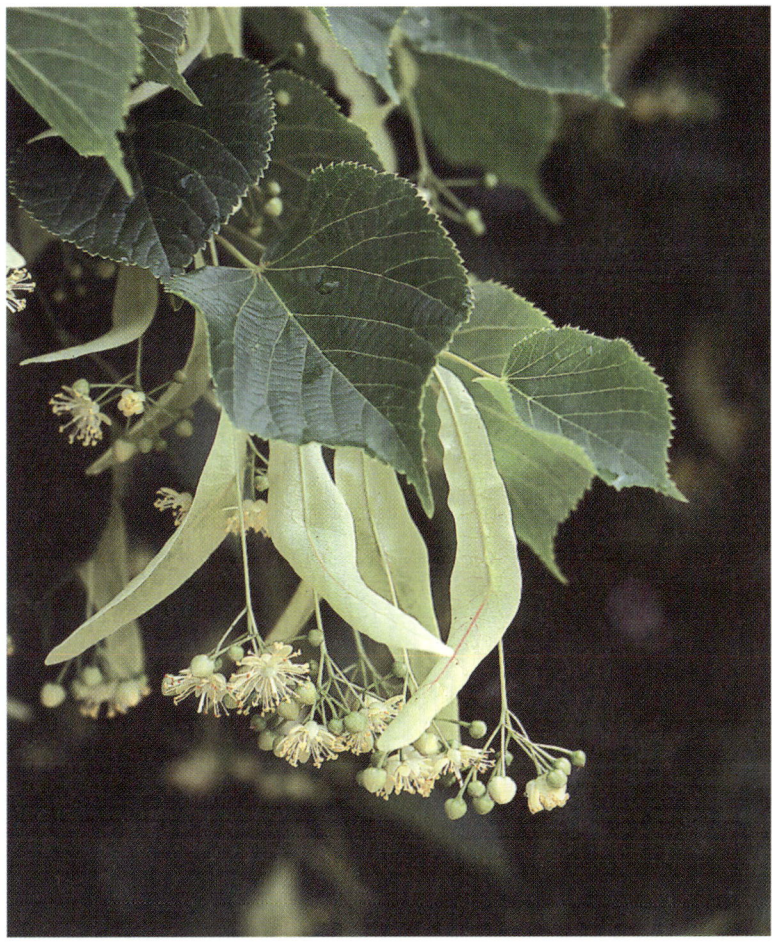

Tilia cordata, WINTER-LINDE: Blüte

Gerichtslinde

Die Linde galt früher als Schicksalsbaum für einen Menschen, und am Tag der Geburt des Stammhalters pflanzte der stolze Vater, gleichgültig ob Kleinbauer oder Feudalherr, eine Linde.

In den heiligen Hainen waren die Wallfahrtsalleen mit Linden bepflanzt, und schon in der Zeit weit vor Karl dem Großen stand in den allermeisten Dörfern der weit ausladende Baum, unter dem sich die Bewohner zu Beratungen, Gerichtstagen und Festen versammelten.

In mittelalterlichen Urkunden ist häufig zu lesen: „Gegeben unter der Linde" oder „Gegeben bei den Kirchen unter den Linden." Der Gebrauch als Gerichtsbaum ist bis heute in der Redewendung „unter der Linde

Schicksalsbaum Linde

kommt die Wahrheit zutage" erhalten. Die große Bedeutung des Baums mögen zwei Beispiele aus Schleswig-Holstein verdeutlichen:

In dem Ort Nortorf (nördlich von Neumünster) stand eine Linde, unter der Trauungen und Verträge geschlossen wurden, die man dann offiziell mit einem Daumendruck auf den Baum besiegelte.

In Dithmarschen stand eine Wunderlinde – ihre Äste bildeten Kreuze. Sie verdorrte, als die Bewohner ihre lang verteidigte Freiheit an den Dänenkönig verloren. Erst, wenn auf dieser Kreuzlinde eine Elster nistet, die fünf weiße Junge ausbrütet, wird der Baum wieder grün werden und die Bauernrepublik neu erstehen, hieß es.

Siegfrieds Lindenblatt

In der wohl bekanntesten Sage des deutschen Altertums, dem Nibelungenlied, spielt ein Lindenblatt im Leben und Tod des Drachentöters Siegfried eine bedeutende Rolle.

Ein oft genanntes Motiv in anderen Erzählungen ist ein verdorrter, in die Erde gesteckter Lindenzweig, der zum Zeichen der Unschuld eines Angeklagten wieder grün wurde.

Viel Zauberei und Aberglaube

Blätter, Blüten, Holz, Bast, alle fanden sie Eingang in die Volksmedizin. Rührten die Eltern Lindensprößlinge in den ersten Brei des Kindes, hatte es nie unter Zahnschmerzen zu leiden. Kopfweh verschwand durch um das Haupt gelegte Lindenblätter. Mit Lindenholz wurden die Kräuter ausgegraben, die gegen angezauberte Krankheiten schützen sollten. Diesem Holz sagte man nämlich die Eigenschaft nach, seine günstigen magischen Kräfte auf alle Heilpflanzen zu übertragen, die mit einer Schaufel aus Lindenholz ausgehoben wurden. Auf die Äcker streute der Bauer Lindenasche, die das vom Teufel geschickte Ungeziefer vertrieb.

Wer das hohe Ansehen des Baumes mißachtete und „an einen Lindenstamm pißte, bekam zur Strafe eine Warre (= Gerstenkorn)". Als Gegenmittel mußte mit drei Lindenblättern über die Augen gestrichen werden.

Um die Brust gebundener Lindenbast schützte als Talisman vor jeder Zauberei. Schlug der Knecht behextes Vieh mit einem Lindenzweig, traf er gleichzeitig den Übeltäter des Spuks. Wer Lindenholz in Form eines Kreuzes bei sich trug, war gefeit gegen Verwundung durch Eisen.

Marienlinde

Nach der Christianisierung wurde der als „Hexenbaum" der Heidenzeit verteufelte Baum in „Marienlinden" umgewandelt. Eine Sage berichtet dazu:

In Bad Hub stand eine Linde mit einem Marienbild. Zur Zeit der Bilderstürmer wuchs Rinde darüber. Später hörten die Vorübergehenden Töne im Baum, hielten ihn für verhext und wollten ihn fällen. Beim ersten Axthieb fiel die Rinde ab, und das unversehrte Bild kam zum Vorschein.

Liebling der Bienen und gut bei Gicht

Daß die Linde eine gute Bienenweide darstellt, beobachtete man schon im Mittelalter. Ernst Konrad von Megenberg, der große Naturforscher und Domherr von Regensburg (1309-1374) schrieb, daß „des paums plüet (Blüte) haben viel honigs und wachses und darumb sitzend die peinen (Bienen) gern darauff." In der Sympathiemedizin wurden Krankheiten, wie z.B. Gicht, auf den Baum übertragen. Dabei war zu sprechen:

„Gichtfluß, du sollst stehen
Du sollst vergehen
Sollst verschwinden
Wie das Laub an der Linden
Bei den Toten sollst du's finden
Im Namen des Vaters usw."

Aus alten Kräuterbüchern

Nach der Signaturenlehre helfen Pflanzen, die die Rinde leicht abstoßen, zur Reinigung der menschlichen Haut. Da die Blüten gelb wie Harn oder Galle sind, sollten sie bei Leber- bzw. Nierenleiden helfen.

In einem alten Kräuterbuch von 1679 steht: „Das Wasser von Linden gebrannt/ ist gut wider die Colicam (Kolik) oder Grimmen/ und Risse der Därme, so von der ersten Ruhr versehrt sind. Ist auch nützlich denjenigen/ so das fallende Siechtum haben. Die glühende Kohle von Lindenholz in Essig gelöscht/ mit Krebsaugen eingenommen/ treibt aus das gesteckte Blut und ist auch denen, die Blut speien/ sehr bequem."

Der Arzt Antonius Mizaldi, 1753, empfiehlt bei Fallsucht: „Linden- Blüth-Wasser ist denen Epilepticis gut, und kan gebrauchet werden, wie man will."

Heutige Verwendung:

Name: Winterlinde: Tilia cordata; Sommerlinde: Tilia platyphyllos; Bastholzlinde, Schmeerlinde, Augustlinde, Stirnlinde, Hartlinde, Waldlinde

verwendete Pflanzenteile:
Blüten

Inhaltsstoffe:
ätherische Öle, Gerbstoffe, Calciumoxalat, Flavonoide, Schleimstoffe

Verwendung:
schweiß- und harntreibend, auswurffördernd (bei Katarrhen der Atemwege)

Geheimnisvolle und immergrüne Mistel

Öffnet das Tor der Unterwelt

Die MISTEL gehört wie die Alraune zu den ältesten und wichtigsten Zauberpflanzen. In der griechischen Mythologie mußte sich der trojanische Held Äneas die „goldene Zauberrute" (Mistel) beschaffen, als er in die Unterwelt eindringen wollte. Diese gab er Persephone, der Tochter des Zeus und der Erdenmutter Demeter. Der Mistelzweig diente dem Gott Merkur zur Öffnung der Pforten des Hades, wenn er die Toten ins Reich der Schatten begleiten mußte. Die Gallier, die keltischen Vorfahren unserer westlichen Nachbarn in Frankreich, kannten nichts heiligeres als die

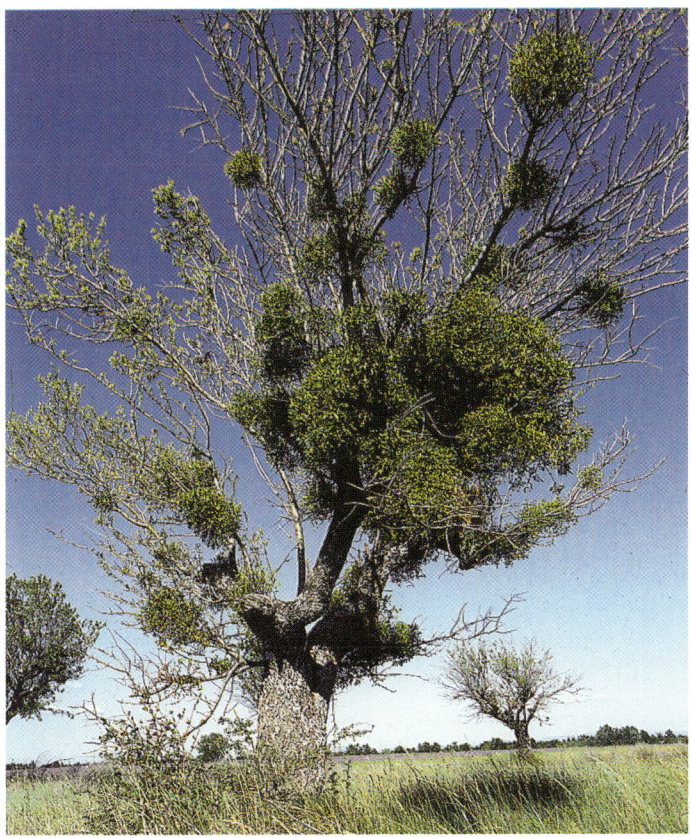

Viscum album,
MISTEL auf Mandelbaum
Vorkommen:
Halbschmarotzer auf verschiedenen Laub- und Nadelhölzern

Mistel, die auch als Hexen- oder Donnerbesen, Drudenfuß oder Vogelbeinkraut bezeichnet wird.

„Miraculix"

Der römische Schriftsteller Plinius berichtet über die Mistelverehrung folgendes: der weißgekleidete Druide, der Priester der Kelten, bestieg den misteltragenden Baum und schnitt mit einer goldenen Sichel das begehrte Objekt. Es wurde dann zum Schutz vor Berührung mit der unreinen Erde in einem weißen Mantel aufgefangen (vergleiche „Miraculix" in dem Comic 'Asterix').

Tödlicher Mistelpfeil

In der nordischen Mythologie tötet der blinde Hödur unwissend seinen göttlichen Bruder, den jugendlich schönen Baldur. Die germanischen Gottheiten, Odin und Freya, hatten allen Dingen auf Erden den Eid abgenommen, dem Lichtgott Baldur keinen Schaden zuzufügen. Allein die Mistel, „östlich von Walhall wohnend", deren Wurzeln die Erde nicht berühren, war an diesen Schwur nicht gebunden. Daher konnte der ahnungslose Hödur, tückisch überlistet von Loki, dem Dämon im Reich der Asen, den sonst unverwundbaren Baldur mit einem Pfeil aus Mistelzweigen töten.

In der altnordischen Sagensammlung Edda ist dazu zu lesen:

„Ich sah dem Baldur, dem blühenden Gotte,
Odins Sohn, Unheil drohen.
Gewachsen war hoch über den Wiesen
der zarte, zierliche Zweig der Mistel.
Von der Mistel kam häßlicher Harm,
da Hödur schoß."

Daß der Mistel hier eine tötende Wirkung zugeschrieben wird, erklärt sich aus der Beobachtung, daß sie befallene Bäume durch Entzug von Nährstoffen schädigt. Die Mistel galt daher als Werkzeug des Bösen und wurde zu Zaubereien und geheimen Künsten benutzt. Da sie auf entlaubten Bäumen auch bei größtem Frost grün bleibt und durch ihren regelmäßigen zweiteiligen Wuchs auffällt, schrieb der Volksmund ihr etliche heilkräftige und wundersame Dinge zu. Sie sollte gegen Pest und Rotlauf (Gesichtsrose), gegen Krämpfe und das böse Wesen der Kinder, Fallsucht (Epilepsie), Gicht und Würmer helfen.

Rosenkränze aus Mistelholz

Aus einem Handelsbuch des 15. Jahrhunderts geht hervor, daß der Handel mit Paternostern (Rosenkränze, Gebetsschnüre) aus Mistelholz recht einträglich gewesen sein muß: ein Straßburger Händler schuldete einem Kaufmann aus Ulm nicht weniger als 450 Gulden für gelieferte „mischtlin pater noster".

Diebe, Milch und Pferdehaare

Mit Hilfe der Zauberkraft der Mistel sollte man Diebe fangen, alle Schlösser sprengen und, als Wünschelrute eingesetzt, verborgene Schätze finden können. Als große Besonderheit und Seltenheit galt die Haselmistel, die einen Schatz anzeigte. Gold und Edelsteine steckten angeblich so tief im Boden wie sich die Mistel über der Erde befand.

Ein Zweig, im Haus oder Stall aufgehängt, schützte vor allem Unglück. Schlug die Kuh beim Melken aus, war also verhext, mußte der Stallknecht ihr drei Schläge mit einer Mistelrute geben.

Ein eigenwilliges Pferd, das nicht bei der Herde bleiben wollte, ließ sich folgendermaßen zähmen:

Pferdehaar und Mistelzweig zum Büschel gebunden, steckte der Bauer in ein Loch in der Schwelle der Stalltür und verschloß es mit einem Haselpflock. Er höhlte den Hufabdruck des herausgeführten Pferdes aus, füllte ihn mit Salz und bedeckte ihn wieder mit Erde: der Zauber war gebannt. Hexen, die in Baumkronen ihr Unwesen trieben, wurden durch einen Mistelkranz um den Stamm festgehalten. Nach altem Aberglauben wuchsen Misteln vor allem auf solchen Bäumen, auf denen der Alp (= Nachtgespenst) gerastet hatte.

Weihnachtsmistelzweig

Eine Mistelbeere, in Silber gefaßt, machte gegen jeden Verhexungsversuch immun. Mistelsalbe sollte angezauberte Impotenz heilen. Fand ein Mädchen eine Mistel auf einem Apfelbaum, war eine baldige Heirat in Aussicht. So galt die Pflanze als Glücksbringer und Fruchtbarkeitssymbol. Hier ist die besonders in England anzutreffende Sitte, einen Mistelzweig zu Weihnachten an die Zimmerdecke zu hängen, einzuordnen. Das Mädchen, das unter so einem Zweig von einem Mann angetroffen wird, muß sich von ihm küssen lassen; vielleicht ist hier die Mistel Symbol der Fruchtbarkeit und des Wachstums.

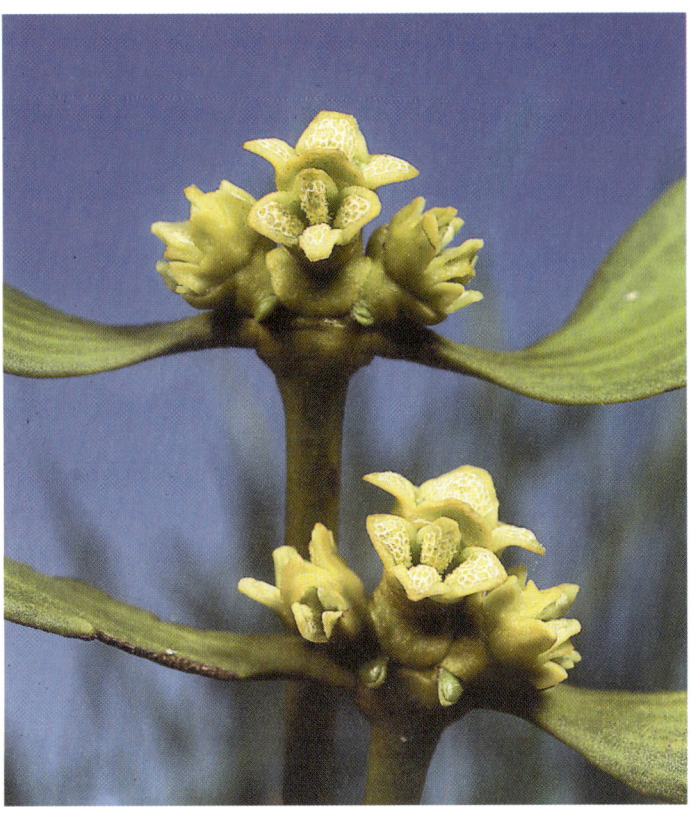

Viscum album, MISTEL
blühend

Gegen Unfruchtbarkeit

Das Immergrün des Strauches hielt die Hoffnung der Menschen auf die Wiederkehr des Frühlings aufrecht; die Mistel erschien deshalb als Begründerin des Lebens und Gedeihens. Seit urdenklichen Zeiten kurierte die Volksheilkunde die Unfruchtbarkeit bei Mensch und Tier mit Mistel-Medizin, und in Rauhnächten (zwischen Thomastag, 21.12, und Dreikönig, 6.1.) wird wohl heute noch manchmal auf einem Bauernhof ein Mistelzweig an die Stämme der Obstbäume gebunden, damit sie, nach einer alten Überlieferung, im kommenden Jahr reichlich Früchte tragen mögen.

Die alten Väter der Botanik

Von Theophrast, Dioskurides und anderen antiken Ärzten sowie Naturforschern wurde die Mistel stets eingehend behandelt. In allen Kräuterbüchern des Mittelalters finden sich immer wieder Hinweise auf sie. So bei der Äbtissin Hildegard von Bingen, bei Paracelsus, Matthiolus, Hieronymus Bock und Leonard Fuchs.

Gegen Fallsucht und erfrorene Glieder

Hildegard von Bingen hielt einen Sud gegen erfrorene Glieder für empfehlenswert, da die Mistel im Winter der Kälte auch trotze und grün bliebe.

Nach der Signaturenlehre fand die Mistel in erster Linie als Mittel gegen die Epilepsie Anwendung, die nach damaliger Vorstellung vor allem als Werk böser Geister anzusehen war. Hier scheint die der Mistel zugeschriebene Heilkraft auf mythische Anschauungen zurückzugehen: wie die auf dem Baum wachsende Mistel nicht auf die Erde fallen kann, so kann auch der Epileptiker nicht „fallen", solang er eine Mistel bei sich trägt oder eine Abkochung von ihr getrunken hat. Gegen andere Krankheiten setzten die Heilkundigen sie seltener ein, wie gegen Brustschmerzen, Muskelschwund und Krämpfe. In alten Arzneibüchern fehlt kaum einmal „Viscum quercinum" (= Eichenmistel) als Droge.

Da sie auf der Eiche ausgesprochen selten wächst, schrieb man ihr in dieser Form besonders starke Kräfte zu.

Sammelrituale, Fruchtbarkeitszauber

Das magische Element der Mistel tritt ausgeprägt in den Sammelritualen auf: „Wenn die Sonne im 'Sagittario' (22. November) steht und der Mond abnimmt, soll man am ersten, dritten oder vierten Tag vor Neumond mit einem Pfeil die Mistel vom Baum herabschießen und diese sodann mit der linken Hand (kommt vom Herzen!) auffangen."

Und welches kinderlose Ehepaar möchte letztlich der verlockenden Verheißung folgender Rezeptur widerstehen:

„Drei Mistelzweige in einem halben Liter weißen alten Weines mit etwas Zucker unter Anrufen der drei höchsten Namen drei Minuten lang gesotten und den Absud von beiden Eheleuten acht Tage vor Eintritt der Periode der Frau getrunken, bewirkt unfehlbar deren Schwangerschaft."

Mist und Vogelrute

Der Name „Mistel", mittelhochdeutsch „mistil" geht wahrscheinlich auf die germanische Bezeichnung „Mist" = tierische Exkremente zurück. Er ist als Hinweis darauf zu deuten, daß die Samen dieser Pflanze durch Vogelmist (besonders der Misteldrossel) auf die Bäume gelangen. Die Vorliebe vor allem der Drosseln für die weißen Scheinbeeren wurde ihnen zum

Verhängnis: man fertigte aus der schleimigen Substanz der Früchte einen Vogelleim zum Einfangen der Singvögel.

In der Volksmedizin empfahl Pfarrer Kneipp den Misteltee gegen Frauenleiden, Krämpfe und Epilepsie bei Kindern und gegen Bluthochdruck.

Heutige Verwendung

Auch heute noch werden aus der Mistel blutdrucksenkende Medikamente hergestellt.

Name: Mistel, Drudenfuß, Hexennest, Leimmistel, Donnerbesen, Vogelbeinkraut, Affolber, Kenster, Nistl, Heil aller Schäden, Wintergrün, Heiligheu, Heiligkreuzholz; Viscum album

verwendete Pflanzenteile:
Kraut

Inhaltsstoffe:
Lectine (Peptide = eiweißähnliche Stoffe), Flavonoide, Viscotoxin (spezifischer Mistelinhaltsstoff)

Wirkung und Verwendung:
als Tee: blutdrucksenkend, bei Rheuma und Arthrosen, als Krebsmittel (umstritten)

Das Frauenkraut Quendel oder wilder Feld-Thymian

Theriak

Der QUENDEL oder Thymian ist eine seit der Antike bekannte Heil- und Zauberpflanze. Der römische Autor Plinius Secundus (ca. 70 n.Chr.) berichtet in seinen Schriften, daß der damals weithin berühmte Theriak („Allheilmittel" aus vermutlich 77 Ingredienzien) des syrischen Königs Antiochus des Großen (um 2oo v.Chr.) u.a. Quendel enthalten habe.

Das Rezept für diesen Trank war in einen Felsblock vor dem Äskulaptempel auf der griechischen Ägäisinsel Kos eingemeißelt.

Vom Liebes- zum Marienkraut

Im klassischen Altertum opferten Frauen in den Tempeln der Liebesgöttin Aphrodite den Quendel zusammen mit Rosen. Reiche Athener, die jeden Körperteil mit einer anderen Salbe pflegten, verwendeten für Knie und Nacken Quendelsalbe (für Füße und Schenkel nahmen sie ägyptische, für die Brust phönizische, für den Arm Minzen-, für Haare und Augen Majoransalbe). Die nordischen Völker weihten den Quendel ihrer Liebes- und Fruchtbarkeitsgöttin Freya.

Nach der Christianisierung wechselte die Pflanze in ein Marienkraut; viele fromme Legenden berichten darüber.

Im Mittelalter erhielt der Quendel die Bezeichnung „unser frawen Bettstroe" (bei Matthiolus). Dieser Name oder auch Liebfrauenbettstroh, Kinderkraut, das dänische 'Mutter Maries sengehalm', die englische Bezeichnung „Our Ladies Bedstraw" und aus dem Slawischen übersetzt „Seelchen der Mutter" zeigen, daß der Quendel schon lange in ganz Europa als spezielles Frauenkraut angesehen wurde.

Nach einer flämischen Legende bereitete Maria dem Jesuskind ein Lager aus Feldthymian. In Tirol erzählt eine Sage, Maria hätte bei ihrer Vermählung mit dem Hl.Josef ein Kränzchen aus Quendel auf dem Haupt getragen. Wahrscheinlich deshalb schrieb man dieser Pflanze, zusammen mit anderen Kräutern zum Kranz gebunden und am Antlaßtag (Fronleichnam) in der Kirche geweiht, besondere Heil- und Schutzkräfte zu („Kranzelkraut").

Bei ihrer Reise über das Gebirge soll die Muttergottes auf einem „Karwendel- (im Bayerisch-Österreichischen die Bezeichnung für den Quendel-) rasen" gerastet haben.

Frauenkraut

Die am Johannistag (24. Juni) mittags 12 Uhr gesammelten Pflanzen verwendete die Schwangere als Tee bei der Niederkunft und zusammen mit anderen aromatischen Kräutern legte es die Hebamme der Gebärenden ins Lager. Auch stillende Mütter schätzten den Tee aus Feldthymian.

Litt ein Mädchen unter Gebärmutterschmerzen, sollte es sich neben ein Quendelpolster zur Ruhe legen. Ein Tier, meist eine Kröte als Personifizierung des Uterus', würde aus dem Mund des Mädchens kriechen, sich am Quendel laben und in den Körper der Kranken zurückkehren. Diese sei dann geheilt.

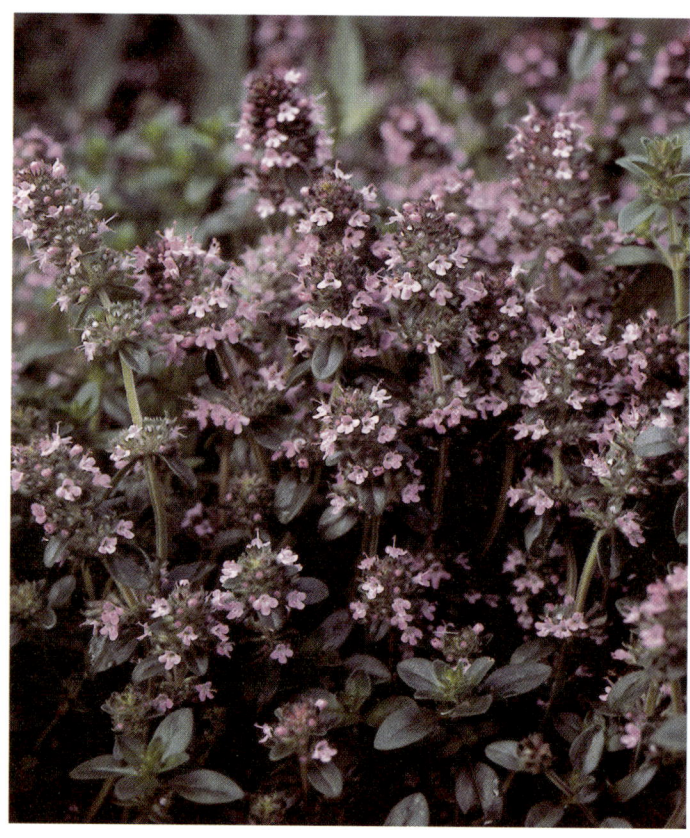

Thymus serpyllum, QUENDEL

Vorkommen:
an sonnigen Hängen, Dämmen, Weg- und Waldrändern, Sandfluren, trockener Rasen

Mit Teufelsdreck unter der Schwelle

Im Volksglauben spielte das Kraut eine große Rolle bei der Abwehr alles Bösen. Ein Kreuz aus geweihtem Kranzelkraut im Stall, Scheune oder Wohnhaus aufgehängt, schützte vor Blitzschlag und sonstigem Unheil.

Um die Milch vor schnellem Verderb zu bewahren, empfahl es sich, Quendel zusammen mit Teufelsdreck unter der Türschwelle zu vergraben. Wurde jemand vom Teufel verfolgt, sollte er laufen, bis er an einen Karwendelstock gelangte, und sich auf diesen setzen. Der Höllenfürst hatte dann keine Gewalt mehr über seine Seele.

Rettung in letzter Sekunde

Es konnte schon vorkommen, daß Lucifer ein Mädchen durch die Lüfte entführte. Von einem solchen, allerdings vergeblichen Versuch, berichtet folgende Sage aus dem Salzburgerland:

Auf einem Bauernhof lebte eine stolze, eitle Näherin. Alle Brautwerber waren ihr nicht gut genug. Eines Tages tauchte ein fremder Bursche auf, schmuck und vornehm gekleidet. Dieser gefiel dem jungen Mädchen sehr gut, und die beiden beschlossen, sich nachts davonzuschleichen, um in der Welt ein Leben in Saus und Braus zu führen. Die argwöhnische Mutter, der der unheimliche Fremde gar nicht gefiel, bat ihre Tochter, sicherheitshalber ein Sträußlein von frischem Kundlkraut (Quendel) und Widritat (Widertonmoos) vor ihrem Fenster zu befestigen. Der Freier näherte sich in der Nacht, in der geflohen werden sollte, blieb aber in einiger Entfernung von Haus wie gebannt stehen, sah die Kräuter und schrie in ohnmächtiger Wut:

„Kundlkraut und Widritat
Hab'n mi um mei Madl braht!"

Damit „fuhr er flammend durch die Luft davon".

Kraut der Händler

Aber auch in ganz irdischen Belangen mußte der Quendel helfen: brauchte ein Kaufmann Glück bei geschäftlichen Unternehmungen, so schwang er einen Stengel mit der Rechten dreimal über den Kopf und sprach dabei: „Quandel, mach mir gut Handel."

Im Liebesbrauchtum spielte die Pflanze ebenfalls eine nicht unbedeutende Rolle. Als offener Gunstbeweis galt, wenn eine junge Frau ein Quendelsträußchen überreicht bekam; es konnte schon für den Brautkranz aufbewahrt werden.

„Unser Ännchen ist die Braut ..."

Ein altes Volkslied singt:

„Rosa, pflück dir Kränzelkraut,
übers Jahr bist meine Braut."

Oder:

„Rosmarin und Thymian (Quendel), wächst in unserem Garten
unser Ännchen ist die Braut, kann nicht länger warten"

Aus alten Quellen

Die alten Kräuterväter wußten, daß der Duft des Feldthymians dem Hirn wohltut: „Ein Kranz von frischem Quendel, auf das bloße Haupt gelegt, stillet die Schmerzen und die scharffen Stich desselbigen."

An der Nordseeküste genoß Quendel als bewährtes Kraut gegen den Scharbock (Skorbut) hohe Verehrung.

Noch ein Hinweis für die Küche: fressen Schafe reichlich Quendel, schmeckt ihr Fleisch besonders aromatisch.

Verwendung in der Volksmedizin:

Name: Quendel, Feldthymian, Kranzelkraut, Liebfrauenbettstroh, Kinderkraut, Hühnerköl, Künlein; Thymus pulegioides

verwendete Pflanzenteile:
   Kraut

Inhaltsstoffe:
   ätherische Öle (v.a.Cymol), Gerb- und Bitterstoffe

Wirkung und Verwendung:
   als Hustenmittel auswurffördernd, als Magenmittel, blähungs- und harntreibend;
   äußerlich: bei Rheuma und Verstauchungen, in Gurgelwässern;
   zur Herstellung von Kräuterlikören

Rose – Königin der Blumen

Seit eh und je Nummer 1

Die ROSE, „Königin unter Floras duftenden Kindern", ist seit alters her wegen ihrer Schönheit, Form, Farbe und Duft die wohl am meisten gerühmte Pflanze. Ihr Name kommt in beinahe unzähligen Sagen, Legenden, Liedern und Märchen vor. Alle Völker des Altertums kannten und verehrten die Rose. In der Bibel findet man zahlreiche Hinweise. Eine jüdische Sage berichtet, daß sie die rote Farbe erhielt, als das Blut des unschuldigen Abel sie besprizte.

Auch den Persern (in Schiras wird heute noch der Rosenkult besonders gepflegt) und Türken ist sie heilig. Eine islamische Legende weiß zu erzählen, daß die weißen Rosen aus den Schweißtropfen des Propheten entstanden sind. Die Griechen hatten die Blume als Symbol der Schönheit und Liebe ihren Göttern geweiht. Der siegreiche Feldherr kehrte auf einem rosengeschmückten Triumphwagen heim und mit Rosen im Haar wurde der Jüngling in den 'Rat der Alten' aufgenommen.

Neros Rosenorgien

Neben dem Lorbeerkranz zeichneten die Römer ihre Helden mit Rosen aus. Ein regelrechter Kult begleitete die Feste und Gelage im alten Rom, die Blume wurde sogar zum Sinnbild der Ausschweifung und des Lasters. Anläßlich eines Festes zu Ehren des Römers Antonius ließ Kleopatra ihre Gemächer einen halben Meter hoch mit Rosenblättern füllen. Der Skandalkaiser Nero überschüttete einmal die Gäste seiner Orgie mit einer derartigen Blütenfülle, daß es Tote durch Ersticken gab!

Reste dieses „Brauchtums" haben sich in abgewandelter Form bis heute in Rosenfesten und der Wahl der Rosenkönigin erhalten.

Deutsche Sagen und Volkslieder umwerben die „Königin der Blumen". Der von den Nibelungen gerühmte Rosengarten zu Worms war bis ins 18. Jahrhundert Mittelpunkt der Gedenkfeier der Hochzeit Krimhilds.

Baukunst und Feme

Die Verehrung der Pflanze schlug sich in der mittelalterlichen Baukunst als Stilelement gotischer Ornamente in Kirchen, Rathäusern und Burgen nieder. Den Geheimbünden der „heiligen Feme" (Selbstjustiz) galt die edle Blume als Zeichen der Verschwiegenheit; wohl deshalb ist die Rose noch in manchen Beichtstühlen und in mittelalterlichen Trinksälen zu sehen.

Mit dem Verfall des Rittertums setzte eine Unterbrechung der Rosenverehrung ein, sie wurde vernachlässigt und trat erst Anfang des 16. Jahrhunderts neu auf.

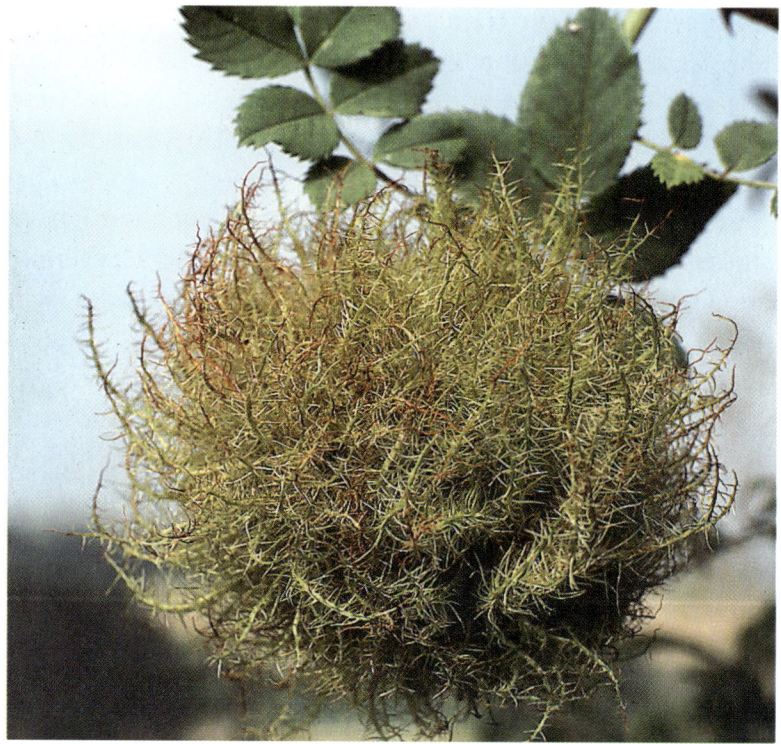

Diplolepis rosae, ROSEN-GALLWESPE

Rosenkrieg

Im Zeichen der Rose fand Englands blutigster Krieg, der „Rosenkrieg", statt (1399-1486). Die Fürstenhäuser York mit der weißen Blüte im Wappen und das Haus Lancaster mit dem Emblem der roten Rose kämpften damals fast 100 Jahre um den englischen Königsthron.

Wüstlinge von Paris

In der Schweiz schmückten sich die Freigesprochenen mit der „Unschuldsrose". Der Herzog von Chartres gründete einen Rosenorden der

Leichtlebigen, in dem sich die „Wüstlinge von Paris" zusammenschlossen. Eine ausgesprochen liebenswürdige Vereinigung hieß „Rosati", als Mitglied fand nur der Anerkennung, der ein Gedicht zu Ehren der Rose gemacht hatte.

Fünf Wundmale Christi

Eine der ersten Taten der frühen Christen in Rom war es, die damals mit dem Ruch des Lasters und ausschweifender Feste belastete Rose aus allen Lebensbereichen zu verbannen.

Aber wer konnte schon auf Dauer dieser schönen Blume widerstehen! Die Christen hatten bald erkannt, wie tief die Rosenverehrung im Volk verwurzelt war. Zuerst erklärte man die fünf Blütenblätter zum Sinnbild der fünf Wundmale Christi. Bald danach wandelten die ersten Bischöfe sie in die „Blume des Märtyrertums" um.

Rosenlegenden

Die Dichter beschrieben Maria im Rosenhain oder Rosental, und die altdeutschen Maler liebten es, die Jungfrau in einer Rosenlaube darzustellen. Die Blume steht daher auch im Mittelpunkt vieler christlicher Legenden.

Die heilige Elisabeth, Landgräfin von Thüringen, brachte den Armen heimlich Brot, zugedeckt in einem Korb. Als ihr strenger Gemahl nachsah, lagen statt der Brote lauter Rosen darin.

Der Hildesheimer Rosenstock

Über die Gründung der niedersächsischen Stadt Hildesheim existieren zwei sich ähnelnde Rosensagen.

Eine erzählt, daß Kaiser Ludwig der Fromme auf einer winterlichen Jagd ein Heiligenbild, das er bei sich trug, an einen Dornenstrauch hing, aus dem dann sogleich Rosen hervorsprossen. Der Kaiser ließ an dieser Stelle eine Kapelle errichten, der spätere Standort des Hildesheimer Doms. Die zweite Sage spricht von einem Kaiser, der in einem großen Wald einen weißen Hirsch verfolgte. Er verirrte sich bei der Jagd und ließ sich erschöpft unter einem blühenden Rosenstrauch nieder, an den er sein goldenes Kreuz hängte. Der Herrscher betete um seine Rettung, schlief ein und als er erwachte, war rings um ihn alles verschneit. Nur der Rosenstock stand noch in voller Blüte. Er hatte den Verirrten vor dem Erfrieren bewahrt. Da gelobte der Kaiser, an dem Ort eine Kirche zu bauen. Noch heute ist am Hildesheimer Dom der „1000jährige Rosenstock" zu sehen.

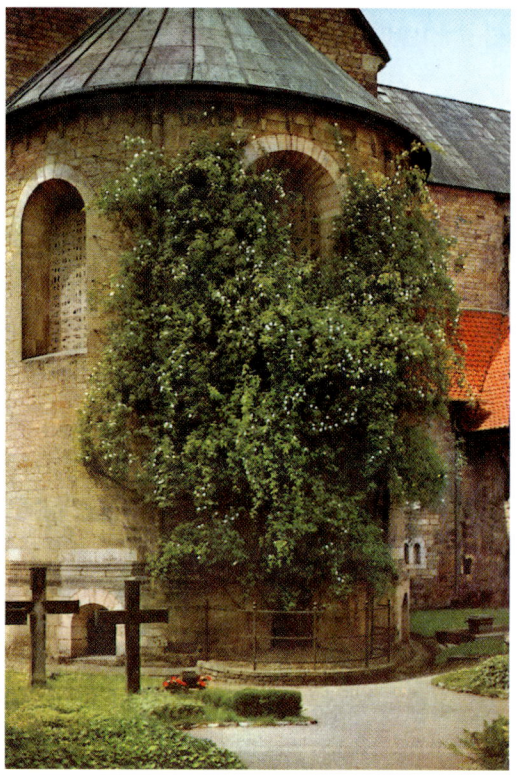

Der 1000-jährige Rosenstock am Hildesheimer Dom

Tod und weiße Rosen

Verbreitet war die Legende, daß manche Domherren (z.B. von Lübeck, Hildesheim, Breslau) als Todesvorzeichen drei Tage vor ihrem Ableben eine weiße Rose auf ihrem Chorstuhl finden.

Als Todesorakel galt die Rose auch in anderer Weise. Wenn Kranke von ihr träumten, würden sie bald sterben. Ihnen durften keine Rosen ans Bett gebracht werden, da dies ebenfalls ein böses Omen war.

Rote Blüten symbolisierten Schmerz und Wunden, deshalb bezeichneten die mittelalterlichen Dichter das Schlachtfeld als „Rosengarten".

Doch auch im Liebesorakel spielte die Blume eine wichtige Rolle. Blühten nämlich gleich drei Rosen an einem Stiel, stand eine Hochzeit bevor. Warf ein Mädchen Blüten in einen Bach und schwammen zwei Blätter aufeinander zu, so war ein Bräutigam in Aussicht. Bei der Taufe überreichten die Paten einen Strauß mit Rosenknospen. Je länger diese frisch blieben, desto älter würde das Kind werden. Das erste Badewasser eines Säuglings schüttete die Hebamme unter einen Rosenstrauch, das gab schöne rote Wangen. Waren die Äuglein vom Weinen ganz verquollen – der Tau von Rosenblättern machte sie wieder hell und klar.

Lucifer: kein Weg zurück

Die Form der Dornen, bei denen es sich botanisch eigentlich um Stacheln handelt, entstand nach einer frommen Legende folgendermaßen: Lucifer, der aus dem Himmel gestürzt worden war, versuchte, über einen Dornenstrauch wieder ins himmlische Reich zu gelangen. Der Herrgott vereitelte den Plan, indem er die Dornen der Rosen nach unten umbog.

Brauchtum

Wie andere wehrhafte Pflanzen auch, vertrieb die Rose Milch-, Butter- und Stallzauber. In den Aufzeichnungen über einen Hexenprozeß in der Steiermark (Ende 17. Jahrhundert) ist zu lesen, daß der Angeklagte mit einem Rosenzweig in verdächtiger Weise einen Sautrog bestrich, in dem sich blutige Milch befand, die von einer kranken Kuh stammte. Das Rind soll dadurch entzaubert worden sein.

Um den „Brand" (= Befall durch Mutterkornpilz) beim Getreide zu verhüten, goß der Landwirt das Saatgut durch einen Kranz aus Rosengerten, die an Mariä Himmelfahrt mitgeweiht worden waren.

Zier- und Wildrosen

Unsere Gartenrosen stammen zum größten Teil aus dem Orient. Ihre Kultivierung fand bereits im antiken Griechenland und Italien statt. Nach West- und Nordeuropa gelangten die arabischen Rosen erst durch Mönche und die Kreuzfahrer. Ihr Name stammt vom lateinischen „rosa".

Eine unserer einheimischen Arten heißt deshalb „Hundsrose", weil sie den Biß tollwütiger Hunde heilen soll. Die alte Bezeichnung „Hagrose" geht auf das germanische „hac" zurück und bedeutet „Gebüsch, Umzäunung, Gehege". Der auf fast jedem Boden wachsende Strauch mit seinen dichten, dornigen Ästen erfüllte mit diesen Eigenschaften alle Bedingungen, um ihn zur idealen Einfriedung von Feldern, Wiesen, Haus, Ställen und Hof zu machen. Eine Pflanze, die so nah beim Menschen angesiedelt war, hat deshalb ihren festen Platz in vielen Sagen und Geschichten.

Dornröschen

Ein Dickicht aus wilden Rosen war es, das der Prinz erst einmal durchdringen mußte, bevor er Dornröschen wachküssen durfte.

Den Germanen war die Heckenrose aus dem Zaubergarten der Schönheits- und Liebesgöttin Freyja heilig. Deshalb pflanzten sie den Strauch nahe ihren Tempeln. Nur an einem Freitag, dem Ehrentag der Göttin, durften die Priester die Blüten pflücken, wollten sie diese zu Heil- und Zauberzwecken verwenden. Der Dorn galt wegen seiner stechenden Eigenschaften als Sinnbild des Feuers, daher erklären sich auch die Mythen brennender Dornbüsche. Der germanische Todesgott hieß Högni (= Hagen, Querverbindung zu „Rosenhag"). Er war ein finsteres, mordsüchtiges Wesen und erscheint in der Siegfried-Sage als heimtückischer Mörder des Helden.

Als weitere negative Charaktereigenschaft bringt der Volksmund den Geiz mit der Heckenrose in Verbindung, da sie mit ihren Stacheln alles festhalte.

Werwolf, Schreck und volle Scheunen

Vor der weißen Hagrose fürchteten sich die Hexen und wagten es nicht, sie zu brechen, weil sie dadurch enttarnt würden. Selbst der grausige Werwolf verlor sein Zottelkleid, wenn er diesen Strauch berührte. Wie der Pflanze selbst, schrieben die Zauberkundigen auch den Früchten, den Hagebutten, apotropäische Eigenschaften zu. Sie sollten vor Krankheiten, Unfällen, Blitz und Unwetter schützen. Litt jemand am Zipperlein, konnte er folgendes Zaubermittel ausprobieren: ein Blutstropfen des Erkrankten in einer hohlen Hagebutte verschlossen und im Baum „verbohrt", heilte angeblich die Gicht. Die Landwirte nutzten die Heckenrose für manche Bauernregel: besonders die Winzer freuten sich über eine reiche Blüte, bedeutete das doch eine gute Weinernte. Viele Hagebutten verhießen volle Getreidescheunen, aber einen strengen Winter.

Schlafäpfel im Babybett, Schlafkonrad beruhigt Wahnsinnige

Bisweilen ist in einem wilden Rosenstrauch ein eigenartiges, moosähnliches, etwa walnußgroßes Gebilde zu entdecken. Hierbei handelt es sich um einen Auswuchs, der durch den Stich der Rosengallwespe (Diplolepis rosae) entsteht. „Schlafäpfel", „Schlafkunze" oder „Schlafkonrad" tauften die Leute diese kleinen runden Bälle, die schon immer die Fantasie der Menschen angeregt haben. Seit dem Altertum galten sie als wirksame Zauber- und Heilmittel. Sie sollten Wasserscheuen helfen und Wahnsinnige beruhigen. Vor allem aber sollten sie, unters Kopfkissen gelegt, einen tiefen und erholsamen Schlaf bringen.

Noch bis ins letzte Jahrhundert hinein fanden sich die dereinst so beliebten Zauberkugeln in den Bettchen von Säuglingen.

Heilt Stein und festen Stuhl

Seit dem klassischen Altertum waren die Garten- und Heckenrosen geschätzte Heilmittel. Wurzeln, Blätter, Blüten und Früchte verarbeiteten die Apotheker zu den verschiedensten Darreichungsformen. In den alten Kräuterbüchern sind den Rosen viele Seiten gewidmet. Die Texte lobten ihre stärkende und kühlende Kraft und schilderten die Herstellung von Säften, Sirupen, Honig und Essig.

Der Signaturenlehre folgend beschreibt der Arzt J. Wittig Indikationen und Rezepte, die uns heute wahrlich seltsam anmuten:

„Die Steinlein in den Hagebutten gepülvert, ein Quintlein, und mit weißem Wein morgens eingenommen, sollen den Stein hinwegtreiben."

„Die Rosenknospe erinnert an die menschliche Hirnschale mit ihren Fugen und Nähten. Deshalb ist die Rosenwurzel, um den Hals getragen, ein wirksames Mittel gegen Fallsucht. Mit warmem Rosenessig benetzte, breitgeklopfte, gedörrte Kröten ziehen nach Auflegen das Gift aus den Pestbeulen heraus. In keinem Kräutergarten darf die Rose fehlen, die dem Stuhlgang förderlich ist."

Aus alten Kräuterbüchern

Gegen Kopfschmerzen empfiehlt ein Kundiger in einem anderen Kräuterbuch folgendes:

„Vor (gegen) das Hauptweh an einer Seite nehme man rothe Rosenblätter und ein wenig Weizenmehl, mit Essig untereinander gemischt und es sieden lassen, bis es pflasterdick wird, danach ein Pflaster auf leinen Tuch davon gemacht und über die Schläfe gelegt."

Aus gleicher Quelle stammt auch dieses Rezept:

Die reifen Hagebutten sind zu entsteinen. Aus den Kernen wird eine Latwerge (Paste) bereitet, die gegen Ruhr, Gonorrhoe (Geschlechtskrankheit), „Schluchzen und Unwillen des Magens" helfen soll. Es sei auch sinnvoll, die Mittags- und Abendmahlzeit mit gezuckerten Hägemark (Hagebuttenmark) zu beschließen, das verhindere, daß die „bösen Dünste aus dem Magen ins Haupt steigen".

Eine „Waffensalbe, die Wunden schnellstens heilen läßt", enthält neben pulverisierter menschlicher Hirnschale (!), Ton und Leinöl auch Rosenöl.

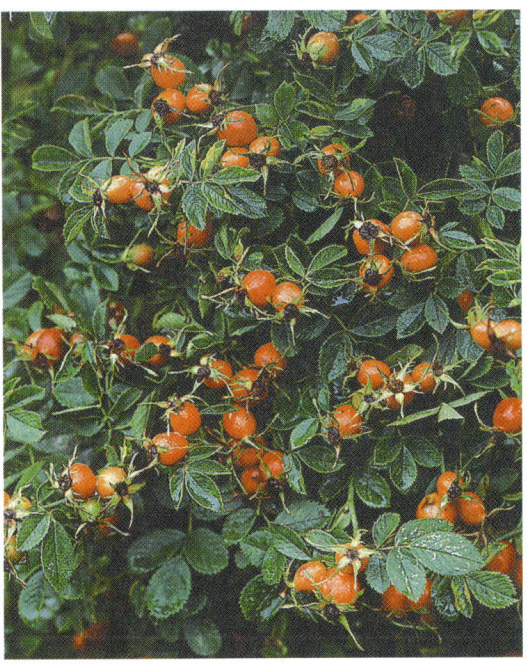

Rosa canina, HECKENROSE, Hagebutten

Regenbogenrosen

Daß Ärzte früher schon Hobbies pflegten, sich z.B. mit Rosenzucht befaßten, beweist der Aufschrieb des Arztes Antonius Mizaldi aus dem Jahr 1753:

„Rosen kann man grün, gelb oder blau machen, wenn man den Stock bey der Wurtzel aufspaltet oder durchbohret, und den Spalt oder das Loch mit einer solchen Farbe, die einem beliebet, anfüllet: zum Exempel mit Grünspan, wenn man grüne Rosen haben will; mit Ultramarin oder Lasur, wenn man sie blau verlanget; mit Saffran, wenn sie gelb werden sollen. Man muß sich aber vorsehen, daß man kein Auripigmentum (= gelbes Arsensulfid) oder sonsten gifftige Farben dazu nehme, weil sie entweder den Rosenstock verderben, oder die Rosen inficiren. Den Spalt muß man dann nachgehends verbinden, und das Loch mit einem Pflaster verwahren."

Durch Bienenasche zu vollkommenem Haar

Doch auch medizinische Ratschläge hält der Arzt bereit: „Wider das Zittern der Hände ist gut, wenn man die Hände wäschet in Rosenwasser, worinnen ein Beyfuß eingeweicht gewesen."

Alle, die von fülligem Haupthaar träumen, können jetzt aufatmen, denn: „Wer haben will, daß das Haupt- oder Barthaar geschwind wachsen soll, der brenne Bienen zu Pulver (pfui, Herr Mizaldi! empört sich der Imker), thue dazu Aschen von Haselnuß-, Castanien-, Datteln- und Bohnenschalen, vermische es mit Rosenoel, und bestreiche sich etliche mahl damit, so wird es geschehen."

Phönix aus der Asche

Mit der Rose trieben Wundärzte und Quacksalber allerlei Zauberkunststücke: ein Medicus aus Krakau (Polen) soll eine komplette Rosenpflanze verascht und die Asche in eine Schale gelegt haben:

Mit einem Licht erwärmte er die Asche, und die Pflanze entstand plötzlich neu. Wurde die Kerze entfernt, sah man nur die Asche. Dahinter steckt der Gedanke, daß die Geister der Pflanze durch Feuer nicht zerstört werden.

Ob dieser Trick wohl in das Repertoire der heutigen Zauberer Eingang finden könnte?

Aus alten Kräuterbüchern

In Johann Schroeders „Höchstkostbarem Arzeneyschatz" von 1685 steht im Kapitel „Rosen" folgendes:

Je nachdem, ob rote, weiße, bleiche oder fleischfarbene Rosen verwendet werden, ist die Wirkung unterschiedlich:

„... die bleichen oder fleichfarben laxiren, die rothe und weisse adstringiren (die weissen schwächer/ die rothen stärcker)/ werden gebraucht in Flüssen/ Fiebern/ Durst/ zum verlorenen Appetit. Eusserlich im Erbrechen/ Hauptschmerzen/ Wachen/ Ohrenweh/ wann mans mit Wein kochet/ und überlegt/ in Geschwähren und Entzündungen des Mundes/ des Rachens/ und der Augen."

Verarbeitet werden kann die treffliche Heilpflanze zu Essig, Wasser, Balsam, Öl, Honig oder Morsellen = „das ist/ Rosen-Zucker/aus derer Safft und Zucker".

Wer die kostbaren ätherischen Öle selbst gewinnen möchte, kann den Vorschlag von Hieronymus Bock, einem der drei mittelalterlichen „Väter der Botanik", aufgreifen. Es handelt sich um eine vereinfachte Durchführung der Wasserdampfdestillation: Man nehme einen glasierten Tontopf, spanne darüber ein Leinentuch, lege darauf Rosen (oder andere Kräuter), und setze das ganze in einen geschlossenen Topf mit etwas Wasser. Beim Erhitzen werden die ätherischen Öle vom Wasserdampf extrahiert und schlagen sich zusammen mit dem Wasser im Tontopf nieder: „Also werden die Blumen von wegen der Hitz Wasser unter sich durch das Tuch in den Hafen geben."

Heutige Verwendung

Außer den duftenden Blütenblättern und dem Rosenöl werden heute hauptsächlich die Früchte der Heckenrose für Teemischungen verwendet.

Name: Feldrose, Heiderose, Wildrose, Mariendorn, Frauenrose, Hundsrose, Heckenrose, Buttelrosen, Hundsdorn, Hanbutten, Hetschepetschen; Rosa canina

verwendete Pflanzenteile:
Früchte (Hagebutten = „Arschkratzerl", ein Hinweis auf die Juckreiz auslösenden Haare)

Inhaltsstoffe:
Vitamin C, Gerbstoffe, Fruchtsäuren, Zucker

Verwendung:
in Frühstückstees, als Vitamin C-reiche Marmelade

Ein Brautkranz aus Rosmarin

Im Altertum

Im Altertum war der stark aromatische ROSMARIN der griechischen Göttin Aphrodite, dem Sinnbild der Schönheit und Liebe, geweiht. Die Priester schmückten die Statuen der Götter mit Rosmarinkränzen. Mütter legten den Neugeborenen einen Rosmarinzweig mit in die Wiege.

Liebe, Treue, Kindersegen

Der Vers aus einem Lied („Rosmarin und Thymian, wächst in unserm Garten ..." siehe „Quendel") macht deutlich, daß in vergangenen Jahrhunderten in deutschen Landen der Rosmarin als Vorläufer der Myrte ein Bestandteil des Brautkranzes war. Besonders in England und Frankreich wurde die Pflanze im Liebeszauber benutzt. Klopfte ein junger Mann einem Mädchen mit einem blühenden Rosmarinzweig auf die Finger (oder umgekehrt), so erwachte die Liebe, und bald würde Hochzeit sein. Nicht der Storch brachte in Belgien die kleinen Kinder, sondern man holte sie aus einem Rosmarinstrauch.

Im Badischen nähten sich junge Eheleute gegenseitig Teile der Pflanze ins Kleid oder Hutfutter, um sich so ihrer Treue zu versichern. In Shakespeares „Hamlet" spricht Ophelia zu Laertes: „Da ist Vergißmeinnicht, das ist zum Andenken. Ich bitte dich, liebes Herz, gedenk meiner. Und da ist Rosmarin, das ist für die Treue."

In manchen Gegenden der Alpenländer trugen beide Brautleute einen Kranz aus Rosmarin. Wem es von den beiden gelang, das Sträußlein vom Haupt des Partners zu nehmen, entschied die zukünftige Vorherrschaft im gemeinsamen Haushalt für sich. Die Jungvermählten pflanzten Zweige aus dem Brautkranz in den Garten; gediehen sie gut, war das ein Zeichen für eine glückliche Ehe. In manchen Gegenden prophezeihte das üppige Wachstum des Strauches allerdings ein strenges Regiment der Frau: um dem abzuhelfen, beschnitt der Mann nachts heimlich schon einmal die Wurzeln der Staude.

Primiz

Nicht nur bei Hochzeitsgesellschaften spielte das Kranzlkraut eine wichtige Rolle. Auch bei Primizen (die erste Messe eines neugeweihten Priesters) trug der junge Pfarrer, ebenso wie die engsten Verwandten, einen Rosmarinzweig, in eine Zitrone gesteckt.

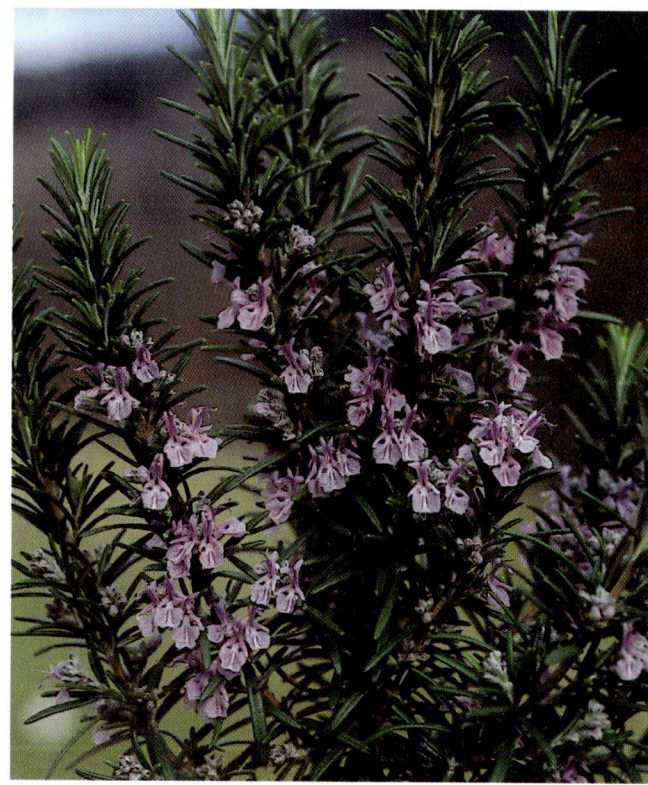

Rosmarinus officinalis, ROSMARIN blühend

Vorkommen:
fast nur als Zimmerpflanze, da nicht winterhart (Mittelmeerländer)

Geleit zum Grab

Der Rosmarin sollte aber auch stets in den glücklichsten Momenten im Leben des Menschen an dessen Vergänglichkeit erinnern. Die Trauernden verwendeten ihn in manchen Gegenden als Totenblume. Einen Rosmarinzweig bekamen die Verstorbenen mit ins Grab. Bei Bestattungen war er mit dabei, angeblich um den Leichengeruch zu überdecken. Zu Pestzeiten glaubte man, Rosmarin könne eine Ansteckung verhindern.

Erschien die Pflanze im Traum, war das ein düsteres Vorzeichen. In einem Volkslied heißt es:

„Ich hab die Nacht geträumet,
wohl einen schweren Traum,
es wuchs in meinem Garten
ein Rosmarienbaum."

Jungbrunnen der ungarischen Königin

Doch Wundersames ist vom Rosmarin überliefert: ein Destillat aus frischen Blüten (Aqua Reginae Hungariae = Ungarischer Königinnengeist) soll die 72jährige Königin Isabella von Ungarn so verschönt haben, daß der junge König von Polen um ihre Hand anhielt.

Bei solcher Wirkung wundert es nicht, daß im Jahr 1675 ein unbekannter Autor ein „Rosmareinbüchlein" mit 200 Rezepten für „Curen un Arzeneyen" veröffentlichte.

Die ländliche Bevölkerung sah den Rosmarin häufig als Lebensorakel an. Begann ein Stock zu blühen, während ein Schwerkranker im Haus lag, würde der Patient bald genesen. Ging die Pflanze ein, stand es um den Kranken schlecht.

Mädchen oder Junge?

Auch früher schon rätselten die Eltern über das Geschlecht des erwarteten Kindes. Der Rosmarin bot in Bayern einen Hinweis: blühte er vor der Geburt, würde es einen Jungen geben, blühte er voraussichtlich erst nach der Niederkunft, durften sich die Eltern auf ein Mädchen freuen.

Gedächtnisstärkung

Wegen seines würzigen Duftes glaubten die Kräuterärzte, daß Rosmarin das Gedächtnis stärke. Brunfels, der berühmte Botaniker, schreibt dazu:

> „Stercket die Memory, das ist die gedächtnüß,
> behütet vor der pestilentz,
> erwärmet das marck in den beynen.
> Bringet die sprach härwider,
> macht keck und hertzhafftig,
> macht jung geschaffen,
> retardiert das Alter, so man es allen tag trincket,
> ist ein theriacks für alles gyfft ..."

Paracelsus hielt neben Farbe und Form auch den Geruch der Pflanze für eine wichtige Kraft im Heilungsprozeß. Ein „Paracelsusmittel", dessen genaue Zusammensetzung leider unbekannt ist, enthält neben Rosmarin noch weitere Duftkräuter, wie Lilien, Rosen, Basilikum, Speik und Muskat.

Feste Zähne

Der Mundpflege diente die Pflanze ebenfalls, denn: „Die Gipfel (Spitzen) von grünem Rosmarin gekaut, macht die Zähne fest und nimmt die Schmerzen des Zahnfleisches."

Aphrodisische Pflanze

Ob als Weihrauch oder Würze des Weins, als erotisierender Badezusatz oder zu sexuell aufreizenden Einreibungen oder von den Schamanen im nördlichen Eurasien als Zauberkraut benutzt – der Rosmarin gehört seit dem Altertum zu den aphrodisischen Pflanzen. Die Römer nannten ihn „ros maris", übersetzt „Meertau". Wahrscheinlicher ist die Ableitung des Namens aus dem Griechischen: „rhops" = Strauch, „myrinos" = balsamisch: „Balsamstrauch".

Frühere Heilanwendung

Pfarrer Kneipp stellte aus Rosmarin und Wein ein Tonikum her: klein geschnittene Zweige in einer Flasche mit Wein auffüllen, zukorken und ab dem 2.Tag regelmäßig 6 Eßlöffel einnehmen. Diese Zubereitung wirkte harntreibend, kreislaufanregend, verdauungsfördernd, war gut für Leberkranke, aber in großen Mengen abortiv.

Aus dem Kräuterbuch von Adamo Lonicero:

„Dieses Kraut über nacht in Wein gelegt/ den getrunken/ benimmt die Geelsucht. Der Saft mit Honig vermischt/ ist gut genützt den tunckeln Augen. Rosmarinwurzel mit Honig gestoßen und auf Geschwer gelegt/ erweichet sehr wohl. Die Wurzel in Essig gesotten/ die Füß damit gewaschen/ vertreibet Geschwulst samt Podagra. Sied Rosmarin in Wasser/ trinks und misch den Wein damit/ bringt Appetit/ vertreibt alle innere Feuchtigkeit/ reinigt auch das Geblüt/ treibt den weißen Fluß der Frauen/ rottet die Geelsucht samt dem Keichen aus/ und macht auswerfen/ hilft der Verdäuung/ und wenn man sich nach dem Trank zu Bett legt/ macht er schwitzend."

Heutige Verwendung:

Name: Rosmarin, Kranzkraut, Antonskraut, Meertau, Hochzeitsblümchen; Rosmarinus officinalis

verwendete Pflanzenteile:
> Blätter, Kraut

Inhaltsstoffe:
> ätherische Öle (Cineol, Campher, α-Pinen), Rosmarinsäure, Bitterstoffe

Wirkung und Verwendung:
> als Magen- Darm- Mittel bei Verdauungsstörungen, Blähungen, zur Appetitanregung (innerlich nicht während der Schwangerschaft); äußerlich zum Einreiben gegen Durchblutungsstörungen, Muskelschmerzen; als anregender Badezusatz; als Gewürz

Zauberhafter Salbei

„Salbei kennt den Tod nicht"

Der aus den westlichen Mittelmeerländern stammende Halbstrauch wird schon seit langer Zeit in unseren Bauerngärten gezogen. Der SALBEI gehört zu der Gruppe alter südeuropäischer Heilpflanzen, die ihre Verbreitung in deutschen Gärten hauptsächlich den Klöstern verdanken. Welchen Stellenwert die Pflanze dort genoß, ist aus der Gewohnheit zu ersehen, daß der

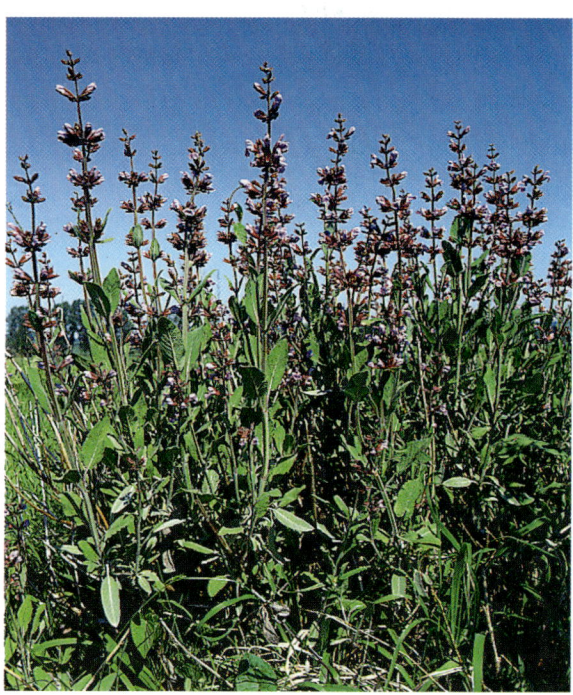

Salvia officinalis, SALBEI

Vorkommen:
Gartenpflanze, verwildert auf kalkarmen, trockenen Wiesen, an Dämmen und Wegrändern

Mönch beim täglichen Spaziergang durch den Klostergarten Zwiesprache mit seinen Pflanzen, auch mit dem Salbei hielt. Bekannt ist der Spruch der Mönchsmedizin: „Cur moriatur homo, cui salvia crescit in horto" (Warum soll der Mensch sterben, während Salbei in seinem Garten wächst?) und der Volksspruch:

„Wer auf Salbei baut -
den Tod kaum schaut"

So überrascht es kaum, daß der Name Salbei die eingedeutschte Form von lateinisch „salvia", von salvare = heilen ist.

Zuflucht der Hl. Familie

Wie die Pflanze nach christlichem Gedankengut zu ihrem Namen kam, berichtet folgende Sage:

Als die Hl. Familie vor Herodes fliehen mußte, geriet sie in große Not. Die Verfolger waren nahe und kein Schlupfwinkel zu sehen. Maria bat alle Blumen des Feldes um Zuflucht, aber keine gewährte ihr Obdach. Sie fragte den Salbei, und hier fanden sie eine Bleibe. Der Busch wuchs und wuchs, die Äste wölbten sich zu einer Hütte, die die Flüchtenden aufnahm und sich wieder verschloß, so daß die Landsknechte des Herodes sie nicht entdeckten. Als die Gefahr vorüber war, sprach Maria zum Salbei: „Von nun an bis in alle Ewigkeit wirst du eine Lieblingsblume der Menschen sein. Ich gebe dir die Kraft, die Menschen zu heilen von jeder Krankheit; errette sie vom Tod, wie du es auch mir getan hast." Seither trägt der Strauch den Namen Salbei, was soviel bedeutet wie „Strauch, der das Heil der Welt barg".

Schwarze Magie

Die Zauberkräfte des Salbei sind in den Werken der gelehrt-magischen Literatur des Mittelalters nachzulesen. Der „Hortus sanitatis" (1488) verrät folgendes geheimnisvolle Rezept:

„Lege die Pflanze 4 Wochen in den Mist, dann wird sich aus ihr ein weißer Vogel entwickeln mit einem schlangenähnlichen Schwanz. Kommt jemand mit dem Blut dieses Zaubertieres in Berührung, so verfällt er für einen Monat oder länger dem Wahnsinn; verbrennt man den Vogel und streut die Asche ins Feuer, so entstehen Blitz und Donner. Gibt man das Pulver zusammen mit Baumöl und einem Docht aus Schlangenhaut in ein Gefäß und entzündet es, so wird das Haus von Schlangen bevölkert werden."

„Gifftige Krotten" und Mäuse

Nicht nur Schlangen, sondern auch Kröten wurden mit dem Salbeiblatt in Verbindung gebracht: Matthiolus sprach von „gifftigen Krotten", die gern unter Salbeiblättern lebten.

„Wann man die Blätter der Salbey wohl betrachtet, so sehen dieselben gleichsam abschewlich wie eine Kröte, daraus haben die Alten wahrgenommen und befunden, daß dieses Kraut den Frosch oder die Kröten unter der Zunge (= Froschgeschwulst, ranula) stille und vertreibe." (Poppe, Kräuterbuch 1625)

In Oberbayern konnte der Mäuseplage Herr werden, wer am Ulrichstag (4. Juli; Mäusepatron) mittags gegen 12 Uhr den Wiesensalbei pflückte und in Scheunen und Vorratskammern legte.

Verhexte Salbeisuppe

Mädchen brachten anstatt eines Kindes eine Kröte zur Welt, wenn sie zuvor eine von Hexen zubereitete Salbeisuppe verzehrt hatten.

Salbeiblätter brauchten die Diebe, um Schlösser zu öffnen, und warf ein Zauberer einen Salbeistengel in einen Bach, trocknete dieser unweigerlich aus.

Löscht Liebesdurst

Um die Zuneigung bei jemandem wachzurütteln, nahm der Verliebte drei Salbeiblätter, schrieb auf das erste „Adam und Eva", auf das zweite „Jesus und Maria" und auf das letzte den eigenen und den Namen des oder der Angebeteten, verbrannte die Blätter zu Pulver und mischte es unter das Essen oder Trinken.

Fädle ein Haar der Liebsten ein

Eine „Besegnung" aus dem 18. Jahrhundert schlägt zu diesem Thema folgendes Verfahren vor:

„Nimm ein Salbeiblatt, steche mit einer neuen Nadel drei Löcher durch, fädle hinein je ein Haar von dir und deiner Liebsten, rolle das Blatt zusammen und tauche es in Wachs. Dann geh damit zum Taufstein, leg das Blatt darauf und sprich: 'Ich taufe dich im Namen des Vaters und des Sohnes und des Heiligen Geistes. Amen'.

Vergrabe anschließend das Blatt unter der Türschwelle des Mädchens, dann muß sie dich lieb haben."

Und glaubt man einem alten Kräuterbuch, dann schärft der Genuß von Salbei den Blick der Männer für weibliche Reize!

Universalheilmittel

Das Lob des Krautes als Heilpflanze war unerschöpflich:

„Der, welcher Salbei hat, mich wundert, daß er stirbt.
Doch wisse, daß der Tod ein jedes Kraut verdirbt.

Die schwachen Nerven, das Zittern der Händ',
das hitzige Fieber wird dadurch auch abgewendt.
Salbei, Lavendel, samt gerechtem Bibergeil -
nach Schlüsselblumen und nach Brunnenkressen eil, -
wann etwa von dem Schlag
die Glieder sein berührt,
doch wisse, daß der Preis dem Salbei vor gebührt."
(Heilpflanzen der Schule von Salerno)

Im Spätmittelalter bereits galt Salbei als hervorragendes Mittel gegen Fieber. Nach einem damaligen Sympathierezept mußte der Kranke die Blätter an neun Tagen essen, wobei die Dosis von neun Stück täglich um eins reduziert wurde. Durch diese „Abnahme" sollte auch das Fieber abnehmen.

Ein altes Hausmittelbuch beschreibt die Wirkungen folgendermaßen:

„Den Salbei zerhackt, gesotten und getrunken, treibt den Harn, die Zeit der Frauen und die Frucht aus dem Mutterleib, stärkt das schwache Haupt und Hirn, kräftigt die Nerven, erwärmt den Magen, verzehrt die Feuchtigkeit, bringt den verlorenen Appetit wieder, vertreibt das Zittern in Häden, das Seitenstechen, den Husten, stopft den Stuhlgang und erwärmt die Leber."

Interessant ist, daß bei dieser Pflanze die moderne Pharmakologie die alten Volksanwendungen fast alle bestätigte.

Heutige Verwendung:

Name: Echter Salbei, Salser, Salfat, Altweiberschmecken, Müsli, Sophie, Königssalbei, Gartensalbei, Kreuzsalbei, Geschmackblatt, Muskatellerkraut; Salvia officinalis

verwendete Pflanzenteile:
Blätter

Inhaltsstoffe:
ätherische Öle (Thujon), Gerbstoffe (u.a. Rosmarinsäure), Bitterstoffe

Wirkung und Verwendung:
entzündungshemmend bei Mund- und Rachenentzündungen, bei Verdauungsstörungen, gegen Nachtschweiß; Gewürz; nicht für stillende Mütter, reduziert Milchmenge

Heilkräftige Schafgarbe

Tausendblättriges Soldatenkraut

In einer Sage des griechischen Altertums wird erzählt, daß der heilkundige Achilles die Wunde des Königs Telephos mit dem Saft der SCHAFGARBE behandelte und ihn heilen konnte. Daher rührt der lateinische Gattungsname „Achillea". Der Artname „millefolium" dagegen weist auf die feingefiederten Blätter hin.

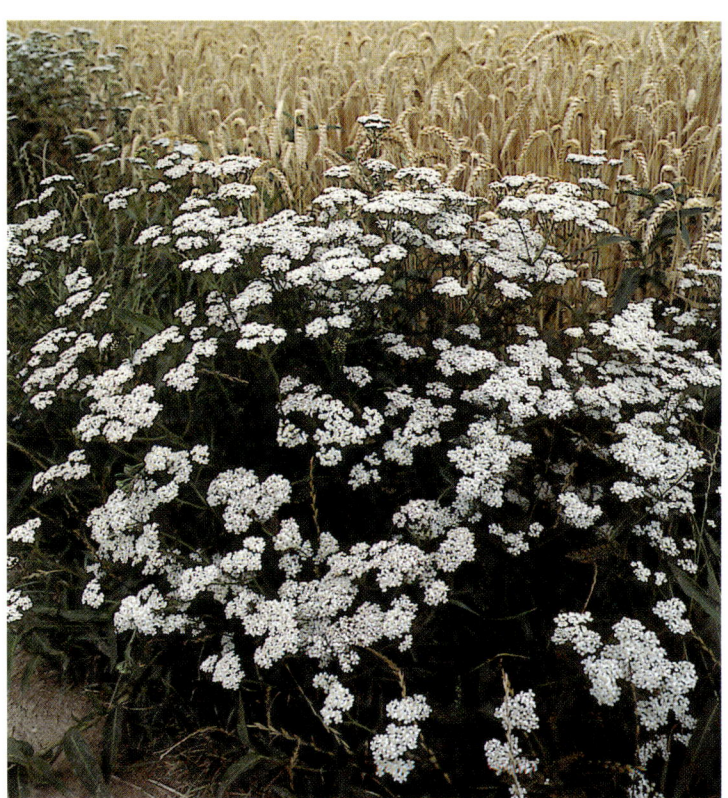

Achillea millefolium,
SCHAFGARBE

Vorkommen:
sehr verbreitet auf Wirtschaftswiesen, Trockenrasen, an Wegen, Rainen und Dämmen

In der Antike wurde die Staude wegen ihrer blutstillenden und wundheilenden Wirkung auch tausendblättriges Soldatenkraut oder Eisenkraut genannt, da sie sogar Verletzungen heilte, die von eisernen Waffen stammten. Die im mittelhochdeutschen „garwe" genannte Wiesenpflanze wurde im 15.Jahrhundert als „Schaff-, Schofgarbe" bezeichnet, weil „die Schafe sie gern fressen". Das Wort „gar" bedeutet „fertig, bereit"; der Name der Staude entspräche somit einem von der Natur „bereitgestellten" Wundheilkraut.

Schafft schöne Träume

Auf Grabplatten der Römer ist die Schafgarbe oft als Sinnbild des Schlafes dargestellt. In Frankreich legten die Eltern den Kindern Blätter der Pflanze auf die Augen, damit sie leichter einschliefen und schöne Träume hätten. Auch neugierige Mädchen pflegten diesen Brauch, sie hofften dann im Traum ihren Liebsten zu sehen (der Duft der Pflanze besitzt tatsächlich eine etwas einschläfernde Wirkung).

Augenbraue der Venus

Zusammen mit Engelwurz und Baldrian diente die Schafgarbe im Mittelalter als wichtiges Heilmittel gegen Pest und Viehseuchen. Außerdem setzten die Braumeister sie in Nord- und Mitteleuropa der Bierwürze zu. Der Pflanze wurde nachgesagt, daß sie bei Rückenleiden aller Art helfe, was ihr den Volksnamen 'Herrgotts Ruckenkraut' einbrachte. Das fein ziselierte Blatt verhalf ihr zu der Bezeichnung „Jungfrauenaugenbraue". In einer Schrift des 6. Jahrhunderts heißt sie sogar „supercilium Veneris" = Augenbraue der Venus. Ein schöneres Kompliment konnte ihr das frühe Mittelalter kaum ausstellen!

Mit der blutstillenden Kraft hängt die Bezeichnung „Josefskraut" zusammen, denn die Legende erzählt folgendes:

Als sich der Hl. Joseph einmal bei Zimmermannsarbeiten verletzte, brachte ihm das göttliche Kind die Schafgarbe, und die Wunde schloß sich sogleich.

Bei Wundärzten täglich in Gebrauch

Die Staude genoß bei den Germanen und Slawen hohe Verehrung als Zauber- und Heilpflanze. Schützte sie doch nach alter Überlieferung gegen alle krankmachenden Einflüsse, nur mußte sie zwischen elf und ein Uhr gesammelt werden. Auch in späteren Jahrhunderten durfte sie in keiner „Gründonnerstagssuppe" fehlen.

In den Schriften der Äbtissin Hildegard von Bingen und bei Hieronymus Bock wird die Garbe ausführlich gewürdigt. Matthiolus schrieb in seinem berühmten „New Kreutterbuch" über die Schafgarbe: "... ist in summa ein köstlich Wundkraut, und derhalben bey den Wundtärtzten im täglichen Brauch".

Rote Würmer bezwingen das Glück

Über die großen Heilkräfte hinaus sollte die Achillea auch sonst bemerkenswerte Wirkungen zeigen. Nach einem „Zauberbuch" vom Landgrafen zu Hessen konnte das „Sanct Margarethenkraut" das Glück im Spiel positiv beeinflussen: „Nim Sanct Margarethenkraut, da findet man es, acht Tage vor und acht Tage nach Margarethen (Namenstag: 20. 7. – eine der 14 Nothelfer: sie wurde unter Diokletian um 310 enthauptet; nach der Legende schlug sie im Kerker den ihr als Drachen erscheinenden Teufel mit dem Kreuzzeichen in die Flucht). In der Wurzel deßelbigen Krautes findet man rothe Würmer, nim derselben drei Stück und trage sie bei dir auf der rechten Seiten, in einem sauberen Tüchlein, in einem Beutel, so hast du Glück. Dieses Kraut muß in zunehmenden Mond gegraben – wo dann die rothen Würmer gefunden werden." Vielleicht handelt es sich bei den roten Würmern um die Larven einer Gallmücke, die am Wurzelhals der Pflanze eiförmige Schwellungen hervorrufen.

Üppiger Wuchs

Ob des Segens, den die Pflanze der Medizin brachte, kultivierten sie Gärtner und Heilkundige schon früh in großem Maßstab. Einen Geheimtip für eine reiche Schafgarbenernte hatten unsere Vorfahren zur Hand:

Dort, wo nach dem Weihnachtsschmaus die Brosamen des Tischtuchs ausgeschüttelt wurden, wuchs die Staude besonders üppig und heilkräftig.

Frühjahrskur und Liebespflanze

Zur entschlackenden Frühjahrskur empfahl sie Pfarrer Kneipp, und der Kräuterpfarrer Künzle riet, das Kraut jedem Frauentee beizumischen. Aus Blättern und Blüten der Schafgarbe wurden Schönheitswässerchen hergestellt, die unreine Haut und Sommersprossen erfolgreich bekämpfen sollten.

Neben der heilkräftigen Wirkung gehört die Schafgarbe zu den ganz alten Liebespflanzen: die Navajo-Indianer z.B. rühmten das Kraut wegen seiner aphrodisischen Wirkung und tranken eine Stunde vor dem Koitus eine Tasse Schafgarbentee.

Die alten Chinesen benutzten die Stengel für ihr spezielles Orakel, das I-Ging.

Verwendung in der Volksheilkunde:

Name: Wiesen-Schafgarbe, Achilleskraut, Garbenkraut, Grundheil, Sichelkraut, Tausendblatt, Schafrippe, Mausohr, Mausleiter, Fasankraut, Bauchwehkraut, Bibhenderlkraut, Katzenschwanz, Blutsheilkraut, Raingarbe, St.-Margarethen- oder St.-Barbara-Kraut, Gotteshand, Neunkraft, Herrgottsrückenkraut, Jungfernaugenbrauen, Jungfrauenkraut, Heil der Welt; Achillea millefolium

verwendete Pflanzenteile:
Kraut

Inhaltsstoffe:
ätherische Öle (Azulen), Flavonoide, Tannin-Gerbstoffe

Wirkung und Verwendung:
ähnlich Kamillenblüten: antiseptisch, entzündungshemmend, krampflösend, als Magen-Darm- Mittel, gallensekretionsanregend; Achtung, Allergien möglich!

Schadenzauber mit Schlehdorn

Name

Der Name „Schlehe" geht auf die indogermanische Bezeichnung „sli" = bläulich (Farbe der Beeren) zurück.

Die herb schmeckenden Früchte der SCHLEHE fanden Archäologen bei Ausgrabungen neolithischer Pfahlbauten. Offenbar waren sie wie viele „Wildfrüchte" in vorgeschichtlicher Zeit ein wichtiges Nahrungsmittel.

Dornenkrone Christi

Nach einer Legende aus Schwaben war die Dornenkrone Christi aus Schlehendornen gefertigt, daher schlägt der Blitz nicht in den Strauch, und bei einem Gewitter ist der Schutzsuchende unter ihr sicher.

In einer anderen frommen Erzählung, die in Pommern, West- und Ostpreußen verbreitet war, hieß es, der Schlehdorn sei zu Unrecht verdächtigt worden, die Zweige für die Dornenkrone Christi geliefert zu haben. Gott erbarmte sich, und zum Zeichen der Unschuld des Strauches überschüttete er diesen nachts mit Tausenden weißer Blüten.

Milch- und Stallzauber

Wie allen bewehrten Pflanzen schrieb man der Schlehe Abwehrkräfte gegen Hexen zu. Zweige an die Stalltüren genagelt oder in den Misthaufen

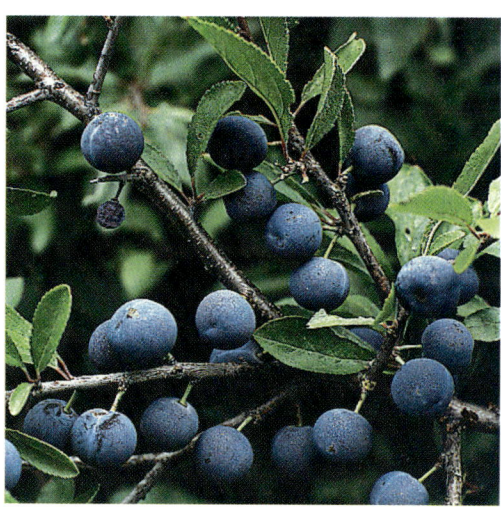

Prunus spinosa, SCHLEHE, Beeren

gesteckt, verscheuchten die bösen Mächte. „Daß dem Vieh nichts geschehe, hole den Schlehdorn vor Sonnenaufgang am Walpurgisabend, mache ein Säcklein voll, nimm von jeglicher Kuh ein bißchen Milch, läbe sie, als wenn du Käs machen willst, gieße diese Milch ins Säcklein, worin der Schlehdorn und hänge dies alles in Rauch, so wird dir keine Hexe schaden." So heißt es in einem Zauberbuch aus Böhmen. War aber die Kuh verschrieen, dann mußten beim Buttern die stachligen Zweige ins Butterfaß gesteckt werden. Sollte sich die böse Fee nochmals an dem Rind vergreifen, zerstachen ihr die Dornen beim Melken die Hände. Schlimmer noch erging es ihr, wenn sich die Milch nicht ausbuttern ließ: der Rahm erhielt Peitschenschläge mit Schlehenruten, und einen jeden Hieb mußte sie spüren.

Dornen durchs Herz

Makabres weiß eine schlesische Chronik aus dem Jahr 1651 zu berichten: Gespenster plagten die Leute, Hexen schwärmten durch die Lüfte, böser Zauber lag über dem Land. Da „ließ man an etlichen Orten Leichen aus den Gräbern nehmen und stieß ihnen einen Schlehdorn durchs Herz."

Gegen Zahnschmerz, Sommersprossen und Gelbsucht

Wie allen Frühlingsblühern traute man ihm besondere Heilkräfte zu. Der Verzehr der drei zuerst erblickten Blüten bewahrte vor Sodbrennen und Fieber. Mit einem Dorn vom blühenden Zweig konnte kein Zahnschmerz

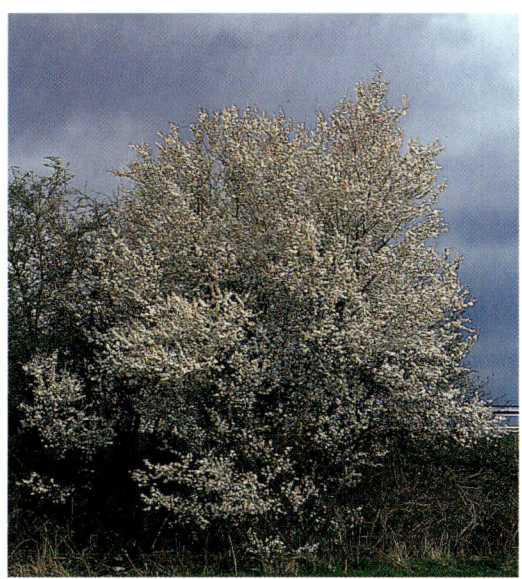

Prunus spinosa, SCHLEHE blühend

auftreten, wenn der Leidende mit ihm das Zahnfleisch rieb. Schlehenblüten in Milch gesotten ließen Sommersprossen verschwinden. Das gleiche Schicksal erlitten Augenflecken, wenn die Damen einen Trank aus neun Früchten zubereiteten. Das am Agathentag (5. Februar) um 12 Uhr von einem Schlehdorn gebrochene fingerlange „Agathenholz" verschloß Wunden und Geschwülste.

Die gelbe „Rinde" (Bast) der Schlehe und gekochte Wurzelstücke sollten Linderung bei Gelbsucht bringen, allerdings mußte der siedenden Brühe ein Golddukaten beigegeben werden.

Schaurige Methode

Die von Warzen Geplagten bedienten sich zuweilen eines recht brutalen Verfahrens: eine Nacktschnecke mußte auf einen Dorn der Schlehe gespießt werden, dabei waren die Worte zu sprechen:

„Schneck, i tu di nit ins Grab,
Büß di Lebe am Dorn do ab.
Wenn di Lebe isch entflohn,
Sin mini Warzen au dervon."

Auch der Gärtner nutzte die zauberabwehrende Kraft: Schlehdornzweige im Herbst auf die Beete gelegt, sollten den Frost von den Blumen fernhalten.

Bauernregel

Eine Bauernregel aus Schwaben und Franken lautet:

„Wann die Schlehe blicke,
muß der Bauer d'Händsching (Handschuhe) flicke."

Das heißt, auch wenn die Schlehe schon blüht, kann es noch kalt werden. Wollte der Landmann den genauen Termin der Getreideernte vorhersehen, brauchte man nur die Tage von der ersten Schlehenblüte bis Walpurgi zu zählen: ebensoviele Tage vor Jakobi wurde dann das Korn reif. Trug der Strauch viele Früchte, konnte der Winzer mit einer guten Weinlese, aber auch mit einem strengen Winter rechnen!

Uneheliche Geburten

Die ausgeprägte Blütenpracht der Schlehe legte die Deutung als Fruchtbarkeitssymbol nahe, und so wundert es nicht, daß starkes Blühen als Hinweis auf viele Schwangerschaften und zahlreiche uneheliche Geburten gedeutet wurde.

Niederträchtig war der vor allem in Westdeutschland übliche Brauch, den als weniger hübsch geltenden Mädchen Schlehdornzweige als „Maie" zu stecken.

Symbolisches „Mordwerkzeug"

Übel klingt auch die Anleitung zu einem „Schadenzauber" aus dem Jahr 1551. Der Hexenmeister hatte eine Figur aus Wachs zu formen, die den zu Schädigenden darstellte, die Statue mit einem Schlehdorn zu durchstechen und unter der Türschwelle des Opfers zu vergraben. Beim Darübergehen sollte das Opfer einen „ungeheuren Schmerz" verspüren.

Schwarz- und Weißdorn

Der Strauch, wegen seiner schwarzen Zweige auch „Schwarzdorn" genannt, stand in Konkurrenz zum Weißdorn. Beide kamen nie an einem Ort zusammen vor, woraus die Heilkundigen folgerten, daß durch Weißdornzweige der durch Schlehdorn bewirkte böse Zauber unwirksam wurde.

Heutige Verwendung

In der Volksmedizin stehen natürlich die Heilkräfte im Vordergrund: die zusammenziehend wirkenden Früchte sollten empfängnisverhütend sein, und Pfarrer Kneipp hielt die Blüten für ein unschädliches Abführmittel, das sogar für Kinder geeignet sei.

Name: Schlehdorn, Schwarzdorn, Dornschlehe, Bockbeere, Schliehen, Saudorn, Schlingenstrauch, Schlehenpflaume, Heckdorn, Eschendorn; Prunus spinosa

verwendete Pflanzenteile:
Blüten

Inhaltsstoffe:
Quercitrin (ein Schleheninhaltsstoff), Rutin (kapillargefäßabdichtend)

Verwendung:
harntreibend, abführend
Saft der Früchte: zum Gurgeln bei Zahnfleischentzündungen

Ein Schlüssel fürs Himmelreich

Götterpflanze erschließt Gold

In der griechischen Mythologie galt die SCHLÜSSELBLUME, auch Himmelschlüssel, Primel oder Aurikel genannt, als Heilpflanze des Olymp. Plinius bezeichnete sie ehrfurchtsvoll als „Zwölfgötterpflanze", denn man erwartete von ihr Wunder und Heilung.

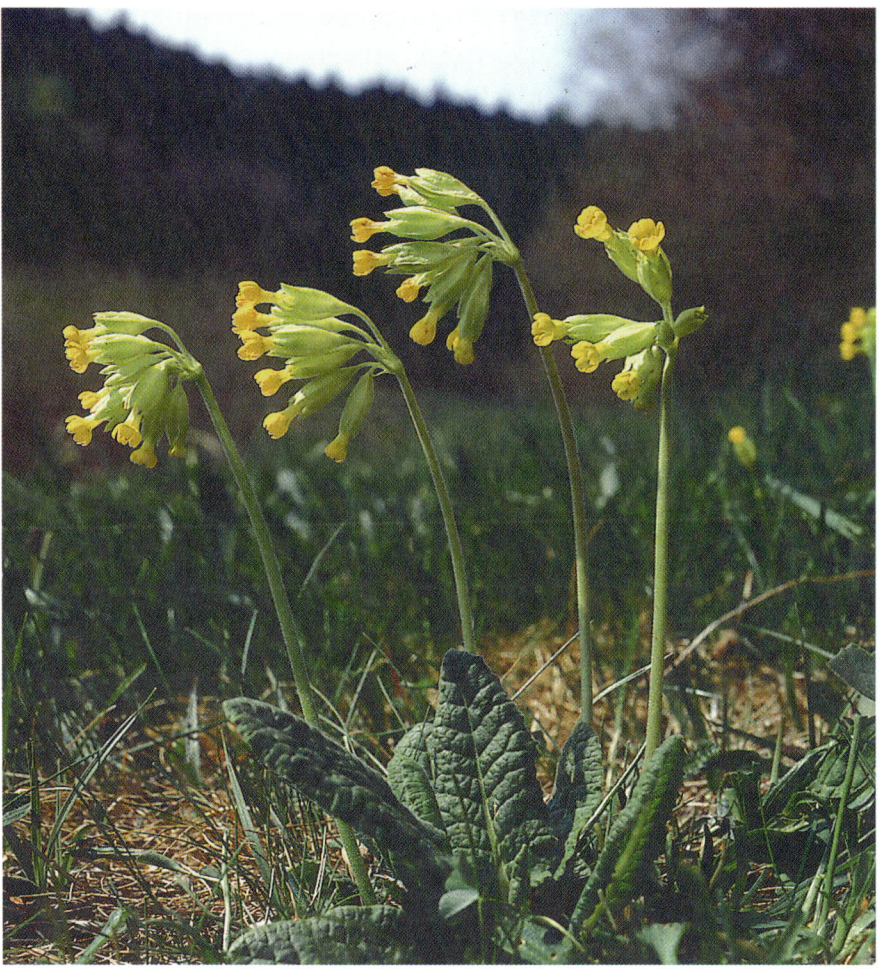

Primula veris, SCHLÜSSELBLUME – Vorkommen: feuchte, lichte Wälder und Gebüsch, teils auch auf Wiesen

In der nordischen Sage ist die Primel die Blume, die zu verborgenen Schätzen führt, besonders, wenn man sie an Weihnachten oder Fastnacht blühend vorfindet.

Ein Märchen erzählt, daß die goldgelbe Blume dem Hirten das Felsentor zu geheimen Reichtümern öffnet. Der Finder aber, geblendet und abgelenkt durch das viele Gold, läßt die Pflanze im Berg liegen, obwohl ihm die Schlüsseljungfrau eindringlich zuruft: „Vergiß das Beste nicht!" So kann der Hirte nie mehr zu den Schätzen zurückkehren, die Tür bleibt für immer verschlossen (siehe Hasel). Die Jungfrau stellt vielleicht einen Hinweis auf die altgermanische Freyja dar, die in ihrer Krone ebenfalls einen Schlüssel trägt.

Der Schlüssel Petri

In der religiösen Legende eröffnet die Primel himmlische Schätze, nämlich das Tor zum Paradies. Folgendes soll sich ereignet haben:

Petrus, der Himmelswächter, erfuhr, daß für sein Reich „Nachschlüssel" im Umlauf seien. Darüber erschrak er so sehr, daß er seinen Schlüsselbund zur Erde fallen ließ. Die nachgesandten Engel kamen zu spät, aus den Schlüsseln war bereits ein Blumenstock entstanden.

Fruchtbarkeit und „verlorene Eier"

Auch die zauberkundigen Druiden bedienten sich der Primel: sie pflückten sie vor Neumond und bereiteten sie mit Honig und anderen Kräutern zu einem Trank auf. Dieser fand als „Saft der Begeisterung" bei kultischen Handlungen Verwendung. Der Volksmund sagte von der Aurikel, daß sie nicht gebrochen werden dürfe, da die jungen Hühner sonst nicht legen oder sogar sterben würden = „verschlossen werden". Die Erklärung dafür trifft aber auch für andere Frühlingsblüher wie Kuhschelle oder Nieswurz zu, die ganz anders geformte Blüten besitzen. Vielleicht sollte der Aberglaube zum Ausdruck bringen, daß Frühlingblüher „tabu" sind, denn sie erfüllen eine wichtige „Funktion": sie erwecken sinnbildlich die Natur aus der Winterstarre.

Nach altem Volksglauben konnte der Kundige mit der Primel sogar Macht über Hexen erlangen! Zu diesem Zweck mußte man am Walpurgistag neunerlei Pflanzen, darunter auch die Schlüsselblume, pflücken und in einer Truhe verschließen: rumorte es nachts darinnen, hatte man eine Hexe gefangen!

Fand ein Mädchen schon in der Karwoche eine Primel, stand ihre baldige Hochzeit bevor. Und hatten die ersten Pflanzen sehr lange Stiele, war das ein Hinweis auf langstielige Gerste zur Erntezeit.

Aus alten Kräuterbüchern

„Das Schlüsselblumenkraut ist warmer und etwas trockener Substanz", so ist im Kräuterbuch von Hieronymus Bock zu lesen. Das Destillat stärke schwache Menschen, „die gar keine Kraft mehr haben und durch langes Siechtum verfallen sind, desgleichen diejenigen, die der Schlag gerührt hat."

1 : 10 mit Wasser verdünnt ergibt der vielgepriesene „Schlüsseli-Likör" des Pfarrers Künzle eine „herrliche Medizin gegen Rheumatismus". Aus Wurzeln und Blättern bereitet die Volksmedizin einen schweißtreibenden Tee.

Ein altes Kräuterbuch aus dem 17. Jahrhundert weiß über die Wirkungen der Heilpflanze folgendes zu berichten:

„Schlüsselblum benimmt den Schmerz/ wie und wo derselbige auch am Leib sei. Doch gesotten und darauf gelegt/ ist das beste. In Wein gesotten und getrunken/ ist fürs Gesicht. Blätter und Blumen werden mit aller Substanz zerhackt und gebrannt. Dies Wasser zum Tag zweimal/ jedesmal 2 Lot getrunken/ erwärmet den kalten Magen und kühle Leber. Die Blümlein mit Wein besprengt/ und Wasser daraus gebrannt/ vertreibt Flecken im Gesicht."

Heutige Verwendung

Name: Arznei-Schlüsselblume, Primel, Aurikel, Himmelschlüssel, St.-Petrusschlüssel, Frauenschlößli, Gichtblume, Burgerschlüssel, Osterblume, Auswärtsblümchen, Gelbsuchtblume, Mundfäulkraut, Frauenschlüssel, gelbe Zeitlose, Handschuhblume; Primula veris

verwendete Pflanzenteile:
    Blüten

Inhaltsstoffe:
    Flavonoide, ätherisches Öl, Saponine

Verwendung:
    bei Husten und Erkältungskrankheiten

Schöllkraut – Warzenkraut

Schöllkraut und blinde Schwalben

„Den Augen Schelwurtz dient, und macht ein scharff Gesicht,
Bei blinden Schwalben auch es solche That verricht."
(Heilpflanzen der Schola Salernitana, Ende 15. Jahrhundert)

Beim SCHÖLLKRAUT ist die Entstehung des Namens eng mit der schon in sehr frühen Quellen beschriebenen Wirkung verbunden. Der Grieche Aristoteles, der als Vater der Naturgeschichte gilt (350 v.Chr.), beobachtete, daß die Pflanze bei der Ankunft der Schwalben blüht und bei deren Wegzug verblüht. Es fiel ihm auf, daß ältere Schwalben die Augen ihrer blinden Jungen mit dem Milchsaft des Schöllkrautes bestrichen. Nichts lag daher näher, als die Pflanze nach diesen Vögeln zu benennen: Aus dem griechischen Wort für Schwalbe = chelidon ist über die lateinische Form „chelidonium" der deutsche Name „Schöllkraut" entstanden, es wird im Volksmund auch Schwalbenkraut genannt.

„Der Saft von Schwalbenkraut mit Eierklar vermischt und zeitlich in die Augen getan, stärkt nicht allein das blöde Gesicht, sondern hilft den Augen und allen Gebrechen ab." Soweit ein Rezept eines Heil- und Kräuterbuches aus dem 17. Jahrhundert.

Goldkraut der Alchimisten

Die mittelalterlichen Alchimisten setzten die goldgelben Blüten des Krautes zur Goldherstellung ein, daher rührt die Bezeichnung „Goldkraut". Eine weitere Bezeichnung war „coeli donum" = Himmelsgabe, weil es zusammen mit anderen Zutaten den Stein der Weisen bilden sollte.

Gegen Gelbsucht

Für die Anhänger der Signaturenlehre war das Schöllkraut ein Beweis für die Richtigkeit ihrer Überzeugung, da die gelbblühende Pflanze und vor allem ihr gelber Milchsaft seit ältesten Zeiten als Mittel gegen Gelbsucht gelten. Was die Anwendung betraf, gab es mehrere Möglichkeiten, z.B.:

An drei Freitagen goß man vor Sonnenaufgang den Urin des Kranken an das Schöllkraut und sprach:

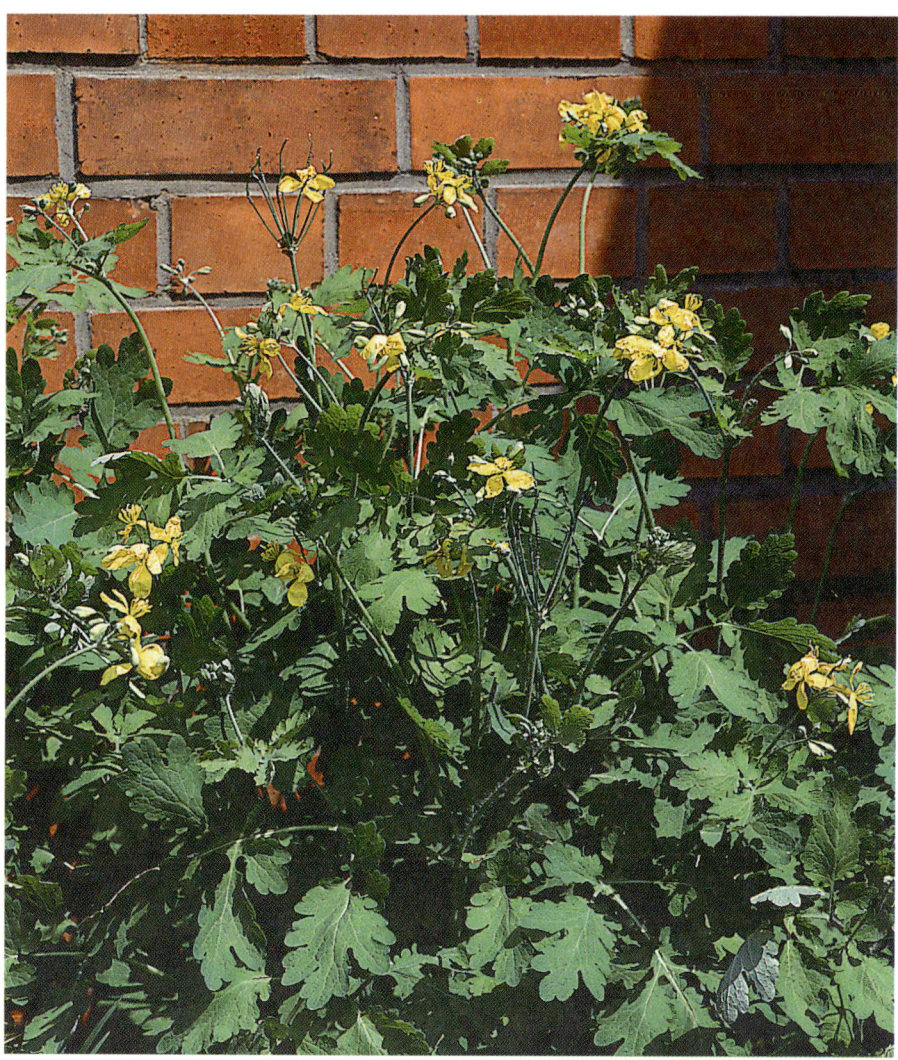

Chelidonium majus, SCHÖLLKRAUT – Vorkommen: an Wegen, Zäunen, Mauern, Schuttplätzen, Ödland

„Schöllkraut, ich tränke dich,
Gelbsucht, ich senke dich in den Boden."

Eine andere Möglichkeit war, drei, fünf, sieben oder neun Schöllkrautwurzeln zusammen mit ebensovielen Wachsstücken von geweihten Kerzen in einem Säckchen auf dem Rücken unter den Kleidern verborgen zu tragen. Soviele Wurzelstückchen, soviele Vater unser mußten täglich gebetet werden. Nach neun Tagen warf man das Päckchen rückwärts ins Wasser und damit sollte auch die Gelbsucht verschwinden.

Das Rezept von Dioskurides mutet weniger abergläubisch an:

„... mit Anis und Wein gesotten und davon getrunken, vertreibt die Geelsucht (Gelbsucht)." Die Heilkunde des 18. Jahrhunderts empfahl den Genuß von Schellkrautblättern in Eierkuchen eingebacken.

Warzen und „Weichiband"

Da die ganze Pflanze den leicht ätzenden Milchsaft enthält, wird sie in der Volksmedizin zum Betupfen von Warzen verwendet. Dazu mußte das Kraut bei abnehmendem Mond, günstig war ein Freitag, auf einem Kirchhof gepflückt werden. Das Bestreichen der Warzen hatte während einer Beerdigung zu geschehen, dabei durften die Warzen allerdings nicht angesehen werden.

Wem diese Prozedur zu umständlich war, konnte statt dessen die Stengelknoten (warzenähnliche Anschwellungen) des „Warzenkrautes" je nach Anzahl der Warzen im „Weichiband" (ein die Hose an der Taille abschließender gurtähnlicher Saum) eingenäht tragen.

Wunderheiler, Scharlatane und Kräuterkundige

Eine Handschrift aus dem 15. Jahrhundert enthält ein Rezept gegen „Frörer" = kaltes Fieber:

„Nim schelkrautt und legs in die schuch (Schuhe) zu früe for der sunnen (vor Sonnenaufgang) drei dag nacheinander und drit in dreien dag auf kain loß ertreich mit kein Fuß. Es hilft."

Um den Hals getragene Schöllkrautwurzel schützte gegen die Pest, das Zittern der Hände ließ sich beseitigen, wenn abends in einem Aufguß des Krautes gebadet wurde, Schöllkraut machte gegen Schlangenbiß immun, und mit Schweinefett und Honig zu einer Salbe verrieben, vertrieb es den Kropf.

Auch wurde der Pflanze Heilwirkung gegen Schwindsucht nachgesagt. Dazu mußte die „Schwindwurz" (= Schöllkraut) zusammen mit „Schwindholz" (= Eschenholz) in einem ledernen Beutel um den Hals getragen werden. Allerdings war die Wurzel nackt auszugraben und durfte nicht mit der Hand berührt werden! Cholerische Menschen taten gut daran, ein Amulett aus Schöllkraut zu tragen, das beruhigte und beeinflußte Leber und Galle günstig.

Bei Albertus Magnus (1508) findet sich der Hinweis, daß derjenige, welcher ein Maulwurfsherz und Schöllkraut bei sich trage, jeden Feind überwinden könne. Auch Hexen scheuen angeblich das Kraut, weshalb es ein wichtiger Bestandteil eines „Balsams gegen alle Zauberei" ist.

„Wunderheiler" der vergangenen Jahrhunderte konnten ihre Medizinen auf den Märkten dann gut verkaufen, wenn sie die Heilwirkung ihrer Mittel an sich selbst oder an mitgeführten „Versuchstieren" demonstrierten: so erzählt Johann Baptist Porta, daß „in Prag Anno 1662 einer Gans das Auge durchschnitten und alle Feuchtigkeit herausgedrückt wurde, hernach tropfte man von einem gewissen Wasser (Schöllkrautsaft) ins Auge, und nach einer Viertelstunde war das Auge so vollkommen als zuvor." (Auf keinen Fall zur Nachahmung empfohlen!)

Im Kräuterbuch von Tabernaemontanus (1731) existiert die Rezeptur einer schöllkrauthaltigen Salbe, die 24 Stunden auf dem Kopf belassen werden sollte. Dann wären die Haare dauerhaft und intensiv gefärbt. (Zumindest aus der Kleidung läßt sich das Orange des Milchsaftes schlecht entfernen!)

Heutige Verwendung:

Name: Schöll-, Schell-, Warzen-, Schwalbenkraut, Goldwurz, Gilbkraut, Herrgottsblatt, Maikraut, Krätzenkraut, Blutkraut, Aftkraut, Geschwulstkraut; Chelidonium majus

verwendete Pflanzenteile:
Kraut

Inhaltsstoffe:
Chelidonin (wirkt ähnlich wie das Alkaloid Papaverin auf die glatte Muskulatur krampflösend), ca. 20 weitere Alkaloide, Pflanzensäuren, Saponine, Farbstoffe

Wirkung:
leber- und gallenwirksam, krampflösend

Wunderkräftiges Tausendgüldenkraut

Frauenkraut

Wohl wegen der roten Blütenfarbe galt das TAUSENDGÜLDENKRAUT bei „Blutkrankheiten" als probates Mittel. Es sollte die Menstruation fördern – dadurch gehörte es zu den sogenannten „Frauenkräutern" –, blutstillend wirken und eine Hilfe gegen die Bleichsucht sein.

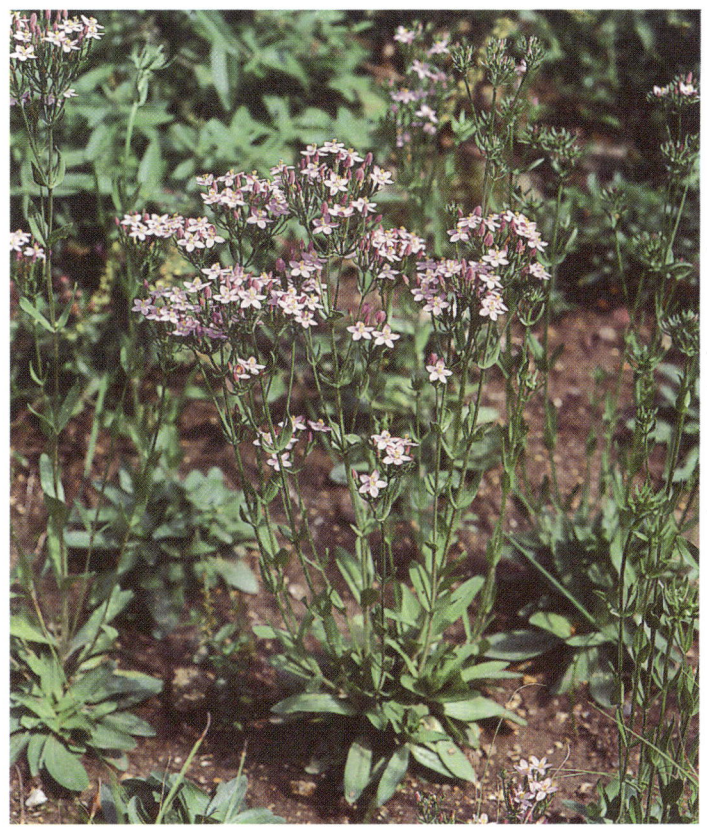

Centaurium minus,
TAUSENDGÜLDENKRAUT

Vorkommen:
Wiesen, Waldlichtungen,
Trockenhänge

Tausend Gulden wert

Die wundheilende Kraft des Krautes wurde von unseren Vorfahren so hoch geschätzt, daß sie glaubten, zerschnittene Fleischstücke wüchsen wieder zusammen, wenn sie Tausendgüldenkraut dazugäben. Die lateinisch-griechische Bezeichnung „Centaurium" geht auf den Stiermenschen (Centaur) Chiron zurück, der mit dem Pflanzenbrei seine Beinwunden geheilt haben soll.

Eine Deutung in späterer Zeit (ausgehendes Mittelalter) zerlegte den Namen Centaurium in centum = hundert und aurum = Gold (Dukaten). Danach müßte die korrekte Bezeichnung „Hundertguldenkraut" lauten. Im Volk war aber das Sinnbild für „unbegrenzt" (hier bezogen auf die Heilkraft) nicht Hundert, sondern Tausend (Tausend Grüße), daher der noch heute gebräuchliche Name.

In einigen Gegenden gingen die Norddeutschen sogar noch weiter und bezeichneten es als „Milijönstusenkrut". Seine starke Heilkraft u.a. gegen das Fieber erachteten sie mehr als tausend Gulden wert!

Voller Schrank und pralle Börse

Um das Kraut rankten sich viele Sagen und Märchen, und es war Bestandteil mancher Volksbräuche.

Die Pflanze galt als wirksames Mittel gegen den Biß tollwütiger Hunde (in der Lüneburger Heide gibt es den Namen „Dullhunnskrut" = Tollhundskraut). Sie sorgte für einen vollen Wäscheschrank der Bäuerin und schützte Haus und Hof vor Blitzschlag.

Ihrem Namen entsprechend sollte das Kraut auch geldvermehrend wirken: die Leute pflückten es am Johannistag um die Mittagszeit und bewahrten es in ihren Dukatentäschchen auf, dann blieb die Barschaft übers Jahr erhalten.

Der Pflanze wurde eine solche Verehrung entgegengebracht, daß ein Reiter sogar vom Pferd stieg, wenn er am Straßenrand die Blume entdeckte. Pflückte er sie und begegnete ihm dann auf seinem Weiterritt ein junges Mädchen oder eine Frau, mußte sie dem Tausendgüldenkraut in der Hand des Reiters einen Kuß geben (Schweiz).

Hexen entlarven

Das am güldenen Sonntag (Dreifaltigkeitsfest) geholte Kraut sollte gegen Gicht und Krämpfe schützen, es wirkte gegen bösen Zauber und Hexen (rote Farbe als Apotropaeum). Wer keinen Gundermann zur Verfügung hatte, konnte versuchen, mit Tausendgüldenkraut die Hexen zu demaskieren, wie folgende Geschichte erzählt:

Ein Schneider aus dem Harz saß einmal am 1. Mai hinter einem Gasthof, einen Kranz aus Tausendgüldenkraut auf dem Kopf. Da kamen plötzlich drei Frauen durch die Luft gesaust, eine auf einem Ziegenbock, die andere auf einem Esel und die dritte auf einer Gans.

Aus alten Kräuterbüchern

Die Kräuterväter des Mittelalters lobten die Heilpflanze ebenfalls sehr, stellvertretend für sie alle möge das Urteil von Hieronymus Bock angeführt sein:

„Dies Kräutlein ist gemein bitter/ darum es Erdgallen gennenet/ führet allen Unrat aus dem Leib/ tötet und treibt aus die Gewürm/ die tote Frucht und Frauenblödigkeit/ stillet das Darmgesicht/ Kolik und alle andere Bauchwehe und Leibesweh."

Ungefähr hundert Jahre später fügt der kräuterkundige Adamo Lonicero genaue Rezepturen hinzu: das Kraut kann entweder in Wasser oder Wein gekocht oder aus der Wurzel Saft gepreßt werden – gegen den bitteren Geschmack hilft auch sein Vorschlag Zucker zuzusetzen kaum. Angenehmer in der Anwendung ist da sicher die Alternative, einen Weinauszug mit Baumöl zu mischen und auf den Bauch zu legen, das „nimmt das große Lendenweh".

Heutige Verwendung

Name: Echtes Tausendgüldenkraut, Laurinkraut, Erdgalle, Wilder Aurin, Roter Aurin, Gottesgnadenkraut, Fieberkraut, Gallkraut, Gemeiner Rötling, Bitterkraut; Centaurium erythraea

verwendete Pflanzenteile:
Kraut

Inhaltsstoffe:
Bitterstoffe, Flavonoide

Verwendung:
appetitanregend, Bittermittel, bei Verdauungsbeschwerden

Achtung! Die Pflanze ist teilweise geschützt!

Höllische Wut: Teufelsabbiß

Mannigfaltige Sagen ranken sich um den Namen

Zu einem ganzen Bündel von Sagen und Märchen gab der kurze Wurzelstock dieser Staude – er sieht tatsächlich wie abgebissen aus – Anlaß. Der Botaniker Schönsperger erzählt, daß der Teufel mit der Pflanze viel Schaden unter den Menschen anrichtete. Die Gottesmutter erbarmte sich und schob dem Unheil einen Riegel vor. Darüber erzürnte sich der Teufel so, daß er wutentbrannt die Wurzeln der Pflanze abbiß (ähnliches Verhalten wurde schon beim Johanniskraut erwähnt, hier hatte der Böse zornig die Blätter mit einer Nadel durchstochen).

Der Kartäusermönch und spätere Arzt Otto Brunfels schreibt 1532 in seinem „Kreuterbuch": „Und haben auch die alten Weiber hye (hier) ire fantasien/ sprechen es sey so ein köstliche wurtzel/ daß der böse feind solche köstliche artzeney dem Menschen vergunnet (= mißgönnt)/ ond sobald sye (sie) gewachset/ beiße er sye ab/ dahär sye haben soll iren nammen Teufels Abbiß. Mag villeicht sein/ daß solichs (die Wurzel) abgefaulet/ oder sonst/ das ich meer glaub/ die natur ire wunder darinn habe."

Daß der Satan den Menschen die heilende Wirkung mancher Pflanzen nicht gönnt – schon Hildegard von Bingen läßt sich über den Haß des Teufels aus – ist ein sehr alter und weit über den deutschen Sprachraum verbreiteter Glaube: in den Niederlanden heißt das Kraut „Duivelsbeet", in England „Devil's bit", in Dänemark „djaevelsbid" und in Rußland „tschertogrys" = TEUFELSABBIß.

Die russische Version der Sage erzählt, daß Gott, als der Teufel dem Menschen die so wichtigen Finger abreißen wollte, ein Kraut als Gegenmittel schuf, das alle Wunden sofort heilen konnte. Darauf biß der Höllenfürst wütend alle unterirdischen Teile der Pflanze ab; Gott aber ließ ihr dafür zum Trost viele kurze Wurzeln wachsen.

Nach einer Legende aus Frankreich behandelte der Erzengel Michael seine im Kampf mit Luzifer davongetragenen Wunden mit der Pflanze. Da schnitt dieser grimmig die Wurzel ab. Prätorius weiß in der „Gestriegelten Rockenphilosophie" zu erzählen, daß der Teufelsabbiß zu Johanni bis 12 Uhr nachts ganze Wurzeln hat; „ergo, so muß der Böse in dem Moment, da Mitternacht vorbei ist, gleichsam so schnell als der Blitz in der Erde als eine Schermaus oder Maulwurf herumreiten und diese Wurzeln abfressen".

Nach einem anderen Märchen schloß ein junger Mann einen Pakt mit dem Teufel, der ihn in der Heilwirkung aller Pflanzen unterrichten sollte. Aus Angst, der geschickte Arzt würde ihm dann zuviel Kundschaft abwerben, machte ihn der Teufel blind. Der Heilkundige wußte sich jedoch zu helfen und fand die segensreiche Wurzel, die ihm das Augenlicht zurückgab. Aus Ärger darüber riß der Teufel dieses Kraut aus der Erde und biß die Wurzeln ab.

Soweit die Sagen, die sich um die äußere Erscheinung der Pflanze ranken. Der kräuterkundige Tabernaemontanus spottet übrigens in seinem Kräuterbuch über diese abergläubischen Geschichten und hält es für überhaupt nicht wert, selbige zu widerlegen!

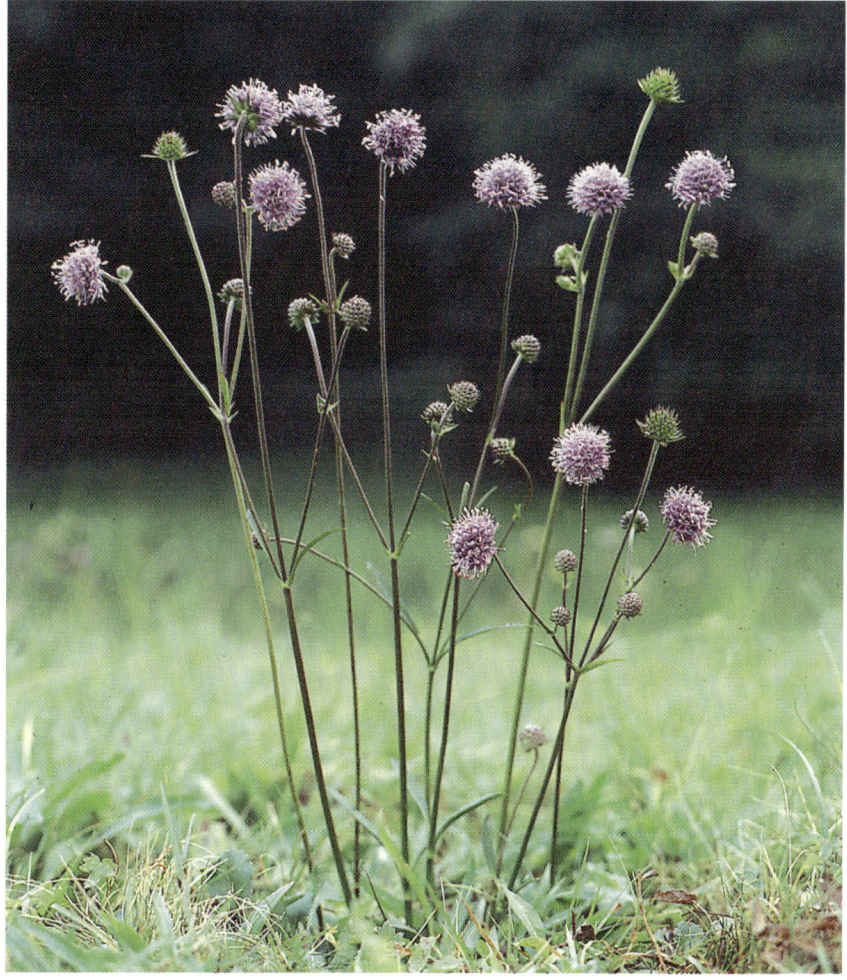

Succisa pratensis, Gem. TEUFELSABBISS – Vorkom.: feuchte Wiesen, Flachmoore, selten in feuchten lichten Wäldern

Räuchermittel gegen Teufel und Hexen

Von alters her galt der Teufelsabbiß als antidämonisches Mittel. In einer schwäbischen Schrift aus dem Jahr 1485 steht:

„Welcher diss krut by ym dreyt (wer dieses Kraut bei sich trägt) oder die wurtzel, dem mag der dufel (Teufel) keyn schaden zufugen. Auch mag ym keyn zauberey geschaden von den bösen wyben (Hexen)."

Insbesondere der seltenen weißblühenden Spezies trauten die Abergläubischen besondere Kraft gegen die üblen Machenschaften der schwarzen Kunst zu. Ein Räuchermittel gegen Hexen enthielt in der Regel jeweils für 2 Schilling (= alte deutsche Münzeinheit, ursprünglich 12 Pfennig) Teufelsabbißwurzel und die Zwiebel des Allermannsharnisch, zu einem halben Schilling witten Urand (= weißer Dorant) sowie Teufelsdreck (= Asa foetida, eingetrocknetes Gummiharz asiatischer Doldenblütler) und für einen halben Dreiling (Drei-Pfennig-Stück der Hansestädte) schwarzen Kümmel.

Fünf Wurzeln gegen Augenschwäche

Das blaß blau blühende Kardengewächs fand in der Volksmedizin Verwendung gegen verschiedene Augenkrankheiten. Fünf Wurzeln bei abnehmendem Mond gegraben und an einem Faden um den Hals gehängt versprachen Linderung bei Augenschwäche. Daß die Pflanze gegen Halsschmerzen und die Bräune wirksam sei, soll der Hl. Winfried von einem Engel erfahren haben.

Ein Zankapfel?

Etwas hinterlistig-verschlagenes mußte der Teufelsabbiß aber wohl doch an sich haben: wenn man bei einem Zechgelage die Pflanze unter den Schanktisch warf, keifte und prügelte sich alsbald die gerade noch so frohe Runde.

Aus alten Rezepten

Ein altes Kräuterbuch rät folgendes: „Die Wurzel gestoßen/ und auf ein entzündet Glied gelegt/ löschet dasselbige. Kraut und Wurzel hat eine Kraft. Abbiß-Wasser zum Tee zweimal jedesmal 4 Lot getrunken/ ist gut denjenigen/ die gestoßen/ gefallen/ oder geworfen sein/ daß ihnen das Blut rinnen will/ oder gerinnen. Heilet das Geschwer im Leib. Heilet das Geschwer um Herz/ Brust und Leber."

Heutige Verwendung

Namen: St. Peterskraut, Abbiß, Blaberhans (= blauer Hans), Teufelswurz, Stickblümchen; Succisa pratensis.

verwendete Pflanzenteile:
Blüten, Blätter, getrockneter Wurzelstock

Inhaltsstoffe:
Glykoside, Kaffeesäure, Alkaloide, Saponine, Gerbstoffe

Verwendung:
auswurffördernd bei Husten, magenwirksam, adstringierend, schweißtreibend, wundheilend;
früher stellte man aus den Blättern der Pflanze einen Tee-Ersatz her

Nachsatz: Magisches Farbenspiel

Hält man die Blüten über Zigarrenrauch, wechselt die Farbe von Blau in Smaragdgrün.

Wacholder vertreibt böse Geister und zaubert Raben

Beug vor dem Strauch das Knie

Nach einem deutschen Volksspruch soll der Wanderer „vor dem Wacholder das Knie beugen und vor dem Holunder den Hut ziehen". Hierin drückt sich die große Ehrerbietung gegenüber dem Wacholderstrauch aus, der regional unterschiedlich auch als Kadding, Knirk, Kranewitt, Machandel, Reckholder oder Karwendel bezeichnet wird. Heute noch genießt er in der Volksmedizin ein hohes Ansehen.

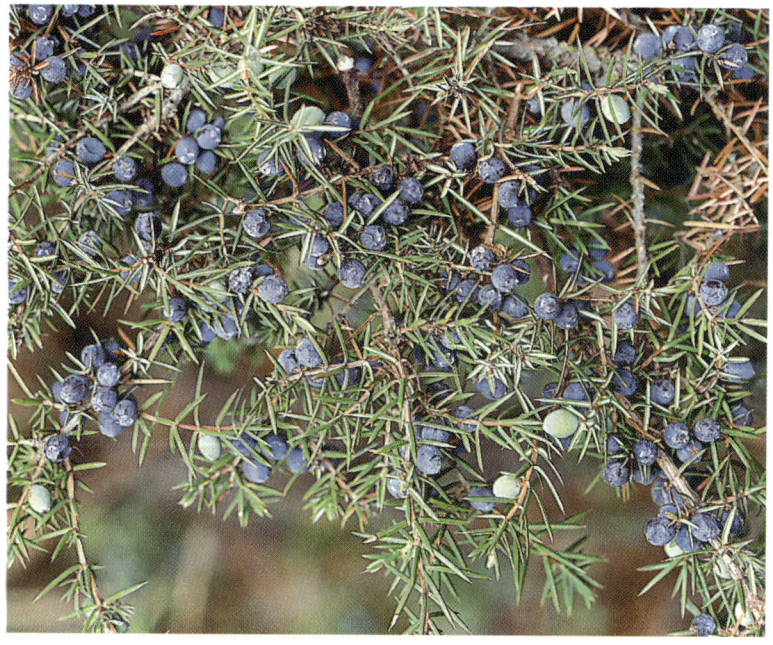

Juniperus communis, GEMEINER WACHOLDER
Vorkommen: auf Heiden und in trockenen Wäldern, Magerweiden, Trockengebüsche

Wenn kleine Kinder kränkelten, brachten die Eltern Wolle und Brot zu einem Wacholderstrauch und sprachen dazu:

„Ihr Hollen und Hollinen
Hier bringe ich euch etwas zu spinnen
Und etwas zu essen
Und meines Kindes vergessen."

Offenbar sollte hiermit den vermeintlich in dem Busch wohnenden Geistern ein Versöhnungsopfer dargebracht werden.

Märchen, Sagen, Legenden

In Märchen und Sagen erscheint des öfteren der Wacholder. Hier sei nur an das niederdeutsche Märchen vom „Machandelboom" erinnert, in dem er als immergrüner, wieder zum Leben erweckender Strauch auftritt. Diese besondere Fähigkeit drückt sich in der botanischen Bezeichnung aus: „Juniperus" kommt von „juvis" = jung und „parere" = gebären, ein Hinweis auf die Fruchtbarkeit, da junge Beeren ausgebildet werden, obwohl die alten noch hängen.

Nach einer bayerischen Sage fingen Bauern einst in unterirdischen Gängen einen Zwerg („Bergmännl"), und als sie ihn mit sich nahmen, da rief ihm seine zurückbleibende Frau, das „Erdweiberl", nach: „Wenn du alles verrätst, so sage aber nicht, warum die Kranwettbeeren ein weißes Kreuz haben." Darunter ist die durch Verwachsungen der Fruchtblattschuppen entstandene kreuzähnliche Zeichnung auf der Oberseite der Wacholderbeeren zu verstehen. Nach einer Legende soll dieses Zeichen daran erinnern, daß das Kreuz Christi auch Wacholderholz enthielt.

Verbreitet sind Sagen, nach denen der Schlüssel zu einem unterirdischen Schatz unter einer Kranewittstaude läge: wenn man mit einem Haselstecken an einen Wacholderstrauch schlüge, würde sich das Versteck der Kostbarkeiten öffnen, ja, der Schatzgräber sehe dort sogar am Tag die Spitze des Busches leuchten. Vielleicht gab der reichliche, goldgelbe Blütenstaub der männlichen Pflanzen, im Volk als „Heidesegen, Blütenrauch oder Gnadenregen" bekannt, Veranlassung zu den Sagen über glänzende Schätze.

Marienbild und Wildbret

Der Reckholder ist übrigens auch ein Muttergotteskraut: ein Wacholderbusch soll in seinem Geäst ein steinernes Marienbild die Donau flußaufwärts bis in die Naab transportiert haben. An der Stelle, wo es an Land gespült wurde, errichteten die Bewohner die Kapelle „Maria Ort an der Naab".

Fast unzählig waren die Anwendungsmöglichkeiten dieses altgermanischen Strauches. Mit nichts ließ sich die Stubenluft so gut räuchern als durch Verbrennen von Wacholderholz.

Die Beeren, die in Westfalen noch immer „heilige Beeren" und „Weiheicheln" heißen, ließen sich zu Wacholderbranntwein vergären, oder sie dienten als Beilage zu Wildbret in reicheren Häusern, während arme Leute an Festtagen die Beeren mit Teig zu Brot verbuken. Kranke Kinder erhielten ihren „Thee", und für den Landbader (= Arzt der kleinen Leute) war er als wichtiger Bestandteil des Allheilmittels Theriak unverzichtbar. Die größte Wirksamkeit besaßen die Beeren übrigens, wenn der Wunderheiler sie am Rochustag (= 16. August) pflückte, denn der Hl. Rochus ist der Pestpatron und die Pflanze galt als Pestmittel.

Frau Kranewitt und die Volksmedizin

„Frau Kranewitt" stach zwar mit ihren Nadeln, aber sie sorgte nicht nur für den Menschen, sondern auch für die Krammetsvögel (Wacholderdrossel) und den Auerhahn. Es gibt kein Gewächs, von dem sowohl in alten Kräuterbüchern als auch in der mündlich oder schriftlich überlieferten Volksmedizin eine derartige Fülle von Rezepten vorhanden ist, als von der „Frau Karwendel".

Sie half gegen Seitenstechen, das Zipperlein, Vergiftung (6 Lot Wacholderwasser trinken!) und „verschlagene Winde", gegen Asthma und Schlafsucht, Schwermut und selbst gegen Aberwitz, „der von übrigem Schleim" herrührte. Sogar verlorenes Augenlicht sollte die Wurzel zurückgeben können, denn schon die Hl. Anna, Schutzpatronin der Augenkranken, hatte sich ihrer bedient.

Mannigfaltig waren auch die Applikationsarten: Rauch, Absud, Öl, Extrakt, sogar die Asche verwendeten die Ärzte. Hier eine „Universalrezeptur" aus dem frühen 17. Jahrhundert:

„Nimm 1 Löffel Wacholderbeergeist, 4 Gran Wacholdersaft, 3 Tropfen Wacholderöl, mische alles mit einem Glas Wein und trinke morgens und abends davon." In einer anderen Quelle heißt es: „Ein Gelbsüchtiger trinke einige Tage nüchtern seinen eigenen Urin und esse etliche Wacholderbeeren darauf, es wird merklich helfen."

War jemand an Pocken erkrankt, sollte er einen Saphir nehmen, ihn in Wacholderöl tauchen und mit dem Edelstein einen Kreis um die Pocke ziehen: „ Das Gift kann diesen Zirkel nicht überwinden und muß aufbrechen und ausfahren".

Warzen und Leichdorne (Hühneraugen) ließen sich mit Hilfe des Wacholderstrauches ebenfalls vertreiben. Dazu mußten die Betroffenen mittags drei seiner Äste abschneiden, diese sorgfältig auf die Erde legen und mit jeweils einem Kieselstein belasten. Mit dem Vertrocknen der Zweige verschwanden dann auch die Warzen.

Hühneraugen wurden die Geplagten los, indem sie ihrer Zahl entsprechend Zweigenden knickten und ihr Verdorren abwarteten, dann sollten sich die Hautverhärtungen aufgelöst haben.

Holzfräulein warnt vor Pest

Ein fast schon geflügeltes Wort war:

„Eßt's Kranawitt und Bibernell
Dann sterbt ihr nicht so schnell"

Diesen Vers hörten die Leute in verschiedensten Gegenden Deutschlands zu schweren Zeiten (Pest- und Choleraepidemien). Mal war es ein Vogel, der diese Botschaft brachte, bald ließ sich eine Stimme vom Himmel, ein Engel oder ein „Holzfräulein", vernehmen. Es war auch tatsächlich etwas dran, denn heute weiß man, daß Wacholderöl desinfizierend wirkt.

Wundersame Wirkungen

Mit einem starren Stachelkleid bewehrt, galt der Wacholder im Volksglauben als antidämonischer Strauch. Die stechenden Nadeln sollten gegen alle bösen Geister, Hexen, Kobolde, Druden und den Teufel selbst schützen. Dazu kam noch der aromatische Duft, der sich besonders beim Räuchern mit den Zweigen und Beeren entwickelte. Auf Rügen setzten die Hebammen sogar kleine Kinder dem Rauch aus, wenn sie nach der Geburt nicht aufhören wollten zu schreien.

Im Kräuterbuch von Hieronymus Bock steht: „Der Rauch von Weckolter holtz und beeren gemacht, vertreibt Schlangen und allerlei ungeziffer" (1551). Doch damit ist die Auflistung der „wundersamen Wirkungen" noch lange nicht beendet:

Der Kutscher schnitzte seinen Peitschenstock aus Kranewittholz, damit niemand seine Pferde „bannen" (= verzaubern) konnte, die Bäuerin wählte einen Wacholderstab zum Buttern, der Böttcher band aus dem Holz einen handlichen Krug, damit sein Trunk nicht verzaubert werde, der Drechsler drechselte aus einem Strunk des Strauches einen Becher, an welchem man erkannte, ob ein Getränk vergiftet war oder nicht, und der Bauer schnitt sich ein Pfeife aus Kranewittholz, weil aus diesem doch am „allergesündesten zu rauchen war."

Für Wanderer, Jäger und Fischer

Ermüdete der Wanderer, brauchte er nur kurz unter einem Wacholderbusch zu ruhen, dann konnte er gestärkt seinen Weg fortsetzen, am besten mit einem Wacholderzweig am Hut, der schützte überdies noch vor dem Wolf (Wundlaufen).

Der Bauherr tat gut daran, einige Äste des Strauches ins Fundament des Hauses zu legen.

In der Erntezeit war die Pflanze ebenfalls hoch geschätzt: der Bilmesschnitter (= Korngeist) soll jede Menge Schaden auf den Feldern angerichtet haben. Als „Gegenzauber" empfahl es sich, dem ersten Dreschgut einen fruchtenden Wacholderzweig beizugeben.

Der Jäger legte ihn in seine Fallen und Schlingen, selbst der Fischer benutzte ihn mit Brot vermengt als Köder an seiner Angel.

Martinsrute und Spinntrude

Als immergrüner Strauch bildete der Wacholder zusammen mit Birke und Eiche die Martinsrute, die der Bauer am 11. November von seinem Hirten als „Lebensrute" (für reichlich Vieh im neuen Jahr) geschenkt bekam.

Am Niederrhein trieb die „Spinntrude" mit Wacholderstecken die müßigen Mädchen aus dem Bett ans Spinnrad.

Bringt Diebesgut zurück

Mit „Frau Kronawitt" konnte man Diebe zwingen, ihre Beute zurückzugeben. Dazu mußte der Bestohlene vor Sonnenaufgang einen Ast herunterdrücken und mit einem Stein am Boden beschweren. Dann sagte er: „Wacholderstrauch, ich tu dich bücken und drücken, bis der Dieb (... es folgte der Name des vermuteten Übeltäters) sein gestohlenes Gut wiedergebracht hat." Nach der Rückgabe war der Stein genau an die ursprüngliche Stelle zu legen.

Wer sich unsichtbar machen konnte, verwandelte sich in einen Kranewittstrauch, den aber niemand berühren durfte. Nur Hunde konnten den Verzauberten wittern, jedoch nicht beißen.

Neunerlei Agenholz

Der Wacholder gehörte zu dem „neunerlei Agenholz", aus dem der Tischler zauberkräftige, hexenentlarvende Schemel anfertigen konnte.

„Agenholz" ist mit Nadelholz gleichzusetzen. Außer Wacholder benötigte er für den Hocker: Fichte, Tanne, Kiefer, Legföhre, Lärche, Sadebaum, Zirbe und Eibe.

Wostycos lamla

Selbst für Liebhaber der Familie Corvidae = Rabenvögel erwies sich der Wacholder als nützlich. Wie, das verrät der Miltigauer Wunderdoktor Haberditzel in seinem Zauberbüchlein:

„(Um) Raben zu machen, schneide einen Stab von einem (einjährigen) Wacholderbaum mit diesen Worten:

'nomos wostycos lamla: wosti', auf den Stab schneide diese Buchstaben: Q:X:Z:Y:C:W und sprich:

'Wuly, Maxe, Lamiam, Com Panimomla hai; so wird die ganze Stube voll (Raben) kommen. Mit diesem Stab kannst du sie (die Raben) hinweisen, wo du willst. Lese zurück (sprich die Worte rückwärts), so weichen sie alle (verschwinden sie wieder)."

Name

Der Name „Wacholder" geht auf das althochdeutsche „wechalter" (von „wickeln", Nutzung der Zweige zum Flechten) und auf das mittelhochdeutsche „quecholder" = lebendig, lebensfrisch, immergrün, zurück.

Heutige Verwendung

weitere Namen:
    Machandel, Kranewitt, Reckholder, Weckholder, Quickholder, Krammetsstrauch, Kromvedstrauch, Kaddig, Kranabit, Kronawitt; Juniperus communis

verwendete Pflanzenteile:
    Beeren, Holz

Inhaltsstoffe:
    ätherische Öle, Terpene, Gerbstoffe

Verwendung:
    harntreibend, antiseptisch, als Magenmittel und Gewürz

Weib und Walnußbaum muß man schlagen

Welsche Nuß

„Hoch wie a Haus, klein wie a Maus, hart wie a Brett, süß wie a Met, hantig (bitter) wie a Gall, essen tun sie's überall", so lautet ein Volksrätsel aus Kärnten. Lösung: die WALNUSS. Es handelt sich hier um keine einheimische Pflanze, sie stammt aus Mittelasien. Die Namen „Welsche Nuß" (d.h. Nuß der Welschen, wie die Bewohner Galliens und Italiens früher auch genannt wurden) oder „nux gallica" deuten auf unser Nachbarland Frankreich, wo die römischen Eroberer den Baum schon früh kultivierten.

Lebensbaum

In der heimischen volkskundlichen Literatur ist nicht immer klar zu erkennen, ob unter dem Begriff „Nuß" die Hasel- oder die Walnuß zu verstehen ist. Jedenfalls spielt der Walnußbaum, vielleicht gerade, weil er ein fremder Baum ist, eine wichtige Rolle im deutschen Volksglauben – er erscheint sogar als „Lebensbaum", der bei der Geburt eines Kindes gepflanzt wurde, wie es zum Beispiel der Pfarrer in Goethes „Werthers Leiden" erzählt.

Tödlicher Schatten – Totenbaum

Schon in der antiken Welt stand der Walnußbaum in Verdacht, als Versammlungsplatz der bösen Mächte zu dienen. Vielleicht war deshalb der Glaube weit verbreitet, daß es ausgesprochen schädlich, ja tödlich sein könne, unter einem Walnußbaum zu schlafen. Sein Schatten galt selbst den Pflanzen als gefährlich, sie gediehen hier viel schlechter.

Im Rheinland war die Vorstellung verbreitet, daß die im Umkreis des Baums gewachsenen Kräuter für das Vieh giftig seien und der Boden nichts tauge, soweit die Blätter fielen. Diese Schädigung rührt vom strengen Geruch des Baums her, der auf den Wirkstoff Juglon zurückzuführen ist und der bei einem Schläfer durchaus Kopfschmerzen verursachen kann. In einem altjüdischen Buch heißt es dagegen:

„Dieweil sich die Teufel zu neunt zusammengesellen, so ist es gefährlich, wann einer unter einem Nußbaum schlaffet, denn siehe die Teuffel wohnen auf demselben, denn an einem jeden Zweig, der an einem Nußbaum ist, hangen neun Blätter."

Es ist daher kaum verwunderlich, daß der unheimliche Baum – unter ihm sollten auch Verstorbene wohnen! – seit dem Mittelalter bis in unser Jahrhundert als Totenbaum auf Friedhöfen zu finden war.

Oster- und Johannisfeuer

In unseren Volksbräuchen erschien die Walnuß in erster Linie bei der „Feuerweihe" oder dem „Judasbrennen" am Karfreitag – dabei wurde ein Nußbaumscheit im Osterfeuer angekohlt: im Sommer aufs Herdfeuer gelegt, sollte es die Gewitter vertreiben. Besonders heilkräftig waren die Blätter, wenn sie am Johannistag (24. Juni) zum Beispiel zum Ansetzen eines Branntweins gepflückt wurden. Statt Mottenkugeln legte die Hausfrau Nußblätter zwischen die Wäsche. Ein Biß in den halbverkohlten Johanniskranz aus Nußzweigen bewahrte oberfränkische Mädchen das Jahr über vor peinigenden Zahnschmerzen.

Blüte und Frucht zur gleichen Zeit

Besondere Walnußbäume konnten am Johannistag gleichzeitig blühen und Früchte tragen, ein Phänomen, das auch Apfelbäume angeblich am Hl. Abend zeigten. Hieronymus Bock berichtete dazu 1551:

„Auff dem Rhein, nemlich zu Wesel, ist ein Nußbaum gewachsen, der hat sein laub und nuß nit ehe bracht, dann (denn) auff S. Johanntag, alsdann ist der baum mit laub und frucht den anderen Nußbeümen gantz gleich gewesen, welches mich bedunckt ein besonder geheimnuß der natur zu sein."

Einer der merkwürdigsten Nußbäume ist jener von Campolongo bei Görz, der wegen Einführung des neuen Kalenders (das längere julianische Kalenderjahr war 1582 in Teilen Europas von dem genaueren gregorianischen Kalender abgelöst worden) sogar seine Blütezeit änderte: davon steht in einem Bericht, der 1583 an den Pfarrer von Nikolsburg in Mähren geschrieben wurde:

„Daneben vermeldet, in Friaul, nit weit von Görz ein Nußbaum seyn sol, welcher dieser Art, daß er allerdings dürr bleibe bis in die Nacht nativitatis Johannis Baptistae; in derselben Nacht aber fahe er erst an zu grünen, Blätter und Blüe zu geben und klaine Nuss herfür zu bringen, welche nachmals mit den anderen Nuss reiff oder zeitig werden. Und dass derselbe Baum andere Jar und sonderlich das vergangene 82. jar allweg nach dem alten Calender sich gerichtet und nechst Johannisnacht gegrünet. All die es hören, halten es für ein gross Wunder, dass auch der Baum sich nach dem Babst und catholischen Kirche richtet."

Viele vornehme Herren besuchten den wundersamen Nußbaum; mannsdick stand er im Garten eines armen Bauern, von vier Pfirsichbäumlein umgeben. Die vier Nußbäume in Nachbars Garten (gleich groß) wurden alle nach dem alten Kalender grün!

Ratschlag für Nußbauern

Wer sich als Nußbauer versuchen wollte, mußte laut A. Lonicero (1679) folgendes beachten:

„Man sagt, daß eine solche Uneinigkeit unter dem Nußbaum und Eichbaum sey/ daß er neben einen Nußbaum gepflantzt/ gantz verderbe."

„Er (der Walnußbaum) wird von seiner Frucht gepflantzet/ welche man im Anfang deß Mertzen ins Erdreich legt. Die Bäume wachsen gern an kalten Orten/ hassen die Wasser/ seynd auch gern auf den Bergen."

Hochzeit, gackernde Hähne, Manneskraft und schönes Haar

Von jeher galten Nüsse als Symbol der Fruchtbarkeit und Erotik. Im alten Rom streuten die Gäste bei der Hochzeit Nüsse aus, denn das Poltern sollte die bösen Geister vertreiben: „Sparge, marite, nuces" (Vergil) d.h. „heirate und streue Nüsse aus". Auch bei uns wurden bei solchem Anlaß landauf, landab Nüsse an die Tänzer und Tänzerinnen und an die noch unverheiratete Dorfjugend verteilt.

Verlobte befragten das Orakel: Weihnachten oder Silvester legten sie je eine Schalenhälfte in eine Schüssel mit Wasser. Trieben die Nußhälften zusammen, wurde aus den Liebenden ein Paar. Heiratslustige Mädchen warfen an Heiligabend Nußschalen unter die Hühner. Entscheidend war, daß der Hahn zuerst gackerte, denn: „Gackert der Hahn, kriegst an Mann, gackert die Henn, kriegst ken."

Auch sonst erschien die Nuß vielfach in erotischen Vergleichen und Redensarten: gab's viele Nüsse, gab's ebenfalls viele uneheliche Kinder (siehe Haselnuß). Damit hängt wohl folgende Redensart zusammen: „Sein Vater ist auf dem Nußbaum ersoffen", oder vom nicht ehelichen Kind heißt es: „Es ist vom Nußbaum gefallen."

Da der Walnußbaum dem Jupiter, dem Vater mehrerer Götter, geweiht war, glaubte man, daß die Nüsse die Manneskraft steigern. In manchen Gegenden trank man sogar den Tee aus den Blättern als Aphrodisiakum.

In der Schönheitspflege hat der Baum auch heute noch seinen Platz: mit Blättern und grünen Fruchtschalen lassen sich nämlich die Haare braun färben. Eventuell ist damit sogar ein Nebeneffekt zu erzielen, denn ein altes Rezept rät:

„Welsche Nußblätter in Wasser zu sieden und das Haupt damit zu netzen, das vertreibt alle Unsauberkeit des Hauptes".

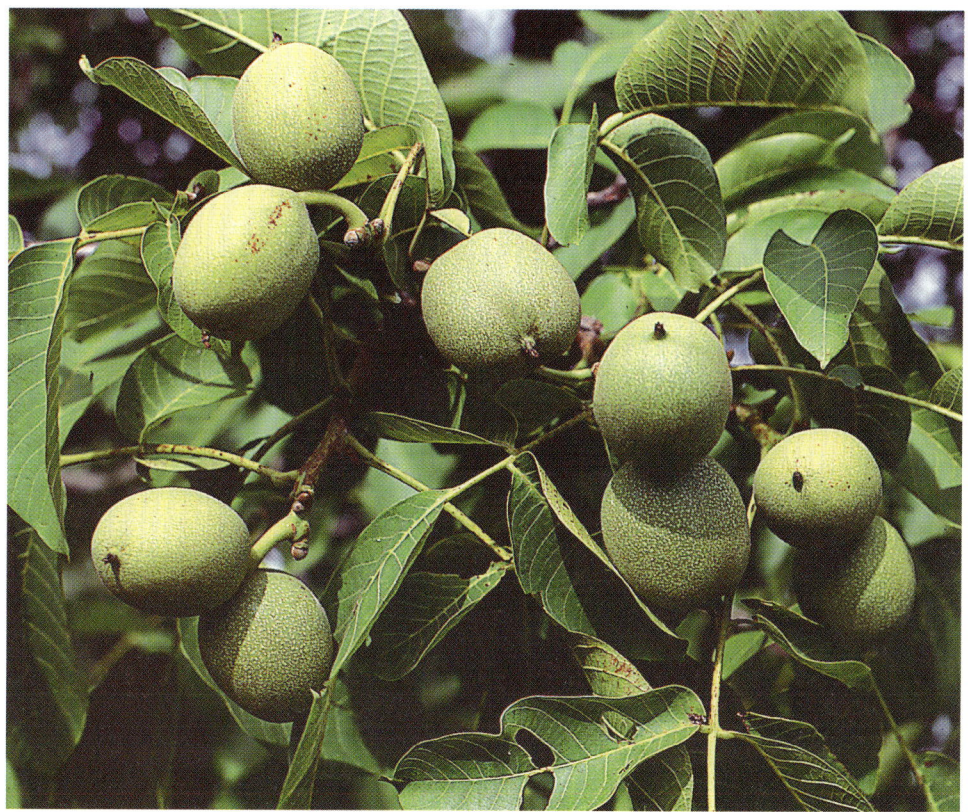

Juglans regia, WALNUßBAUM, Früchte

Nüsse schlagen

Weit verbreitet war der Glaube, daß die Walnüsse mit einer Stange vom Baum heruntergeschlagen werden müssen, damit er stets reiche Frucht trage. Zum Glück ist die alte Redensart: „Nußbaum und Weiber müssen geschlagen werden" (... sonst taugen sie nichts!) in Vergessenheit geraten.

Signatur des Hauptes

Nach der alten Signaturenlehre diente die Walnuß gegen Gehirnerkrankungen. Helwig sagt:

„Welsche Nüsse haben die Signatur des Hauptes, die grasgrüne Schale hat die des Hirnhäutleins, weshalb auch das Salz von der Schale zu den Wunden des Hirnhäutleins ein sonderbares Mittel ist. Die holzige Schale dient für die harte und weiche Hirnhaut, der Kern aber, weil er selbst die Gestalt des Gehirns hat, ist diesem dienlich."

Herrgottskreuznagel

Der Keimling der Pflanze erinnert an ein Kreuz oder einen Nagel, daher hieß er im Volksmund Jesus-, Herrgotts- oder Kreuznagel. Besonders die Rheinländer steckten sich diesen Kreuznagel in Strumpf oder Schuh, das sollte Glück und die Erfüllung aller Wünsche bringen. Litt man unter Seitenstechen, half eine Nuß mit drei Nähten. Außer mit Wacholder räucherte der Arzt die Krankenzimmer auch mit Walnuß aus. Mithridates (132-63 v.Chr.) soll sein berühmtes Mittel gegen Pfeilgift aus zwei Nüssen, zwei Feigen, 20 Rautenblättern und etwas Salz bereitet haben.

Heutige Verwendung:

Name: Walnuß, Baumnuß, Welsche Nuß, Kreuznagel, Herrgottsnagel; Juglans regia

verwendete Pflanzenteile:
 Blätter

Inhaltsstoffe:
 Gerbstoffe, Flavonoide, Pflanzensäuren, ätherisches Öl, Vitamin C

Wirkung und Verwendung:
 äußerlich zu Umschlägen und innerlich bei Akne und Ekzemen, als Mittel gegen Durchfall

Wegwarte, die Sonnenbraut

Rötung durch Ameisen

„Wenn man dies blümlin in ein ommeysen (Ameisen) hauffen würfft, so würt es rot wie blut, ist auch ein wunderbarlich würkung der natur."

Diese Beobachtung ist in einem Kräuterbuch aus dem Jahre 1532 nachzulesen. Mit dem „blümlin" war die WEGWARTE gemeint. Die „wunderbarlich würkung" der Rotfärbung läßt sich heute leicht chemisch als Indikator-Reaktion des blauen Blütenfarbstoffs Anthocyan mit der Ameisensäure erklären.

„Blaue Augen"

Die Blüten öffnen sich am Vormittag und wenden sich, wie die Sonnenblume, der Sonne zu. Die frühen Botaniker nannten sie deshalb „sponsa solis" = Sonnenbraut.

Das strahlende Blau der Blüten gab zu allerlei Legendenbildung Anlaß: so zog Jesus einmal als armer Wanderer verkleidet durch die Lande. Eine junge Frau mit schönen blauen Augen bat er um Quartier, doch sie wies ihn hartherzig ab. Sie könne sich nicht um den Fremden kümmern, da sie auf ihren Liebsten zu warten hätte. Traurig zog Jesus weiter. Als der Bräutigam schließlich kam, fand er statt seiner Verlobten nur eine hartstengelige Blume mit herrlichen blauen Blüten. Seither nannten die Schlesier die Pflanze auch „Armsünderblümlein".

Sinnbild des vergeblichen Wartens

In der alten deutschen Schrift von der „Bedeutung der Blumen" bezeichnete sie der Autor als Sinnbild der treuen Liebe und in etlichen Varianten erschien die Pflanze im Märchen als eine verzauberte Jungfrau, die am Wegesrand vergeblich auf ihren Liebsten gewartet hatte (Name!).

Eine Sage erzählt, daß ein Mädchen sieben Jahre lang um ihren in der Schlacht gefallenen Geliebten weinte und dann, als man ihr zuredete, einen anderen Mann zu wählen, erwiderte:

„Eh als ich lass das Weinen stehn,
will ich lieber auf die Wegscheit gehn,
eine Feldblum' dort zu werden."

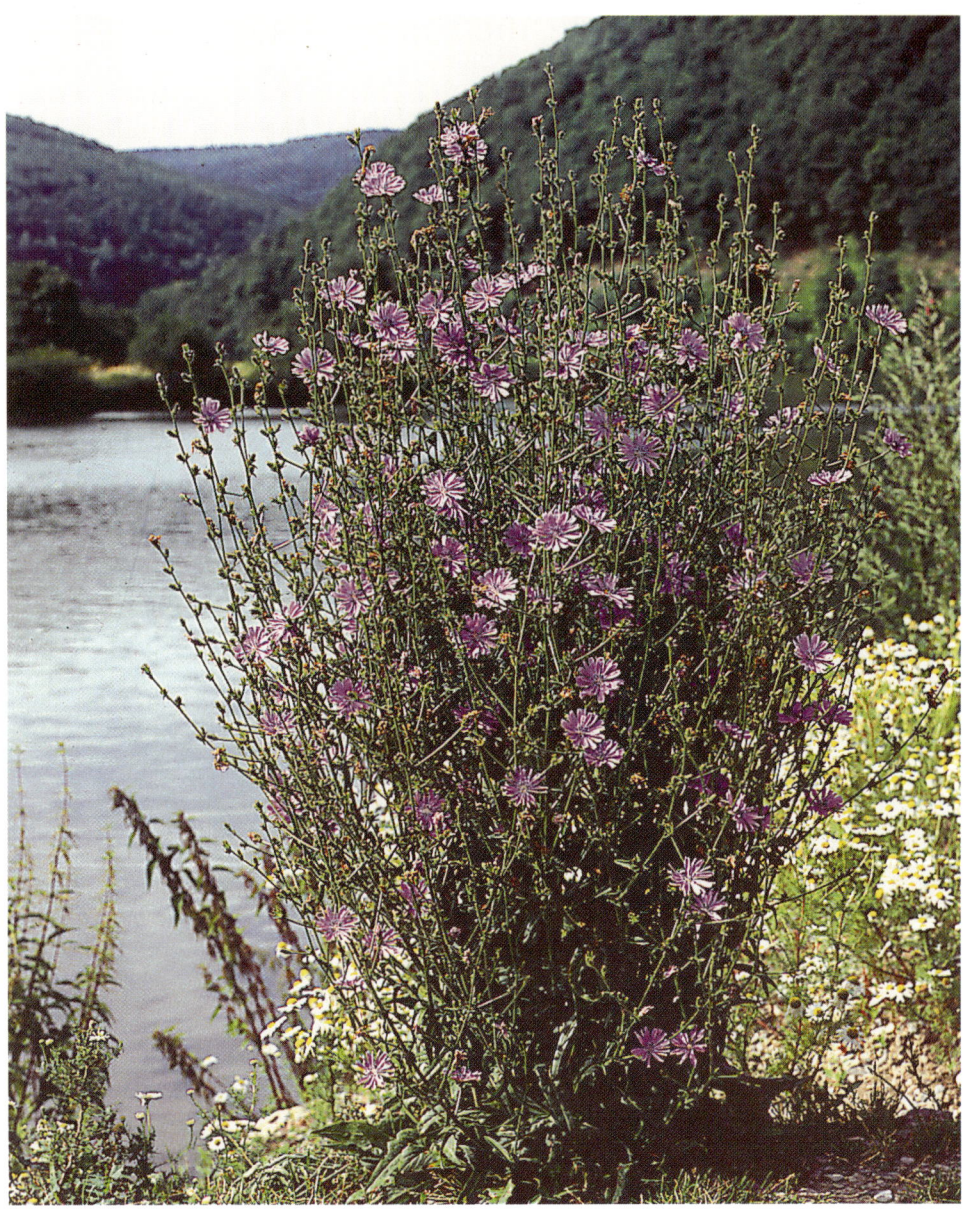

Cichorium intybus, WEGWARTE – Vorkommen: grasige Wegsäume, Weiden, trockener Lehmboden

Nur Sonntagskinder finden sie

Die junge Frau verwandelte sich in eine Blume, die den Namen Wegwarte erhielt. Diese galt als Wunderkraut, das nur Sonntagskinder pflücken konnten (allerdings durften sie sich nicht von plötzlich auftauchenden großen Hunden abschrecken lassen!). Wer das Glück hatte, die seltene weiße Art zu finden, der mußte sie sogleich an einen Stab binden, sonst war sie am nächsten Morgen verschwunden.

Wollte man den Wurzelstock ausgraben, mußten bestimmte Segenssprüche gemurmelt und als Grabwerkzeug ein Goldstück als Sinnbild der Sonne verwendet werden.

Wer die Knolle besaß und bestohlen worden war, brauchte diese nur unter das Kopfkissen zu legen: der Dieb erschien im Traum.

Ein Vogel nach sieben Jahren

Der bereits in der Antike (Alt-Ägypten) nachweisbare Zauber- und Hexenglaube beeinflußte nicht unwesentlich auch den deutschen Volksglauben über die Wegwarte. In etlichen Berichten des 15. bis 17. Jahrhunderts werden immer wieder die mystischen Kräfte der Pflanze erwähnt. Paracelsus beschreibt, daß sich die Wurzel nach sieben Jahren in einen Vogel verwandelt, und daß die Blüten, die morgens dunkel-, mittags lichtblau und abends weiß aussehen, verwunschene Menschen seien.

Starke Macht der weißen Art

Wer die seltene weiße Varietät (Art) fand, hatte Glück: sie schützte ihren Träger vor allen Gefahren, machte vor allem hieb- und stichfest, ja sogar unsichtbar, ließ alle Schlösser und Türen aufspringen und heilte Wunden.

Um 1670 trieb der Aberglaube um die Wegwarte höchste Blüten. Selbst gebildete Kreise zahlten hohe Summen, um in den Besitz der weißblühenden Pflanze zu kommen. Die Wurzel galt nämlich als wirksames „Sympathiemittel". Einer Schwangeren unter das Leintuch gelegt, erleichterte sie die Geburt. Die Frauen gaben sie gepulvert heimlich den Gatten in die Speisen, um sie vor ehelichen Fehltritten zu bewahren, und war das schon geschehen, so ließ sich die Liebe des Ehemannes wieder zurückgewinnen – das soll sogar heute noch manchmal praktiziert werden!

Läßt Liebe entbrennen

Junge Mädchen pflückten die geschlossenen Knospen der Wegwarte, wobei sie die Hand mit einem Tuch oder mit ihrer Schürze umwickelt hatten, und sprachen dazu:

„O Wegwart an des Pfades Rand,
Es pflückt ums Glück dich meine Hand,

Schenk mir den Liebsten, Wegwart,
Auf den du hast umsonst geharrt!"

Sodann legten sie die Knospen ins Mieder. Öffneten sich diese (infolge der Körperwärme), so bedeutete das Glück in der Liebe. Man konnte die Pflanze aber auch am St. Peterstag (29. Juni) um zwei Uhr zur Mittagszeit mit einem Hirschgeweih ausgraben, aber ohne sie mit der Hand anzufassen. Berührte man mit diesen Krautstengeln die oder den Auserwählte(n), mußte die Person in Liebe entbrennen – das waren noch Zeiten!

Napoleon und der Zichorienkaffee

Aber nicht nur im Aberglauben, sogar in der Politik spielte die Wegwarte eine bedeutende Rolle. Als 1806 Kaiser Napoleon I. für das europäische Festland die sogenannte Kontinentalsperre verhängte, um die Einfuhr englischer Waren zu unterbinden, wurde der schon allseits beliebte Kaffee knapp. Daraufhin rösteten die Deutschen die schon länger kultivierte Wegwartenwurzel, bekannt als Zichorie, und tranken den Extrakt als Kaffee-Ersatz (Surrogat). Eine Gepflogenheit, die sich in unserem Jahrhundert, besonders während der beiden Weltkriege, wiederholte.

Kräuterväter berichten

Die alten Kräuterväter hielten die Wegwarte für ein hervorragendes Heilmittel gegen Fieber, Leberentzündung und Augenschwäche. Es heißt: „Das destillierte Wegwartblumenwasser dienet vor die schwerende Augen, machet ein klares und scharffes Gesicht, des Tages einmal oder vier etliche Tröpflein in die Augen getan."

Das folgende Rezept eines herz-, leber- und magenstärkenden „Conservenzuckers" halten die alten Kräuterkundigen für uns bereit: „Frische Wegwartenblüten zerkleinern, mit drei Teilen Zucker zur Paste kneten und im verschlossenem Glas eine Weile in der Sonne stehen lassen." (Nach Matthiolus, Kräuterbuch, Basel 1678)

Gegen die Gelbsucht empfiehlt ein Zauberbuch aus gleicher Zeit: „Geh am Morgen früh zu einem Ort, wo die Zichorie steht, grab sie aus, daß du die Wurzel nicht zerstechest, lasse den Patienten seinen Urin in das Loch abschlagen und setze den Stock wieder darein, scharre die Erde zu und gehe davon. Die Gelbsucht wird vergehen."

Heutige Verwendung

Namen: Feldzichorie, blaue Sonnenwende, Sonnenwirbel, Wegleuchte, Wilde Endivie, Wegweiß, Weglug, Sonnenkraut, Hindläuffe; Cichorium intybus

verwendete Pflanzenteile:
ganze blühende Pflanze

Inhaltsstoffe:
der Bitterstoff Intybin, ein harntreibender Stoff

Wirkung und Verwendung:
appetitanregend, harntreibend, verdauungsfördernd

Weide: Hexen- und Todesbaum

Strafgericht

Die WEIDE ist kein glücklicher Baum. Nach germanischem Glauben hielt sich der Todesgott Vidharr in ihrem Geäst auf. Der Baum galt daher als Sinnbild des Totenreichs und des Sterbens.

Das „Weidentragen" war, wie das „Hundetragen", in der germanischen Gesetzgebung eine entehrende Strafe.

Die von der Feme (im ausgehenden Mittelalter die Landgerichte vor allem in Westfalen) Verurteilten richteten die Henker mit einer Weidenrute durch Erdrosseln hin. Der Freigraf dieses Gerichts schloß die Unbefugten bei der „weed und reype" (Weide und Strick) von den Sitzungen aus.

Name

Der uralte Baumname (althochdeutsch wida) läßt sich auf das indogermanische „uei" = „biegen, winden, flechten" zurückführen. Die Weide ist also nach ihren biegsamen, zum Flechten geeigneten Zweigen benannt.

Unglückliche Liebe

Unglücklich Liebende bekränzten sich zum Zeichen der Trauer mit Weidenzweigen, die sie zum Abschied einander überreichten.

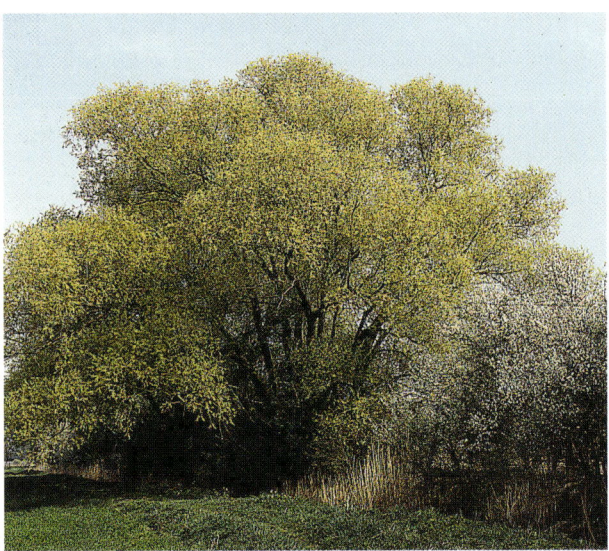

Salix alba, SILBER-WEIDE

Aus der Literatur ist Ophelia bekannt, die einen Weidenzweig am Fluß mit Blumen schmücken wollte. Doch der trügerische Ast brach, und Ophelia ertrank.

Wer denkt nicht an Desdemonas Lied von der Weide, den Tod ahnend? Shakespeare läßt die unglückliche Dido dem absegelnden Äneas mit einem Weidenzweig winken.

Judas soll sich an dem „bösen Baum" erhängt haben; daher sind die alten Weiden hohl und geborsten. Die Trauerweide läßt die Zweige klagend herunterhängen, weil die Häscher Jesus mit ihnen geißelten.

Hexenbaum, Hexenzepter

Der Baum konnte angeblich schweres Unglück anzeigen, denn rötete sich die Rinde, bedeutete das Krieg. Um beim Negativen zu bleiben: die Weide war der Hexenbaum schlechthin – Frauen, die sich nachts in seiner Nähe herumtrieben, waren sowieso verdächtig! Unter den langen Ästen verschworen sie sich mit dem Teufel! War doch früher allgemein bekannt, daß die Hexenbesen vornehmlich aus Weidenruten gefertigt wurden. Damit zauberten die bösen Frauen Hagelschlag herbei und mit dem von roten Ruten abgestreiften morgendlichen Tau bereiteten sie Rauhreif und Nachtfröste.

Der Königin der dunklen Mächte diente ein Weidenast als Zepter; wurde ein Knoten in einen Zweig geschlungen, konnte sie jemanden damit töten. Natürlich gehörten neun „felberne Ruethen" (= Weidenruten) in ein von einer Hexe gerichtetes „Heilbad".

Der spuckende Kuckuck

Gespenster verwandelten sich in alte Weiden und hausten dort oder waren in ihnen eingekeilt und trieben ihren bösen Spuk. Nur der Kuckuck sollte dem „verfluchten" Baum zugetan sein, allerdings bespuckte er angeblich das Blätterdach, bevor er davonflog, damit sich Mensch und Tier vor dem Baum ekelten und ihm dieser allein zur Verfügung stünde.

„Unfruchtbarer Baum"

Eine Erklärung für dieses Negativimage ist wohl darin zu suchen, daß der Nutzwert des Baumes von jeher gering war: das Holz besitzt wenig Widerstandskraft, ist anfällig für Schädlinge, und noch grüne Bäume beginnen von innen heraus zu faulen. Sie wachsen oft an Orten – nassen Wiesen, sumpfigen Flußauen –, wo es nach dem Volksglauben nicht gerade geheuer zuging. Auch die sonderbare Wuchsform (Kopfweiden) alter Stämme mögen, besonders bei Mondlicht, zu gewagten Fantasien Anlaß gegeben haben.

Eine weitere Deutung liegt in dem verbreiteten Aberglauben, daß die Weide „die Weiber unfruchtbar mache" und die Samen des Baumes ein empfängnisverhütendes Mittel wären. Die Weide ist nämlich ein zweihäusiger Baum: der weibliche trägt Blüten und Früchte, der männliche lediglich Staubblätter, er scheint somit unfruchtbar zu sein.

Die Ursache des tiefverwurzelten Glaubens, daß Kinder, die die „Erzieher" mit Weidenruten züchtigen, nicht wachsen und gedeihen, mager sind und an Auszehrung leiden, ist wiederum auf die alte Vorstellung vom hageren, unfruchtbaren Baum zurückzuführen.

Karfreitagshexen und Drudenfuß

Die Weide stand im Mittelpunkt zahlreicher magischer Handlungen. Mit ihrer Hilfe konnten die Kirchgänger am Karfreitag Hexen erkennen: Um drei Uhr morgens schnitten sie Zweige der Salweide und banden sie sich um den bloßen Leib. Gingen sie so präpariert in das Gotteshaus, sahen sie alle Weiber, die Hexen waren, mit dem Rücken gegen den Pfarrer sitzend und mit dicken Strohzöpfen bekränzt.

Einen weiteren abergläubischen Brauch pflegte man um die gleiche Jahreszeit: aus einem geweihten Palmzweig wurden Streifen aus der Rinde geschnitten und am Ostersamstag in Form des Drudenfußes (ein Pentagon, in einem Zug gezeichnet) gelegt, das sollte alle bösen Mächte vertreiben.

Die Korbmacher mußten beachten, die Weidenruten im April bei Neumond zu schneiden, dann ließen sich besonders haltbare Körbe daraus herstellen.

Fieber verknoten

In der Sympathiemedizin wurde die Weide neben dem Holunder von allen einheimischen Bäumen am häufigsten verwendet. In Böhmen und Schlesien sollte dem Aberglauben nach ein Fieberkranker abends zu einem alten Stamm gehen, dort solange bleiben, bis der Anfall vorüber war und etwas persönliches, ein Haar, ein Kleidungsstück, an den Baum binden. Er konnte in der Überzeugung schnell nach Hause laufen, daß die Krankheit an der Weide zurückgeblieben war.

Eine vergleichbare Methode praktizierten die Oberösterreicher: der an Fieber, Zahnschmerzen oder Gelenkrheumatismus leidende Patient mußte gleich 72 mal um den Stamm laufen und dabei jedesmal sagen: „Wind dich, Weide, wind dich, Fieber sind 72, des Fieber, des i han, des häng i dran". Eine andere Möglichkeit war, das Fieber im Stamm zu verkeilen oder in den Zweigen zu verknoten.

Ihre apotropäischen Eigenschaften machten sich die Gläubigen im Palmbuschen zunutze, in dem die Weide nicht fehlen durfte. Schluckten sie drei geweihte Palmkätzchen, waren sie das ganze Jahr über gegen Fieber und Halsweh gefeit. Die Asche der Weidenkätzchen war als Kopfschmerzmittel sehr geschätzt.

Anerkannter Arzneistoff

Diesen „Sympathiekuren" liegen vermutlich Erfahrungstatsachen zugrunde: die Weide enthält in ihrer Rinde das Glykosid Salicin, das eine ähnliche Wirkung besitzt wie Salicylsäure, ein anerkannter Arzneistoff. Salicin wirkt auch keratolytisch (hornhautauflösend), deshalb lassen sich mit dem Extrakt der Weidenrinde Warzen und Hühneraugen entfernen.

„Schröpfen"

Früher war Schröpfen sehr in Mode. Nahm man das Blut, das der Kranke bei dieser Prozedur verlor und begoß damit einen in die Erde gesteckten Weidenzweig, sollte der Leidende von seiner Gicht befreit werden.

Weide und Wuschelkopf

Die dünnen, dem Haar ähnlichen Zweige, sowie der schnelle Wuchs des Strauches inspirierten Personen mit Haarproblemen, sich die Weide zunutze zu machen. Öl, das sie vorher auf die Äste aufgetragen hatten, strichen sie sich ins Haar, ganz sportliche kletterten auf den Baum, um sich dort zu kämmen, oder vergruben das Haar büschelweise zwischen den Wurzeln: all das geschah in der Hoffnung auf eine üppig sprießende Lockenpracht.

Wer mit der roten Farbe seiner Haare nicht zufrieden war, vergrub den abgeschnittenen Zopf unter einer Salweide und hoffte dann auf eine schwarze Mähne.

„Horchen an der Hirnschal"

Auch zu diagnostischen Zwecken mußte der Baum herhalten. Als die Röntgentechnik noch unbekannt war und der Arzt bei einem Unfall einen Schädelbruch erkennen wollte, schlug er mit einem Weidenstöckchen „an die Hirnschal und horchte an dem Stäbchen. Tönte es hell, war sie ganz, lautete es aber dünn und wie eine zerbrochene Glocke, so war sie entzwei" (Helwig).

Krummer Kükenhals

Eins sollte jedoch unter allen Umständen vermieden werden: in einem Stall, in dem Geflügel brütete, durfte der Knecht keinesfalls Weidenzweige drehen, sonst bekämen alle geschlüpften Küken krumme Hälse!

Aus alten Kräuterbüchern

A. Lonicero beschreibt in seinem Kräuterbuch von 1679 unter „Kraft und Wirkung der Weide":

Gegen Darmgicht eignet sich ein Weinauszug aus Blättern oder Rinde, weitere Zubereitungen helfen gegen Podagra (= Gichtanfall), Nasenbluten, Ruhr, Harnverhalten, Würmer und rote Augen. „Weidenblütenwasser ist gut zum Gesicht/ heilet den Grind auf dem Haupt/ machet das Haar schön und hübsch/ mit darin genetzter Bürsten gestrelt."

Heutige Verwendung:

Name: Silberweide, Salix alba. Bruchweide, Salix fragilis. Korbweide, Salix viminalis. Reifweide, Salix daphnoides. Weide, Wigge, Wicke, Fieberweide, Weißfelber

verwendete Pflanzenteile:
Rinde

Inhaltsstoffe:
Glykosid Salicin (ist eine Vorläufersubstanz der Salicylsäure), Pflanzensäuren, Flavonoide, bis 20% Gerbstoffe

Wirkung und Verwendung:
fiebersenkend, schmerzstillend, antirheumatisch, antiseptisch, gegen fieberhafte Erkältungen, Rheuma, Kopfschmerzen

Wermut ist für alles gut

„Vertreibt die ehelichen Begierden..."

„wermut wird er von etlich geheissen/ darum das er den Nießenden (= den davon Genießenden) allen muth durch seine Bitterkeit hinwegnehme/ vnd den lust vnd die begierde zu den ehelichen wercken vertreibe/ andere halten davor/ er habe den namen von seiner wermenden krafft empffangen/ dannen her jn auch die Sachsen Wermpten nennen. etliche nennen jn Weronmut (wehrt Unmut)/ umb seyner treffentlich vnd vilfältigen tugendt wegen – darmit er all unmuth vertreibet. Ist in summe eine gar vortreffentlich heylpfflanz."

Soweit die Vermutungen des 1510 geborenen kurpfälzischen Leibarztes Jakob Theodor von Bergzabern, genannt „Tabernaemontanus", zur Bedeutung des Pflanzennamens WERMUT. Für die moderne Etymologie liegt die Herkunft des althochdeutschen „wer(i)muota" aber weiterhin im Dunkeln.

Der Artemis und der Hl. Maria geweiht

Fest steht jedoch, daß schon die Antike den Wermut nutzte. Sie war der jugendlich-verführerischen Göttin Artemis geweiht. In Ägypten fand sie im Liebeszauber Verwendung und trug dort den Namen „Herz der Bubastis". In Mitteleuropa zogen die Bauern sie in ihren Gärten. In der Volksmedizin des Mittelalters spielte die aromatische Staude eine wichtige Rolle, die sie teilweise heute noch hat. Vor allem im westlichen Deutschland fehlt sie selten in den Kräuterbüscheln, die an Mariä Himmelfahrt in der Kirche geweiht werden. „Wenn Maria in den Himmel fährt, mußt du Wermut aus dem Garten holen," heißt es in Westfalen.

Hält Nager von Büchern fern

Schon aus sehr frühen Zeiten ist überliefert, daß die Bauern ihre Äcker mit Wermut umpflanzten und Händler und Müller Teile der Pflanze in ihre Kornspeicher legten, um die Mäuse vom Getreide fernzuhalten. „Die Früchte auff den Speichern unverderbt/ und vor dem Ungeziffer gantz und gut zu behalten/ sol man sie öftermals umbrühren und stürtzen lassen/ und sol Wermuth gerings umb die Frucht legen," heißt es in dem schon erwähnten „Kreuterbuch" des Tabernaemontanus.

Nützt die Methode nichts, muß man zu einem Zaubermittel greifen, da Mäuse oft „angehexte Tiere" sind:

„Stelle aus Schöllkraut, Wermut, Leinsamen und Baumfarnspitzen eine Abkochung her. Damit besprenge an einem Samstag oder Donnerstag zu beginnendem Neumond Böden, Speisekammern und Scheunen, später auch das eingebrachte Getreide. Die Mäuse rühren dann nichts an." Der Tinte zugesetzt, sollte Wermut die Nager auch von Büchern und Akten fernhalten.

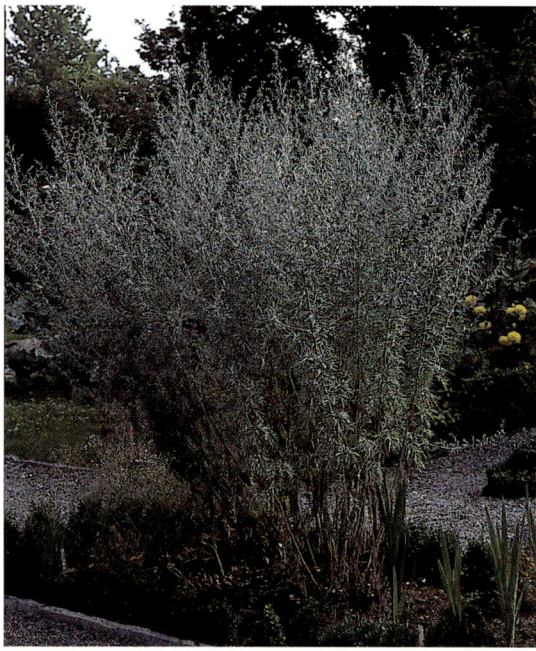

Artemisia absinthium, WERMUT

Vorkommen:
in Gärten, manchmal verwildert an Wegrändern und auf Schuttplätzen

Mit Wermut kann man „nicht beschryen" werden

Allgemein galt die stark aromatische Pflanze als ein überaus wirksames antidämonisches Mittel: „Wenn man Wemut bey sich trägt, kann man nicht beschryen werden," und „Ausräuchern der Viehställe vertreibt alle Hexen", heißt es in einem Buch von 1707.

Schon Martin Luther war gegen den weit verbreiteten Aberglauben zu Felde gezogen, daß bei Neugeborenen das Bett der Mutter und des Kindes durch Räuchern mit Wermut und Palmen zu schützen sei, damit der Teufel das Kind nicht auswechsle. Der Name „Wiegenkraut" rührt daher, weil es in die Wiege von Kindern gelegt wurde, um sie vor Zauberei zu bewahren und ihnen einen tiefen Schlaf zu geben.

Mit Else buffe

In Hessen war es um die Mitte des letzten Jahrhunderts noch Brauch, „verhexte" Personen mit „Elsen" (= Wermutstengeln) zu schlagen. Diese Prozedur wurde „mit Else buffe" (puffen) genannt, und der Ausruf „Daß dich d's Elsi bufft!" war eine geläufige Verwünschung.

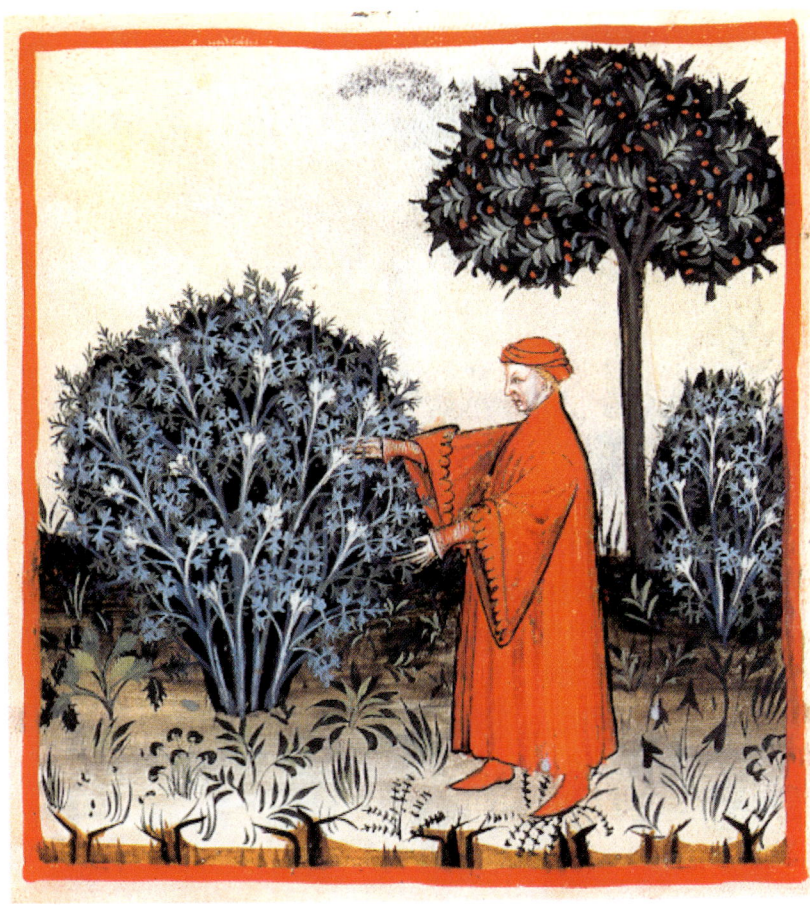

ABSENTIUM oder Wermut; Illustration aus der veronesischen oder lombardischen Handschrift Tacuinum Sanitatis in Medicina, Österreichische Nationalbibliothek Wien

Nixensamstag

In Rußland getrauten sich die jungen Mädchen vom „Nixensamstag" an (7. Woche nach Ostern) eine Woche lang nicht mehr zu baden aus Angst, die Nixen „würden sie zu Tode kitzeln", wenn sie nicht in der Nacht vorher Wermut ins Wasser gestreut hatten.

Regt Appetit an und verjagt Alpträume

„Wärmot es för alles got", heißt es im Bergischen Land schlicht und umfassend von der hochgeschätzten Heilpflanze. Sie erzeugte, in die Schuhe gelegt, Appetit (aber: täglich die Blätter erneuern!), half gegen Alpträume, war unterm Kopfkissen ein wirksames Mittel gegen Schlaflosigkeit und schützte den Wanderer vor Erschöpfung. Im Norden Deutschlands war es üblich, erkrankte Körperteile mit Wermutstengeln zu „böten" (schlagen), das sollte die Schmerzen vertreiben und Heilung bringen.

Oft war die streng schmeckende Pflanze als Symbol des „bitteren" Todes eine Gräber- und Totenblume, daher auch ihr Beiname „Grabekraut". In vorchristlicher Zeit legten es die Priester beim Verbrennen der Leichen mit auf den Holzstoß.

Der Jäger und der seltsame Hase

Alten Überlieferungen zufolge fügte der Bauherr dem Fundament seines neuen Hauses eine Mischung aus Salz, Asche, Getreide und Wermut bei, um allen Spuk fernzuhalten.

Ein Zauberkraut ist es ja. In einer Jägersage heißt es nämlich: Läßt ein Hase den Jäger gelassen und ohne Fluchtreaktion auf sich zukommen, trommelt dazu noch provozierend mit seinen Läufen und hat die Büchse permanente Ladehemmung, dann handelt es sich bei dem Hasen in Wirklichkeit um eine Hexe. Was hilft? Ein Sträußchen Wermut entzaubert und vertreibt die Hexe!

Faszinierende Wirkung

Der Kräuterweise Lonicerus sagt, daß Wermutkraut „in Speis und Trank genützt, dem Magen wohl bekömmt, den leib erwärmet und austreibt gifft und gall."

Gar wunderlich mutet die prophylaktische Empfehlung aus einem Albertus-Magnus- Büchlein an. Dort heißt es: „Einen Knaben zwölf Wochen lang an Händen und Füßen oder am ganzen Leib mit Wermutsaft geschmiert oder eingerieben, so wird ihm weder Hitz noch Frost sein Leben lang schaden können. Er kann vor Grind, Aussatz, Franzosen, Läusen und dergleichen Ungelegenheit, Gott wollte dann wunderlich strafen, befreit leben. Macht eine saubere Haut und gerade Glieder, läßt auch keine Geschwulst überhand nehmen. Wenn man selbiges Kraut in seiner Hand zerreibt und einem andern die Hand gibt, wird er ihm sofort auf etliche Tage mit großer Liebe zugetan sein. Die Probe ist an einem Hund zu beweisen, wenn einer denselben mit seinem Fuß angreift, wird er ihm folgen und seinen Herrn verlassen."

Das Wissen um die aphrodisische Wirkung der Pflanze machten sich die Künstlerkreise des 19. Jahrhunderts zunutze, die sich vom Absinthschnaps Inspiration und Liebeskräfte beflügeln ließen. Oder man rauchte die getrockneten Blätter, das sollte eine euphorische Stimmung hervorrufen.

Heutige Verwendung:

Name: Wermut, Alsem, Else, Grabkraut, Wurmkraut, Absinth, Wirmat, Bitterals, Gottvergiß, Moltenstock, Magenkraut, Wiegenkraut, Weronmuth; Artemisia absinthium

verwendete Pflanzenteile:
Kraut

Inhaltsstoffe:
Bitterstoffe, ätherische Öle (Thujon vor allem im alkoholischen Auszug)

Wirkung und Verwendung:
appetitanregend, bei krampfartigen Beschwerden im Darm-Galle-Bereich
Thujon, im Tee kaum enthalten, ist toxisch: zentrale Störungen, Magen-Darm-Krämpfe

Glossar

ABSORPTION:	Aufnahme von Gasen und Dämpfen durch Flüssigkeiten oder feste Körper
ACETYLCHOLIN:	Botensubstanz, die an bestimmten Kontaktstellen von Nervenzellen die Signal- oder Informationsübertragung auf chemischem Wege besorgt
ADSTRINGENTIEN:	Mittel, die in Schleimhäuten und Wunden Eiweißfüllungen und Gerinnungen hervorrufen, so daß die Gewebe an den behandelten Stellen oberflächlich verdichtet werden
ÄTHERISCHE ÖLE:	flüchtige, stark riechende, dünnflüssig-ölartige Inhaltsstoffe der Pflanze. Sie befinden sich größtenteils fertig gebildet in besonderen Sekretbehältern (Ölzellen). Chemisch stellen sie Gemische verschiedenartiger organischer Verbindungen dar
ALBERTUS MAGNUS:	1193 bis 1280, Graf von Bollstädt, Dominikanermönch. Von den 26 Bänden seiner „Historia naturalis" sind sieben Bücher den Pflanzen und Heilkräutern gewidmet
ALKALOIDE:	Bezeichnung für vorwiegend in Pflanzen auftretende basische Naturstoffe mit stickstoffhaltigem Ringsystem. Sie besitzen eine starke, meist sehr spezifische Wirkung auf verschiedene Bezirke des Nervensystems
AMBROSIA:	Speise der griechischen Götter
ANALOGIEZAUBER:	Zauber, der durch sinnbildliche, der beabsichtigten Wirkung entsprechende Handlungen ausgeübt wird; zum Beispiel sollen durch Erzeugung von Rauch Wolken und damit Regen herbeigerufen werden
ANTIAPHRODISISCH:	Libido (= Geschlechtstrieb) dämpfende Wirkung
ANTIBIOTISCH:	Eigenschaft von Stoffen, Mikroorganismen am Wachstum zu hindern oder abzutöten
ANTIDIARRHOIKUM:	Mittel gegen Diarrhöe = Durchfall

ANTIKONZEPTIONELL:	empfängnisverhütend, im weiteren Sinne Bezeichnung für Mittel und Maßnahmen, die der Geburtenkontrolle dienen
ANTIRHEUMATIKUM:	Mittel gegen Rheuma
ANTISEPTIKA	von griech.: Sepsis = Fäulnis abgeleitete Bezeichnung für keimtötende Mittel, mit denen man Wunden, Haut und Schleimhäute behandelt, um Keimfreiheit zu erzielen
APHRODISIAKUM:	von griech.: aphrodisia = Liebesgenuß abgeleitete Bezeichnung für Anregungsmittel zur Steigerung des Sexualtriebes
APPLIKATION:	Verabreichungsart von Arzneimitteln
APOTROPÄISCH:	zauberabwehrend
ARTHROSEN:	oft chronisches Gelenkleiden, insbesondere durch Abnutzung von Knorpel und Knochen hervorgerufen
ATROPIN:	Alkaloid der Nachtschattengewächse; erweitert die Pupille, bewirkt Erschlaffung der Bronchialmuskulatur und des Darm, hemmt Schweiß- und Drüsensekretion
AUFGUß:	wässriger Auszug von Pflanzen; mit heißem Wasser übergießen und ziehen lassen
AZULENE:	von spanisch: azul = blau, Gruppenbezeichnung für blaue bis violette, nicht vom Benzol abgeleitete Kohlenwasserstoffe
BITTERSTOFFE:	chemische Verbindungen pflanzlichen Ursprungs, die einen hohen Grad an Bitterkeit aufweisen. Sie bieten kein einheitliches chemisches Strukturmerkmal
BOCK, HIERONYMUS:	1498 vermutlich in Heidesbach bei Zweibrücken geboren, 1554 in Hornbach gestorben. Protestantischer Pfarrer in Hornbach im Wasgenwald (Vogesen). Die erste deutsche Ausgabe seines Kräuterbuches erschien 1539 in Straßburg. Bock, Brunfels und Fuchs werden „Väter der deutschen Botanik" genannt

BRUNFELS, OTTO:	er stammte wahrscheinlich aus Braunfels bei Wetzlar. 1532 erschien sein „Contrafayt Kreuterbuch nach rechter vollkommener Art der alten bestberümpten Ärzt" in deutscher Sprache. Der zweite Teil des Werkes erschien 1537. Im Jahr 1534 starb Brunfels als Stadtarzt in Bern
CAMPHER:	farbloser, charakteristisch riechender, flüchtiger Stoff
CAPITULARE DE VILLIS:	812 von Karl dem Großen erlassene Verordnung über die Verwaltung seiner Besitztümer. Das 70. Kapitel ist dem Gartenbau gewidmet und enthält eine Aufzählung der Kräuter und Bäume, die auf den kaiserlichen Gütern gepflanzt werden sollten
CARMINATIVA:	Mittel, die durch krampflösende Wirkung auf die Muskulatur des Magen-Darm-Traktes das Abführen von Blähungen erleichtern
CHOLERIKER:	leidenschaftlicher, reizbarer, jähzorniger Mensch
CINEOL:	farblose, würzig-campherähnlich riechende Flüssigkeit, Hauptbestandteil des Eukalyptusöls
CREDO:	apostolisches Glaubensbekenntnis
DIOSKURIDES PEDANIOS AUS KLEINASIEN:	er war ein Naturforscher, der die beschriebenen Pflanzen genau beobachtet hatte. Etwa zur gleichen Zeit wie Plinius (ca. 70 n.Chr.) verfaßte er seine „Arzneimittellehre" = „De materia medica libri V" (fünf Bände). Er beschreibt 600 Pflanzen, wobei er sich vor allem auf die griechische und kleinasiatische Flora beschränkt
DIURETIKUM:	harntreibendes, die Harnausscheidung förderndes Mittel, von griechisch: dia = durch und uoron = Harn abgeleitete Bezeichnung für Mittel, die die Harnausscheidung (Diurese) durch die Niere fördern
DROGE:	getrocknete Pflanzen oder Pflanzenteile (Kraut, Rinde, Samen, Wurzeln, Blätter, Blüten), auch getrocknete Stoffe tierischen Ursprungs

ETYMOLOGIE:	Lehre von der Herkunft der Wörter; Sprachwurzelforschung
EXPECTORANTIEN:	von lat.: expectorare = aus der Brust verscheuchen, abgeleitete Bezeichnung für therapeutisch wirksame Stoffe, die eine Verflüssigung von Bronchialsekret und dessen Abtransport fördern
FLAVONE:	weit verbreitete Gruppe von im allgemeinen gelben Pflanzenfarbstoffen
FLAVONOIDE:	Verbindungen von Flavonen mit Zucker. Rutin ist zum Beispiel ein Flavonoid

FOTOSENSIBILISIERUNG (fotodynamischer Effekt):
Erscheinung, daß Organismen durch bestimmte, insbesondere farbige Stoffe nach Sonneneinstrahlung geschädigt werden (zum Beispiel Hautveränderungen). Bei Weidetieren, die Johanniskraut (enthält Hypericin) gefressen haben, wurden teilweise tödliche Hauterkrankungen beobachtet

FUCHS, LEONARD:	geboren 1501 im Donauries. Er war zunächst in München als Arzt tätig, ging dann als Professor nach Ingolstadt und später nach Tübingen, wo er 1566 starb. Sein „New Kräuterbuch" erschien 1544 in Basel
GERBSTOFFE:	chemische Verbindungen, die tierische Häute gerben, also in Leder verwandeln können; wirken in der Regel antiseptisch und im Darm stopfend
GLYKOSIDE:	Sammelbezeichnung für eine umfangreiche Gruppe von Pflanzenstoffen und synthetischen Verbindungen, die durch Kochen mit Wasser oder verdünnten Säuren unter Einwirkung von Enzymen in Zucker und Nichtzucker gespalten werden können
HALLUZINATION:	halluzinogene Wirkung: Sinnestäuschung

HILDEGARD VON BINGEN:
1098 bis 1179. Sie war Äbtissin des Klosters Ruppertsberg bei Bingen. Ihr Werk „Physika" gehört zu den

	wichtigsten botanisch-medizinischen Schriften des hohen Mittelalters
HISTAMIN:	Gewebshormon, wirkt blutdrucksenkend und regt die Produktion von Magensaft an; Schock und viele allergische Symptome führt man auf eine Freisetzung von Histamin in den Geweben zurück
HYOSCYAMIN:	Alkaloid der Nachtschattengewächse, ähnlich dem Atropin, aber stärker wirksam
HYPERICIN:	Inhaltsstoff des Johanniskrauts (fotosensibilisierend)
INQUISITION:	geistliches Gericht der katholischen Kirche zum Aufsuchen und Bestrafen der Ketzer
KERATOLYTIKA:	die verhornte Haut (Schwielen, Hühneraugen) lösende Mittel
KNEIPP, SEBASTIAN:	1821 bis 1897, katholischer Pfarrer und Heilkundiger, bildete ein eigenes Wasserheilverfahren aus
LECITHINE:	aus Fettsäuren, Glycerin, Phosphorsäure und Cholin gebildete chemische Verbindungen. Verwendung als Emulgatoren
LONICERUS, ADAMUS:	1528 bis 1586, deutscher Botaniker und Stadtarzt in Frankfurt. Er veröffentlichte 1557 ein Kräuterbuch
MATTHIOLUS, PETRUS ANDREAS:	
	er war der Leibarzt des Erzherzogs Ferdinand in Prag und starb 1577 in Trient an der Pest. Er verfaßte einen Kommentar zu den Schriften des Dioskurides und brachte dessen Heilpflanzenkunde auf den Stand seiner Zeit
MAZERATE:	mit Wasser oder anderen Lösemitteln bei Raumtemperatur hergestellte Auszüge von Pflanzen
MENSTRUATION:	fachsprachliche Bezeichnung für die monatliche Regelblutung der Frau (Menses, Periode)
NARKOTISCH:	betäubend

NEOLITHIKUM:	Jungsteinzeit, die dritte große Zeitstufe der Menschheitsgeschichte, die auf die Mittelsteinzeit folgt und von der Bronzezeit abgelöst wird. Sie beginnt in Mitteleuropa im 5. Jahrtausend und endet 1800 v.Chr.
PARACELSUS:	Theophrastus Bombastus von Hohenheim, geboren 1493 in Einsiedeln in der Schweiz. Seine Studien und Reisen führten ihn durch ganz Europa, einige Zeit war er als Stadtarzt in Basel tätig. Nach einem ruhelosen Wanderleben starb er mit 48 Jahren 1541 in Salzburg. In Ulm erschien eines seiner Hauptwerke: „Die große Wundarznei"
PARASYMPATHIKUS:	Teil des vegetativen Nervensystems
PATER NOSTER:	Vater unser (Gebet)
PEKTINE:	hochmolekulare Pflanzeninhaltsstoffe, die vor allem in Früchten vorkommen. Sie dienen zur Herstellung von Marmeladen, Obstgelees, Konfitüren. Sie können Giftstoffe und Flüssigkeit adsorbieren, weshalb sie als Mittel gegen Durchfall verwendet werden
PINENE:	Bestandteile der ätherischen Öle von Nadelhölzern
PLINIUS CAIUS SECUNDUS:	23 n.Chr. in Como (oder Verona) geboren. Er war römischer Staatsmann und Offizier. Verfasser der 37-bändigen Naturgeschichte „Naturalis historia", davon acht Bände allein über Botanik. Er starb beim Ausbruch des Vesuvs im Jahr 79 n.Chr.
PODAGRA:	Gicht in der großen Zehe
PSYCHOTROP:	auf die Psyche einwirkend
QUERCITRIN:	gelber Pflanzenfarbstoff (Flavonoid), sehr verbreitet in Baumrinden, Blättern und Schalen vieler Früchte, auch in gelben Blüten (Goldlack, Stiefmütterchen)
ROCKENPHILOSOPHIE:	nach dem Spinnrocken (Teil des Spinnrades) benannte „Philosophie" der in der Spinnstube tätigen Mäd-

chen und Frauen. Sie erzählten bei der Arbeit Geschichten über Magie, Sagen, Zauberei, Alchemie, Scharlatanerie und Naturheilkunde

RUTIN: blaßgelber bis grünlicher Farbstoff (Flavonoid), kommt in vielen Pflanzenarten oft als Begleiter von Vitamin C vor. Rutin erhöht die Durchlässigkeit der Körpergefäße und verringert die Kapillarbrüchigkeit

SAPONINE: Name für eine Gruppe von pflanzlichen Stoffen, die in Wasser fein verteilte, seifenartige Lösungen bilden und die Oberflächenspannung herabsetzen; in die Blutbahn gebracht, wirken sie meist hämolytisch, d. h. die roten Blutkörperchen werden zerstört

SCHLEIMSTOFFE: kohlenhydratreiche Substanzen, die in schleimabsondernden Zellen bei Mensch, Tier und Pflanze entstehen

SCOPOLAMIN: Alkaloid der Nachtschattengewächse

SEROTONIN: körpereigene stickstoffhaltige Verbindung mit Hormoncharakter und der Funktion eines Informationsüberträgers im Nervensystem

SIGNATURENLEHRE: Meinung, daß aus den äußeren Eigenschaften der Pflanze, wie Form und Farbe, auf die Arzneiwirkung geschlossen werden kann. Von lateinisch signum = Zeichen

SORBIT: gehört chemisch zur Gruppe der „Zuckeralkohole", Süßungsmittel für Diabetiker ; Feuchthaltemittel

TABERNAEMONTANUS, JACOBUS THEODORUS:
1530 bis 1590; er stammte aus Bad Bergzabern und war kurpfälzischer Leibarzt in Heidelberg. Autor eines umfangreichen Kräuterbuches

TANNINE: von französisch tannin = Gerbstoff abgeleiteter Name für eine Reihe von organischen Verbindungen, die Abkömmlinge der Gallussäure sind

TERPENE: Kohlenwasserstoffe, Bestandteile der aus Blüten, Blättern, Früchten, Rinden und Wurzeln gewonnenen ätherischen Öle

THEOPHRAST VON ERESOS AUF LESBOS:
: lebte vor 2000 Jahren. Er gilt als „Vater der wissenschaftlichen Botanik" und beschrieb in seinem Werk „Naturgeschichte der Gewächse" 450 Heilpflanzen

THERIAK: aus zahlreichen Bestandteilen, unter anderem Opium, zusammengesetztes Universalheilmittel, das nahezu 2000 Jahre lang im Gebrauch war, heute jedoch bedeutungslos geworden ist

THUJON: farbloses Öl von erfrischendem, mentholähnlichen Geruch. Starkes Nervengift, es ruft epileptische Anfälle hervor und kann zu schweren psychischen Schäden führen

TINKTUR: alkoholischer Auszug einer Pflanze, der als Medikament eingesetzt wird oder zu Medikamenten verarbeitet werden kann

TONIKUM: anregende oder kräftigende Substanz, Droge oder Getränk, vor allem für den Magen oder die Nerven

VALEPOTRIATE: Bestandteil des Baldrianöls; haben bei Erregung beruhigende und bei Ermüdung aktivierende Wirkung

Stichwörter

Abel 167
Aberesche 68
abortiv 121, 180
Absinthschnaps 233
Ackerskabiose 61
Aconae 115
Aconitum napellus 115, 117, 110
Agathenholz 192
Agenholz 212, 213
Akonitin 115, 116
Alant 9, 11ff
Allermannsharnisch 14ff, 105, 206
Allium 15, 140
Alraune 14, 97, 101ff, 114, 157
Alraunfälscher 105
Altvader 60
Amanita muscaria 117
Ambrosia 117, 234
Amulett 44, 76, 142, 199
Angelikawurzel 83
Anis 199
Antlaßtag 163
Apfel 16ff, 114
Aphrodisiakum 30, 48, 64, 102, 217, 235
Apiin 119, 121
Apiol 119, 121
Apollinaris 109
Apolloniakraut 114
Arkanum 91
Armsünderblümlein 219
Arnika 22ff, 12, 101, 147
Arnikafliege 24
Aronstab 140

Arsen 91, 115
Äskulaptempel 163
Asche 55, 148, 154, 175, 183, 210, 227, 232
Asthmablätter 115
Atropin 102, 107, 235
Aucubin 27
Augenschwäche 206, 222
Augentrost 25ff, 147
Bachnelkenwurz 61
Baldrian 28, 147, 187
Baldrianwasser 31
Bandwurm 76
Bärlapp 139
Barras 101
Basilikum 147, 179
Baumöl 53, 97, 183, 203
Beal 109
Beifuß 9, 33ff, 138, 139
Belladonna 106
Bergmännl 209
Berserkerwut 118
Betäubungsmittel 102
Bibernelle 29, 37ff, 79
Biboz 34
Bienenweide 155
Bilmesschnitter 24, 212
Bilsen 113
Bilsenkraut 97, 98, 99, 102, 109ff, 110
Bilsgarten 113
Bilwisschnitter 24
Bingelkraut 97, 111
Birke 39ff, 85, 212
Birkenwasser 43

Bittermittel 36, 203
Bittersüß 14
Blütenrauch 209
Branntwein 108
Bräutigamseiche 55
Brautkranz 136, 165, 177
Brennessel 9, 44ff
Britannisches Kraut 11
Brotbaum 82
Bubastis 229
Buchenblatt 125
Büschelfrauentag 146
Butterzauber 171
Caduccum 88
Calmus 32
Capitulare de villis 9, 89, 236
Cerberus 115
Coniin 123
Conium maculatum 122, 111
Conservenzucker 222
dair 54
Darmkugel 114
Datura stramonium 110, 114
Deiwelskersche 108
Dill 29, 50ff, 114, 124
Diuretikum 43, 48, 236ff
Donauwels 75
Dorant 125, 206
Dornenkrone 190
Dornröschen 172
Dost 28, 50, 124, 134, 140
Druiden 39, 54, 64, 195
Dudaim 101
Eberesche 67ff, 84
Eberraute
Ehrenpreis 61ff
Eibe 213

Eiche 54ff, 84, 150, 152, 161, 212
Eichelgalle 57
Eicheln 57, 209
Eichenlaub 57, 58, 139
Eichenmistel 54, 161
Eidechse 150
Eisenhut 97, 98, 99, 101, 110, 115ff
Eisenkraut 61ff, 97, 126, 136, 138
Ellhorn 127
Elsen 231
Epilepsie 82, 158, 161, 162
Eppich 52
Erdgalle 203
Erle 68, 85
Esche 67ff, 87
Essigbakterien 46
Euphorie 118
Excrementa diaboli 140
Fallkraut 23
Fallsucht 34, 82, 155, 158, 161, 173
Farn 9, 72ff, 141
Fegefeuer 144
Feigen 86, 218
Feldlöwenmaul 125
Fenchel 124
Feuerprobe 95
Feuerweihe 215
Feuerzauber 138
Fichte 87, 213
Fischfang 47, 142
Fledermausblut 97
Flieder 127, 129, 132
Fliegenpilz 100, 115, 117ff
Flohkraut 72
Flugsalbe 120
Frau Holle 17, 127
Frauendreißiger 142ff

Frauenhaar 126
Frauenkräuter
Frauenmantel 147
Frauentee 188
Freigraf 224
Fruchtbarkeit 16, 18, 39, 55, 70, 85, 159, 195, 209, 216
Frühjahrskur 188
Frühlingsenzian 61, 99
Führer 99
Fünffingerkraut 140, 147
Fußfäule 45
Galgenmännlein 101ff
Gallmücke 188
Glaskrautwurz 126
Gartenraute 122
Gartramkraut 126
Geflügel 228
Gelbe Rüben 105, 146
Gerichtsbaum 153
Gespenster 133, 191, 225
Gewitterblume 27, 142
Ginseng 102
Glockenblume 147
Glücksmännlein
Gnadenregen 209
Godeskraut 97
Goslar 109
Gottesurteile 82
Grand Albert 47
Grimmen 53, 125, 155
Grind 48, 228, 233
Großer Frauentag 146
Gründonnerstagsgemüse 78
Gründonnerstagssuppe 187
Güldener Sonntag 202
Gumir 77

Gundermann 77ff, 202
Gundermannkranz 77
Gundja 77
Haarstrang 126
Haarwuchs 143
Haberditzel 213
Haferstroh 51
Hagebutten 172ff, 176
Hagrose 171, 172
Hahnenfeder 44
Halluzination 237ff
Hanf 114
Harnisch 14, 15
Haselmistel 159
Haselnuß 81ff, 147 175, 216,
Haselrute 82, 83, 87
Hauswurz 89ff, 97
Heidesegen 209
Heilmännlein 101
Heliotropium 98
Herba benedicta 140
Hermesstab 88
Heroldsstab 88
Heuschelm 25, 27
Hexen 14, 28, 39, 41, 44, 57, 61, 69, 77, 82, 83, 84, 90, 92ff, 128, 133, 134, 138, 139, 150, 157, 159, 172, 184, 190, 191, 195, 200, 202, 206, 224, 226, 230
Hexenbulle 95ff
Hexenfittich 72
Hexenflug 94
Hexenhammer 95ff
Hexenkräuter 92ff
Hexenmeister 93, 94, 193
Hexenprozesse 120
Hexensabbat 92, 96

Hexensalbe 96ff
Hexensperre 45
Hexensuppe 97
Hexenverfolgung 96ff
Hexerei 50, 83, 92, 93, 96
Hildegard von Bingen 72, 79, 160, 161, 187, 204, 237ff
Himmelbrand 141ff
Hirschhorn 126
Hirschzehen 72
Hochzeitsbaum 85
Hödur 158
Hofraute 122
Högni 172
Holler 127ff
Hollerecke 127
Holunder 14, 127ff, 139, 147, 208, 226
Holzapfel 16, 21
Holzfräulein 29, 211
Holzweiblein 94
Hufabdruck 55, 159
Hundertguldenkraut 202
Hundsapfel 101
Hyoscyamin 102, 107, 114, 238ff
Hyoscyamos niger 110
Igelskolben 115
Immergrün 121, 124, 126, 160, 213
Impotenz 159
Inquisition 95
Irrbeere 108
Irrkraut 72
Irrwurz 76
Jakobsstab 88
Jesusnagel 218
Johannisbett 23
Johannisblut 73, 135, 138ff

Johanniskräuter 138ff
Johanniswurz 72
Judasbaum 131
Judasbrennen 215
Judasohr 131
Jupiter 64, 217
Kaffee-Ersatz 222
Kälberquicken 69ff
Kaltes Fieber 46ff, 199
Kaltmazerat 80
Kamille 12, 127, 139, 147
Keuchblätter 115
Kiefer 213
Klatschmohn 111, 139
Klee 124
Knäuel 139
Knoblauch 122, 140
Koneion 123
Königskerze 12, 141ff, 147
Kopfweiden 226
Kornblumen 139
Korndämon 24
Korngeist 212
Krähe 44
Krammetsvögel 210
Kranzkraut 130
Kräutersuppe 78
Kräuterweihe 12, 146ff
Krautsweihtag 146
Kreuzdorn 125
Kreuzkümmel 115
Kreuzlinde 154
Kreuznagel 218ff
Kreuzraute 122
Kropf 91, 106, 199
Kröte 93, 164, 183, 184
Krötenmelde 115

Krötenzungen 98
Kultspeise 46, 78
Kümmel 50, 51, 147, 206
Labkraut 14
Lärche 213
Lauch 15, 146
Lavendel 122, 185
Lebensbaum 127, 214
Lebensrute 40, 69, 212
Legföhre 213
Leichdorne 210
Leinsamen 230
Liebesäpfel 16ff
Liebesorakel 15, 19, 74, 135, 170
Liebestränke 149
Liebeszauber 64, 74, 102, 120, 149, 177, 229
Liebfrauenhaar 97
Liebstöckel 9, 124, 147, 149ff
Lilien 139, 179
Linde 152ff
liozan 19
Loth 83, 126
Maibaum 39, 40ff
Maibräuche 39
Maitre Persil 120ff
Majoran 121
Malle 114
Mandragora 14, 101ff
Manneskraft 216, 217
Mannstreu 14
Maria Bettstroh
Mariä Geburt 143
Marien-Eichen 54
Marienkult 146
Marienlinden 155
Matthiolus 27, 61, 66, 106, 116, 121, 143, 160, 163, 183, 187, 222, 238ff
Mauerraute 97
Maulwurf 204
Maulwurfsgrille 140
Mäuse 123, 141, 183, 229, 230
Mäuseplage 184
Mausöhrlein 83
Meerhexen 69
Meisterwurz 38, 126, 147
Midgardschlange 84
Milchdieb 25
Milchsäurebakterien 47
Milchschelm 25, 27
Milchzauber 44, 77ff
Minze 101, 121, 147
Miraculix 158
Mispel 83
Mistel 157ff
Mistelsalbe 159
Mizaldi 42, 155, 174, 175
Mohn 97
Mottenkugeln 215
Mugwurz 35ff
Muscarin 118
Muscazon 118
Muscimol 118
Muskat 122, 179
Mutterkorn 24
Nabelkraut 140
Nachtschattengewächs 97, 147
Nacktschnecke 192
Narrenkohlen 34
Nelken 122
Nesselgewebe 48
Nesselkuchen 46
Neunerleibuschen 12, 147
Nigella Romana 140

Nixensamstag 231
Obstbäume 42, 160
Odermennig 80
Öhmdfresser 27
Opium 114, 241ff
Orant 124
Origanum 140
Osterkerze 83
Otternkraut 72
Palmbuschen 84, 227
Pappellaub 97
Paradiesbaum 16
Pastinak 123
Peterling 120, 121
Petersilie 9, 115, 119ff
Pfefferminze 147
Pfeffern 40
Pfingstmaien 39
Pilsen 113
Plinius 34, 44, 115, 158, 163, 194, 236, 239ff
Polnische Schildläuse 139
Prometheuskraut 101
Prophetenkraut 114
Quendel 124, 163ff, 177
Quentchen 116
Quintl 83
Räuchermittel 114, 126ff, 206
Rauhapfel 115
Raupenfraß 44
Rauschbeere 119
Raute 115, 121ff, 147
Reichsapfel 16ff
Rentiermilch 119
Ringelblume 12
Rittersporn 139
Rochustag 210

Rose 167ff
Rosenessig 173
Rosmarin 122, 147, 166, 177ff
Rotlauf 106, 129, 158
Rune 102
Ruß 97
Ruta graveolens 121
Rutenschlagen 42
Sadebaum 213
Salbei 9, 12, 121, 124, 147, 182ff
Sau-Fenchelwurz 126
Saubohne 114
Saukraut 108
Schachtelhalm 126
Schadenzauber 93, 190
Schafgarbe 9, 12, 138, 147, 186ff
Schermaus 204
Schierling 97, 115, 122ff
Schießkraut 116
Schilf 147
Schlafapfel 101
Schlafkirsche 108
Schlafkonrad 172
Schlafkraut 108, 114
Schlafsucht 210
Schlangenkraut 63, 72
Schlehdorn 190ff
Schlüsselblume 194ff
Schmackostern 40
Schnackenkraut 72
Schöllkraut 9, 197
Schröpfen 227ff
Schwarzdorn 193
Schwarzenburg 126
Schwarzkümmel 140
Schweinekraut 109
Schwindholz 199

Schwindsucht 35, 199
Schwindwurz 199
Scopolamin 102, 107, 114, 240ff
Sewkraut 108
Siebenbrüdertag 149
Siegwurz 105
Signaturenlehre 25, 33, 136, 155, 161, 173, 197, 218, 240ff
Sinngrün 126
Soma 119
Sommersprossen 57, 90, 188, 191, 192
Sonnenbraut 219
Sonnentau 14
Sonntagskinder 220
Sonnwendgürtel 34
Spinnendistelkraut 140
Spinntrude 212
St. Mariä Würzweihe 146
Stachelnuß 115
Stallzauber 82, 171, 190
Stechapfel 99, 101, 110, 114ff
Streifenfarn 97
Styrax 53
Succisa 140, 205, 207
Sumpfgarbe
Sympathiekuren 227
Talisman 154
Tanne 213
Tausendgüldenkraut 147, 201ff
Telephos 186
Teufel 28, 55, 133, 134, 154, 165, 188, 204ff, 214, 225, 230
Teufelsabbiß 83, 140, 147, 204ff
Teufelsauge 114
Teufelsbeere 108
Teufelsdreck 140, 164, 165, 206

Teufelsjagd 82
Teufelskerze 101
Teufelsklaue 72
Teufelsleiter 72
Teufelswische 72
Teufelswurz 114, 207
Theriak 32, 37, 105, 163, 210, 241ff
Thomastag 129, 160
Thorellensteine 34
Todesorakel 170
Tollkirsche 98, 99, 101, 106ff, 109, 110
Tollkörner 115
Tollkraut 101, 114
Totenbaum 214
Totenblume 178, 231
Totenhemd 48
Totenkraut 122
Träubelkraut 133
Trypeta arnicae 24
Übelkeit 91, 132
Unholdenkerze 142, 145
Unschuldsrose 168
Venuskutsche 116
Verschreien 44
Versöhnungsopfer 208
Vidharr 224
Vierräuberessig 121
Vogelbeere 67ff, 147
Vogelfraß 44
Wacholder 14, 37, 208ff
Wacholderöl 210ff
Waldfarn 72
Waldfrauen 94
Wallfahrt 144
Walnuß 81, 214ff
Walpurgisnacht 41, 44, 69, 77, 87

Wanzenwurz 72
Warzen 57, 90, 91, 117, 192, 199, 200, 210, 227
Wasseradern 54, 70
Wasserprobe 95
Wegwarte 219ff
Weichiband 199
Weide 40, 224ff
Weidedieb 25
Weihbuschen 12, 142
Weiheicheln 209
Weihwasser 12, 125, 143
Weinkraut 122
Weinraute 122
Weißdorn 193
Wellenzauber 69
Wermut 10, 12, 36, 53, 121, 126, 147, 229ff
Wichtelmann 104
Widertat 125
Widertod 83, 126
Widritat 165
Wiegenkraut 230, 233
Wielandswurz 30
Wiesenwolf 25, 27
Winterblom 144
Wintergrün 83, 133, 162
Wödendunk 124
Wohlverleih 23
Wolferlei 23
Wolfsauge 23
Wolfsgelb 23
Wolfsgele 23
Wolkenbaum 68
Wollin 46
Wucherblumen 23
Wunderheiler 199, 200, 210

Wundkraut 64, 66, 77, 187
Wundlaufen 212
Wünschelrute 70, 86, 87, 88, 159
Wuntscherling 124
Wurmfarn 72, 74
Wurmkrämer 105
Wurmmittel 13, 76, 105
Wutbeere 108
Wüterich 124
Wutzerling 124
Ysop 80
Zahnkraut 32, 114
Zauberer 93, 174, 184
Zaubersamen 73
Zaunrübe 14
Zeigrute 88
Zichorie 222
Ziest 138
Zigeunerkraut 114
Zimt 122
Zipperlein 15, 172, 210
Zirbe 213
Zwerge 37
Zwickkraut 72
Zwiebeln 146
Zwiesel 87
Zwölfgötterpflanze 194

Stichwörter 249

Literatur zur Erweiterung und Vertiefung

Aigremont,	Volkserotik und Pflanzenwelt, Brenzbach
Arends, I.,	Volkstümliche Namen der Arzneimittel, Drogen, Heilkräuter und Chemikalien, Berlin 1961
Aureus, Wolfgang,	Geheimnisvolles Wissen, Salzburg 1959
Bock, Hieronymus,	Kreutterbuch, Straßburg 1577 (München 1964)
Boros, G.,	Heil- und Teepflanzen, Stuttgart 1980
Breindl, E.,	Das große Gesundheitsbuch der Hildegard von Bingen, Augsburg 1990
Brendan, Lehane,	Macht und Geheimnis der Pflanzen, Frankfurt 1978
Buck, M.R.,	Medizinischer Volksglauben und Volksaberglauben in Schwaben, Ravensburg 1865 (Riedlingen 1981)
Döbler, Hansferdinand	Hexenwahn, München 1977
Dülmer, Richard van,	Hexenwelten, Frankfurt 1987
Engel, F.M.,	Zauberpflanzen – Pflanzenzauber, Hannover 1978
Engel, F.M.,	Giftpflanzen – Pflanzengifte, Zürich 1984
Geßmann, W.,	Die Pflanze im Zauberglauben und in der spagyrischen Heilkunst, Berlin 1922 (Vaduz 1986)
Glorez, Andreas,	Eröffnetes Wunderbuch, Regensburg 1700 (Freiburg 1979)
Görtz, H.,	Großes Kräuter- und Gewürzbuch, Wiesbaden 1974
Golowin, Sergius,	Die weisen Frauen, Basel 1982
Grimm, Gebrüder	Kinder- und Hausmärchen 1 bis 3, Stuttgart 1980
Hauschild, Thomas,	Die alten und neuen Hexen, München 1987
Hoffmann-Krayer, E. (Hrsg.),	Handwörterbuch des deutschen Aberglaubens, Berlin und Leipzig 1927 bis 1942
Hortus sanktus Germanicae	Gart der Gesundheit, Mainz 1485
Jäger, Manfred,	Die moderne Naturheilkunde, Herrsching 1978
Jantzen, Friedrich,	Amors Pflanzenkunde, Stuttgart 1980
Karger-Decker, Bernt,	Gifte, Hexensalbe, Liebestränke, Leipzig 1966
Kreunecke, Hans-Otto,	Hortus Eystettensis, Zur Geschichte eines Gartens und eines Buches, München 1989
Kölbl, Konrad	Kölbls Kräuterfibel, München 1966
Kotschenreuther, Hellmut,	Das Reich der Drogen und Gifte, Frankfurt 1978

Kronfeld, M.,	Donnerwurz und Mäuseaugen, Berlin 1981
Künzle, Johann,	Chrut und Uchrut, Ziewers 1950
Leunis, J.,	Synopsis der Pflanzenkunde, Hannover 1885
Lonicerus, A.,	Kräuterbuch 1675, (München 1962)
Mannhardt, Wilhelm,	Wald- und Feldkulte, Darmstadt 1963
Marzell, H.,	Die Pflanzen im deutschen Volksleben, Jena 1925
Marzell, H.,	Geschichte und Volkskunde der deutschen Heilpflanzen, Stuttgart 1938
Marzell, H.,	Wörterbuch der deutschen Pflanzennamen, Leipzig 1943
Marzell, H.,	Zauberpflanzen, Hexenkräuter, Stuttgart 1963
Perger, Ritter von K.	Deutsche Pflanzensagen, Stuttgart 1864
Petzold, L.,	Kleines Lexikon der Dämonen und Elementargeister, München 1990
Plüß, B.,	Leitfaden der Naturgeschichte, Freiburg 1886
Rätsch, Christian,	Pflanzen der Liebe, Bern 1990
Römpp, H.,	Chemielexikon, Stuttgart 1992
Römpp, H., Schurz, J.,	Chemische Zaubertränke, Stuttgart 1972
Roth, L.,	Giftpflanzen, Pflanzengifte, Landsberg 1984
Rudolph, Ebermuth,	Die geheimnisvollen Ärzte, Freiburg 1977
Snyder-Geerto,	Wunderglaube und Wahn, München 1965
Schauer, Georg Kurt,	Rosen und Tulipan, Lilien und Safran, Frankfurt 1947
Schlegel, E.,	Religion der Arznei, Signaturlehre als Wissenschaft, Leipzig 1922
Schmeil, Otto,	Leitfaden der Botanik, Leipzig 1911
Schmeil-Fitschen,	Flora von Deutschland, Heidelberg 1968
Schneider, Alfred,	Das grüne Geheimnis, München 1966
Schneider, Ernst,	Nutzen der heilkräftigen Pflanzen, Hamburg 1963
Schöffel, F.V.,	Hexen, Bamberg 1931/32
Schoop, T.,	Namen und Volksglauben der einheimischen Pflanzen, Dhaun/Nahe 1962
Schröder, Johann,	Höchst kostbarer Arzeneyschatz, 1685 (München 1963)
Schuttes/Hofmann	Pflanzen der Götter, Bern 1980
Schurz, J.,	Vom Bilsenkraut zum LSD, Stuttgart 1970
Siebenmorgen, Harald (Hrsg.),	Hexen und Hexenverfolgung im deutschen Südwesten (Katalog), Stuttgart 1994

Smalian, K.,	Grundzüge der Pflanzenkunde, Leipzig 1930
Tabernaemontanus, J.Th.v.,	Neu vollkommen Kreuterbuch, 1731 (München 1975)
Usteri, A.,	Die Pflanzenwelt in der Sage und im Märchen, Basel 1947
Wichtl, M.,	Teedrogen, Stuttgart 1989
Willfort, R.,	Gesundheit durch Kräuter, Linz 1959
Wolf, H.-J.,	Hexenwahn, Herrsching 1990
Zimmerer, E.M.,	Kräutersegen, Donauwörth 1896
Zohary, Michael,	Pflanzen der Bibel, Stuttgart 1983

Hartwig Abraham

Geboren 1943 in Buxtehude. Mehrjährige Tätigkeit in Produktions- und Forschungslaboratorien der chemischen und pharmazeutischen Industrie sowie einem Institut für Pharmalogie und Toxikologie in Hamburg, Neumünster und Jülich/Rhld. Danach Assistent an der Fachhochschule Hamburg. Seit 1977 Lehrer am Berufskolleg für Pharmazeutisch-Technische Assistenten (PTA) in Biberach/Riß. Veröffentlichungen in pharmazeutischen und heimatkundlichen Fachzeitschriften.

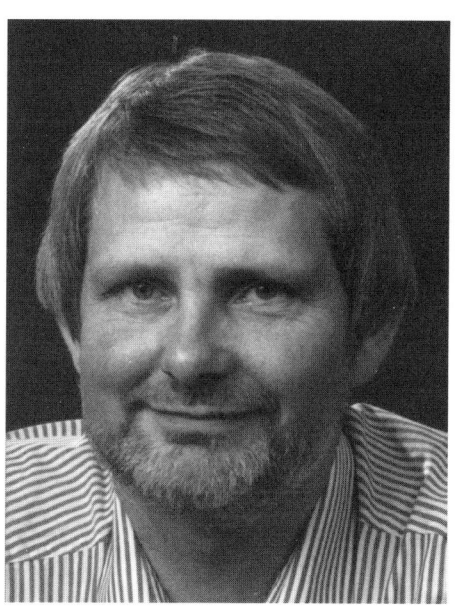 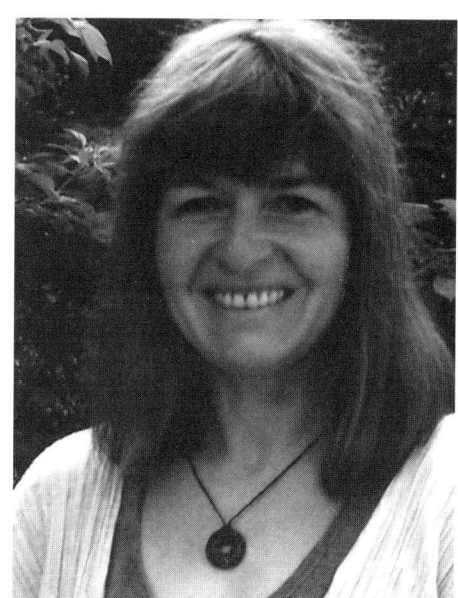

Inge Thinnes

Geboren 1951 in Ibbenbüren/Westf., aufgewachsen in Zeil am Main. Nach pharmazeutischem Vorexamen in Bamberg Studium der Pharmazie in Tübingen. An die Tätigkeit als Apothekerin in einer öffentlichen Apotheke schloß sich das Referendariat für das höhere Lehramt am Studienseminar Weingarten an. Seit 1979 Lehrerin am Berufskolleg für Pharmazeutisch-Technische Assistenten in Biberach/Riß.

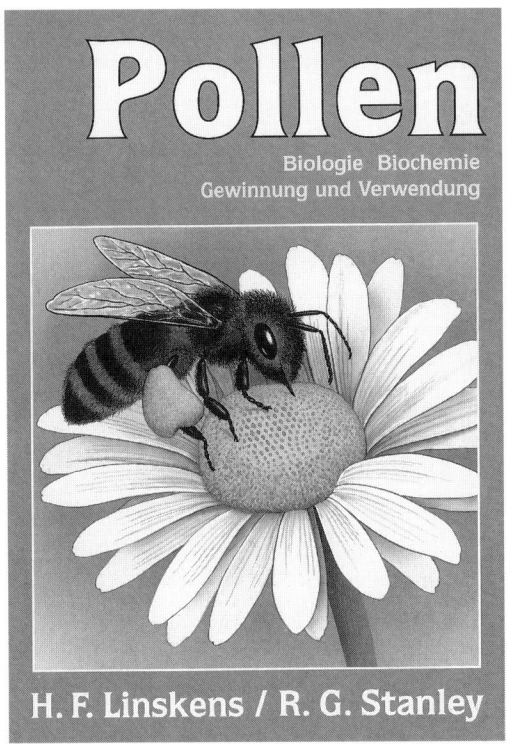

R. G. Stanley / H. F. Linskens

Pollen

Biologie, Biochemie, Gewinnung und Verwendung

mit 64 Abbildungen und 66 Tabellen, 344 Seiten

Das grundlegende wissenschaftliche Fachbuch, überarbeitet nach dem neuesten Wissensstand durch Prof. Linskens, Fakultät der Wissenschaften und Naturwissenschaften, Katholische Universität, Toernooived, Nijmegen, Niederlande

Urs Freund Verlag D-86926 Greifenberg; ISBN NR. 3 924733-00-7

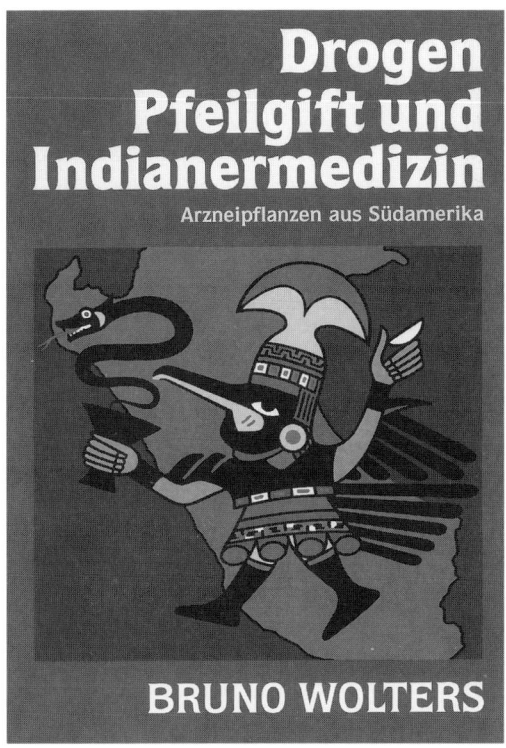

Bruno Wolters

Drogen, Pfeilgift und Indianermedizin

Arzneipflanzen aus Südamerika

mit 83 farbigen Abbildungen, 286 Seiten

Was ist eigentlich das Coca im Cola? Woher kommt das von Nachtschwärmern gern verwendete Guarana? Wie bereitet man einen Mate-Tee zu?
Über Kallawayamedizin und indianische Heilkunst wird hier ebenso unterhaltsam und faktenreich berichtet, wie südamerikanische Arzneipflanzen, ihre Geschichte, Struktur und Verwendung wissenschaftlich präzise beschrieben werden.

Urs Freund Verlag D-86926 Greifenberg; ISBN NR. 3 924733-01-5